MAZUIKE ZHUANKE HUSHI
SHICAO SHOUCE

麻醉科专科护士

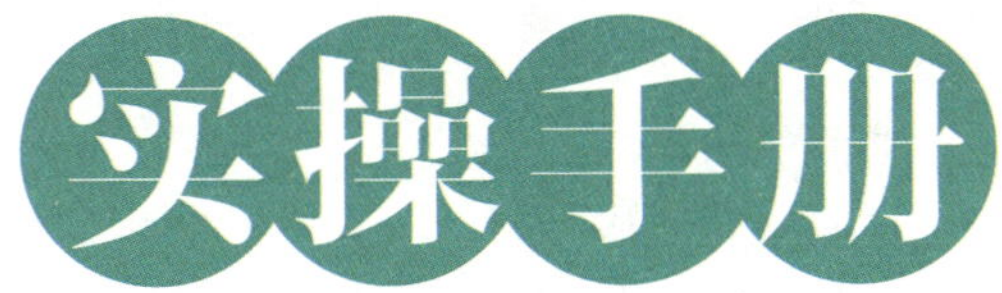

贾鹏云　白　玲◎主编

吉林大学出版社
JILIN UNIVERSITY PRESS
-长春-

图书在版编目（CIP）数据

麻醉科专科护士实操手册 / 贾鹏云，白玲主编. -- 长春：吉林大学出版社，2020. 9

ISBN 978-7-5692-7078-5

Ⅰ. ①麻… Ⅱ. ①贾… ②白… Ⅲ. ①麻醉—护理学—手册 Ⅳ.①R473.6-62

中国版本图书馆CIP数据核字（2020）第173618号

书　　名　麻醉科专科护士实操手册
　　　　　MAZUIKE ZHUANKE HUSHI SHICAO SHOUCE
作　　者　贾鹏云　白　玲　主编
策划编辑　田茂生
责任编辑　李欣欣
责任校对　田茂生
装帧设计　中尚图
出版发行　吉林大学出版社
社　　址　长春市人民大街4059号
邮政编码　130021
发行电话　0431-89580028/29/21
网　　址　http://www.jlup.com.cn
电子邮箱　jdcbs@jlu.edu.cn
印　　刷　炫彩（天津）印刷有限责任公司
开　　本　710mm × 1000mm　1/16
印　　张　16.5
字　　数　253千字
版　　次　2020年9月　第1版
印　　次　2020年9月　第1次
书　　号　ISBN 978-7-5692-7078-5
定　　价　78.00元

编委会

序　一

从事临床麻醉工作多年，我深知麻醉护理工作的重要性。2011年3月，国务院学位办颁布了新的学科目录设置，护理学成为一级学科，为护理事业的发展提供了更广阔的空间。它是以自然科学、社会科学为基础，对人类身心健康护理理论、知识及发展规律进行研究的独立学科。2017年12月，《国家卫生计生委办公厅关于医疗机构麻醉科门诊和护理单元设置管理工作的通知》出台，强调对麻醉护理服务的相关流程不断完善，进一步提高麻醉护理水平。

山西医科大学第二医院麻醉科作为山西省重点学科，其学科发展对山西省麻醉事业的进步和创新有很好的示范带头作用。麻醉专科护士的培训作为学科发展的重要内容，要求麻醉专科护士能在麻醉医生的指导下对手术患者生命体征进行监测，能和患者进行良好沟通，有良好的团队协作能力，熟悉抢救流程，一旦发现紧急状况可配合医生开展抢救，从而提高整体护理的质量及效率，使麻醉护理的专科化成为临床护理实践发展的策略和方向，逐渐摸索出一套完善的麻醉专科护士培训和认证体系。

我很高兴为本书作序，多年来我科为山西省麻醉事业的发展做出了较大贡献，在此基础上我科组织有丰富临床经验的护理老师撰写本书，旨在为麻醉护理专业搭建具有中国特色的麻醉专科护士教育和规范化培训体系，顺应麻醉专业发展趋势，更好地与国际接轨。

特别感谢本书编写期间全体编写人员的辛勤工作，敬请读者提出宝贵意见。

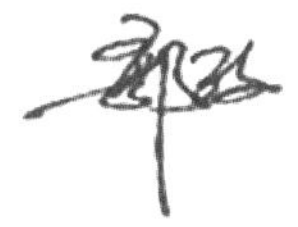

2020年5月

序　二

社会的不断进步、医疗卫生事业的不断发展，以及人们对健康保健需求的日益提高，不仅给护士提供了发展的机遇，同时也提出了严峻的挑战。为了全面提升我院专科护理服务水平，为患者提供同质化的治疗与护理，我院护理部从2012年起分别成立了静疗、糖尿病、高血压、伤口、心理、VTE和营养7个专业护理小组，经过几年的运行，各专业小组为医院专科护理质量的提升起到了积极的作用。日益提高的护理水平对麻醉专科护理人员的服务质量和技术水平提出了更高的要求。

《麻醉专科护士实操手册》是贾鹏云、白玲副主任护师引领我院麻醉科护理团队，依据国家卫健委《麻醉科医疗服务能力建设指南（试行）》（国卫办医函〔2019〕884号）和原国家卫生计生委办公厅《关于医疗机构麻醉科门诊和护理单元设置管理工作的通知》（国卫办医函〔2017〕1191号），经过近两年的构思、策划、调研、起草及修改，从麻醉基本原理、护理目的、操作步骤、护理技术和仪器设备的应用等方面，进行了深入研究和系统梳理，精心编撰成这本临床护理书籍。此手册的编写对我院麻醉护理团队是一个巨大的挑战和突破，表明山西医科大学第二医院专科护理正在向规范化、精细化的方向发展。

戴高乐曾经说过:“眼睛所看到的地方就是你会到达的地方，伟人之所以伟大，是因为他们决心要做出伟大的事。”护士同志们将临床实践与专业标准、行业指南和专家共识结合起来，讨论撰写出《麻醉专科护士实操手册》本身就是一件靠近“伟大”、追求“伟大”的事，作为护理部主任，非常荣幸！非常欣慰！

这本《手册》在书写中得到各位专家的鼎力支持，在此深表谢意！由于作者水平有限，不完善、不足之处请多多指正！

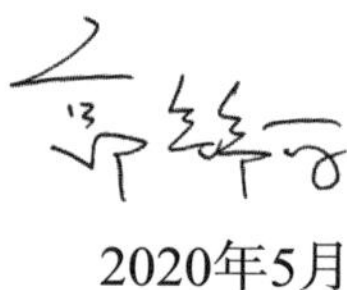

2020年5月

前 言

长期以来，我们一直筹划编写一部关于麻醉专科护士培训的专业书籍，主要基于以下两点：一是贯彻落实党的“十九大”精神和习近平总书记在全国卫生与健康大会上的重要讲话精神，加强麻醉科人员配备，根据麻醉科临床工作内容及岗位需求合理配备麻醉专科护士，满足国内麻醉事业对专科护理人员的迫切需求；二是为了进一步加强和完善麻醉科护理服务工作，因为目前临床工作中复杂手术、高龄及合并各类系统疾病的患者数量逐年上升，麻醉护理工作逐步向临床麻醉、急救复苏、重症监测治疗及疼痛诊疗、无痛分娩等领域扩展，麻醉护理工作越来越重要，相关流程需要不断完善。

我们启动编撰工作，希望给现阶段国内多数医院麻醉专科护士培训的顺利开展，提供一部紧密结合临床、可读性强及特点鲜明的专业书籍。本书培训内容是以我院麻醉科临床实际工作内容及岗位职责为依据，合理编写而成。麻醉专科护理内容着重于对麻醉基础知识的阐述；同时，以专科操作技术培训为重点，结合专业要求，增加了麻醉仪器设备的应用，如麻醉机、呼吸机及注射泵等内容。另外，针对麻醉专业护士工作中的实际情况，增加了临床实际操作期间的并发症等实用性内容。形式新颖、内容丰富及有独创性。

希望本书能够让广大麻醉科专科护士受益，也特别感谢全体编写人员群策群力、精益求精，才有了本书的顺利出版，由于编者水平有限，书中纰漏在所难免，敬请大家批评指正、提出宝贵意见。

目录 Contents

第一章　麻醉科基本护理常规

第一节　麻醉恢复室（PACU）一般护理常规

麻醉后监测治疗室（postanesthesia care unit，PACU）亦称麻醉恢复室，是对手术麻醉后患者进行集中严密观察和监测，继续治疗直至患者的生命体征恢复稳定的单位。PACU在麻醉患者的恢复、危重患者的监护、麻醉并发症的防治及加快手术周转等方面发挥重要的作用。PACU的日常医疗和护理工作由麻醉科医师和护理人员共同承担。

【一般护理】

1. 物品准备：PACU护士应根据常规及患者类别准备仪器设备及药品。

2. 接收患者：麻醉医师和巡回护士将患者送入后，PACU护士接收并进行患者身份确认，正确填写手术患者及物品交接表，了解患者病史、麻醉方法、手术名称、术中用药及手术情况等。

3. 入室评估：PACU护士采用Steward苏醒评分法（表1–1–1）对患者进行评估，以了解病情，安排护理量及作为患者出室的参考依据。

表1–1–1　Steward苏醒评分

评　分	清醒程度	呼吸道通畅程度	肢体活动度
2	完全苏醒	可按医师吩咐咳嗽	肢体能做有意识的活动
1	对刺激有反应	不用支持可以维持呼吸道通畅	肢体无意识活动
0	对刺激无反应	呼吸道需要予以支持	肢体无活动

4. 常规监测：PACU护士对入室患者进行常规监护，包括意识、呼吸、血压、心率、血氧饱和度、体温、引流管及出血量、液路情况，有无恶心呕吐、疼痛等并发症，观察病情动态变化，及时准确记录，维持患者呼吸、循环等生理功能稳定，并在恢复室护理记录单（附表1）上准确记录。

（1）管路管理（表1-1-2）

表1-1-2　管路管理

管路名称	护理措施	图　片
气管导管	检查气管导管距门齿或鼻腔的距离及气囊压力，将呼吸回路置于患者不宜触及的地方，专人护理，避免患者苏醒后意外拔管	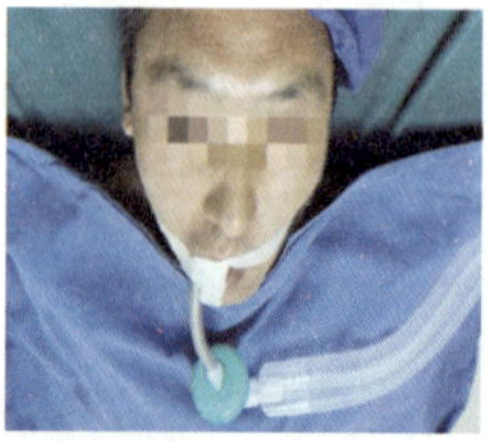
液　路	输液架与输液肢体在同侧，避免管路牵拉，高举平台法U型固定，无菌贴膜无卷边及潮湿等，穿刺处无红肿外渗，保持液路通畅，肝素帽等附加装置清洁无血渍	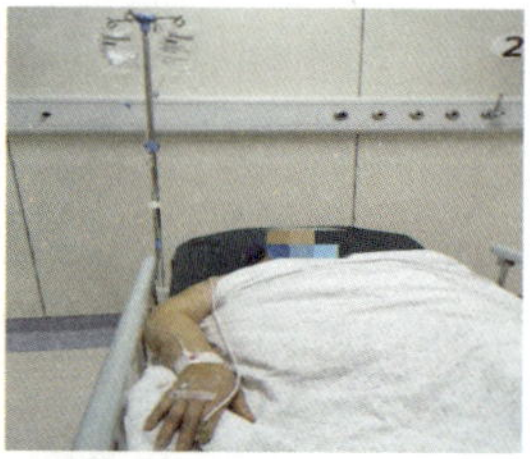 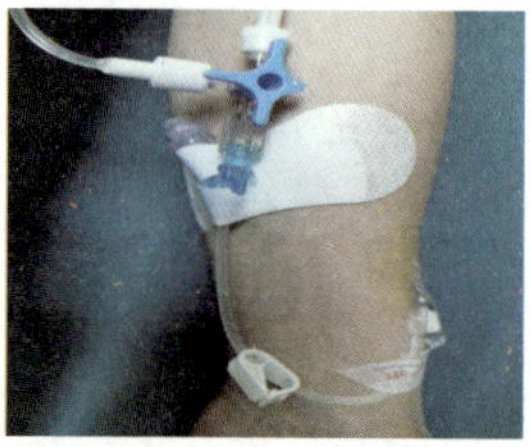
胃　管	使用鼻贴固定于脸颊一侧，检查留置深度，观察引流液的颜色、性质和量，预防患者意外拔管	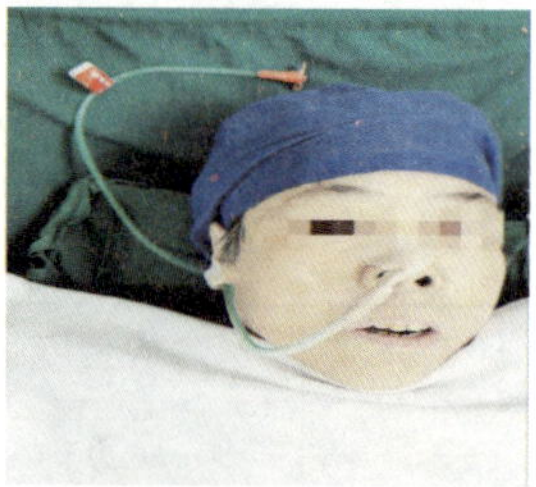
脑室引流管	遵医嘱打开或关闭，将引流瓶固定于术区近侧，防止牵拉及打折，观察引流液的颜色、性质和量，预防患者意外拔管	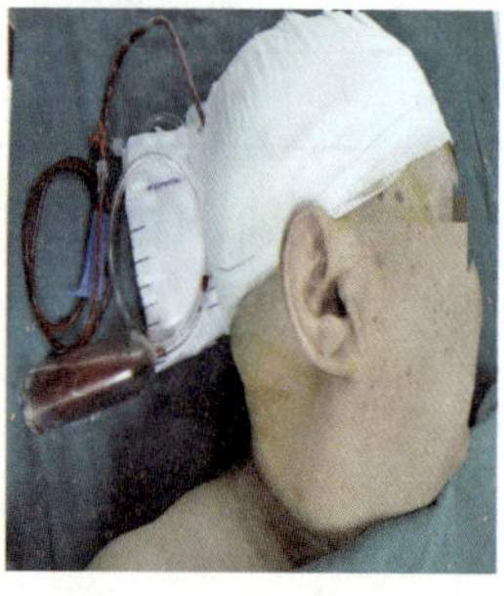

续表

管路名称	护理措施	图　片
颈部负压引流器	固定于术区头部一侧，便于观察，防止牵拉及打折，保持通畅，观察引流液的颜色、性质和量，预防患者意外拔管	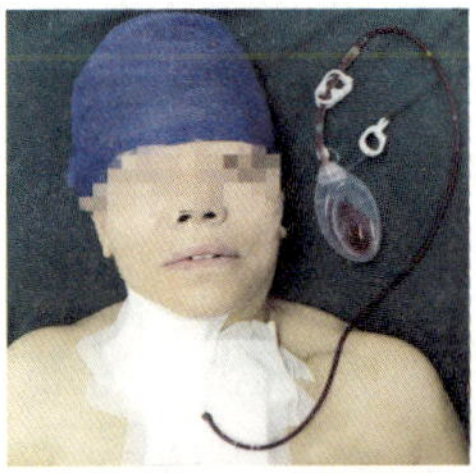
胸腔闭式引流管	胸腔闭式引流瓶悬挂于术区近侧床边，遵医嘱打开或关闭引流管，避免牵拉；在引流瓶瓶身做好液面标识，观察引流液的颜色、性质和量，预防患者意外拔管	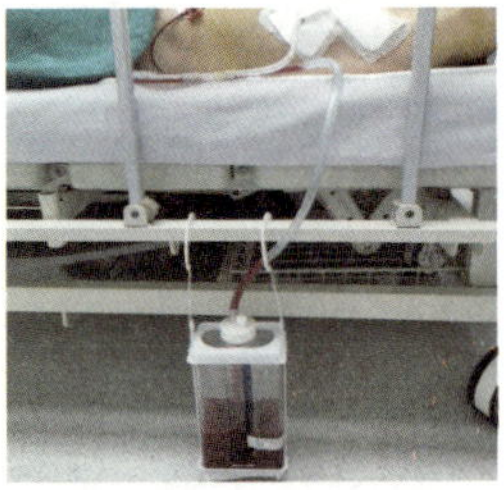
腰腹部常压引流袋或负压引流器	整齐置于术区近侧低于伤口处，便于引流，防止牵拉及打折；用中单覆盖加以保护，患者双手置于中单外，预防患者意外拔管，注意观察引流液的颜色、性质和量	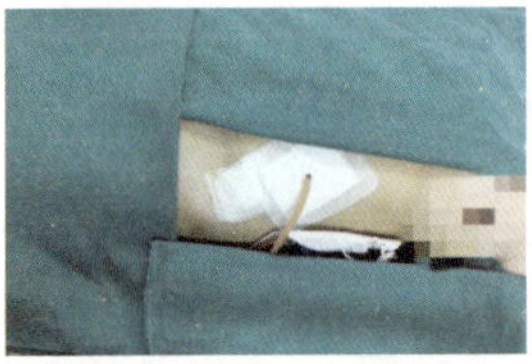
四肢术区常压引流袋或负压引流器	固定于术区近侧，遵医嘱打开或关闭，常压引流袋放置应低于术区，便于引流，观察引流液的颜色、性质和量，预防患者躁动发生意外拔管	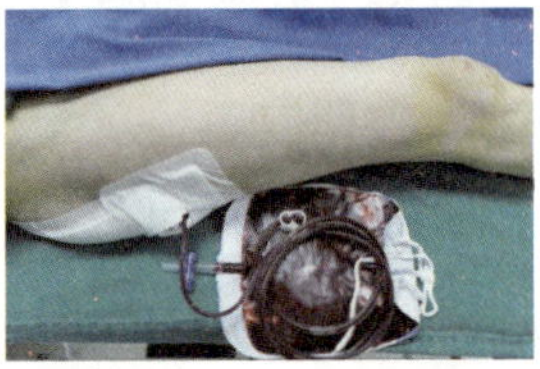
膀胱冲洗管	冲洗液（3000 mL/袋）悬挂于输液吊架，吊架应固定牢固，避免掉落砸伤患者；遵医嘱调节冲洗液速度，避免管路牵拉及打折，观察引流液的颜色、性质和量，注意预防患者意外拔管	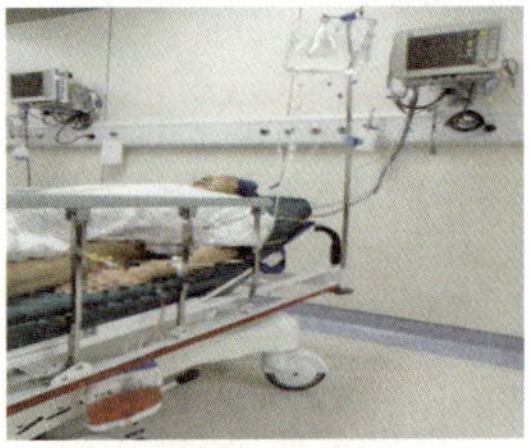
尿　管	放置于患者两腿间近人腿处，防止牵拉及打折，保持通畅；防止患者躁动时尿管被拔出，注意观察尿液的颜色、性质和量，有异常及时与医生联系，妥善处理	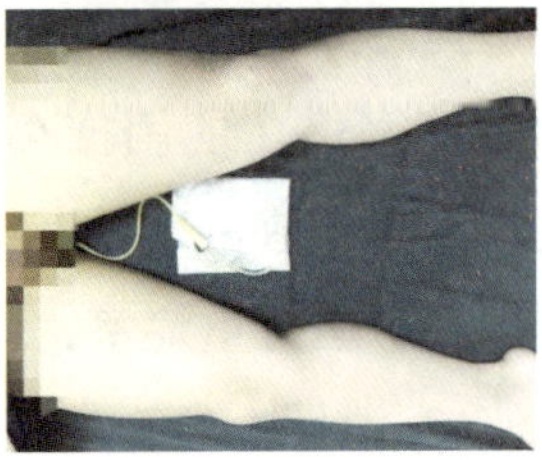

（2）皮肤护理　与巡回护士认真交接患者皮肤情况，将管路妥善放置，防止管路的各种卡子压到身体下方，造成皮肤损伤。有皮肤问题的特殊患者应特别交接、观察与记录，并做好相应的预防措施，如使用水胶体或泡沫敷贴等。

（3）体位护理　患者麻醉恢复期如无特殊体位要求，应常规头部垫枕，或抬高床头15°～30°低半卧位，有利于呼吸；如发生呕吐，患者头侧铺清洁中单，嘱其头偏向一侧或侧卧，防止呕吐物误吸；颈椎手术后患者应协助患者轴线翻身，及时清理呕吐物，保持清洁干燥，增加舒适感。

5. 保温护理：维持恢复室室温在22～26℃；为患者治疗或护理时尽量避免长时间暴露；患者发生寒战应及时加盖棉被，使用温毯机加温；必要时给予患者抗寒战药物治疗。

6. 安全护理：为保证患者的安全，对躁动的患者给予适当约束。患者发生躁动时至少有一名护士专人护理，避免发生意外。

7. 疼痛护理：恢复室护士应首先评估患者的疼痛程度，通过解释、安慰，分散患者注意力，选择舒适体位等护理措施减轻患者疼痛；尽快为患者使用术后镇痛泵，并进行镇痛泵使用指导；若患者疼痛仍未缓解，需及时请示医生给予相应处理。

8. 心理护理：对于能交流的患者应注意做好心理护理，减少恐惧、焦虑等不良心理因素对患者的影响，尤其对老年人和儿童尤为重要。

9. 清洁护理：用温水纱布擦拭患者头面部及术区周围血迹、污迹等，整理床单位，使患者颜面部干净，清洁舒适。

10. 口干护理：患者主诉口干时，可用温水纱布擦拭口唇以缓解不适，若口腔有伤口者避免使用。

11. 出室程序：患者具备出室条件，达到出室标准（Steward评分≥5），通知主管麻醉医生并得到认可后，双方签字将患者送出。

12. 交接患者：与接送人员交接患者，正确填写手术患者及物品交接表，双方签字；在使用推车时要站在患者的一侧并固定推车，确保转运安全。危重患者应在一名麻醉医生和恢复室护士陪同下携带简易呼吸器及便携式监护仪转运至重症室，与重症室人员做好交接。

13. 消毒隔离：严格执行消毒隔离制度，加强无菌观念，一次性物品一次性使用，患者使用后的可重复使用物品按《消毒技术规范》清洁后，送消毒供应中心统一处理，备好清洁物品准备接收下一位患者。

第二节　小儿患者护理常规

儿童生理和心理上的特殊性导致其在苏醒过程中容易突然出现病情变化，发生各种并发症，甚至威胁生命。因此要求PACU要拥有齐全的设备及高素质护理人员，对患儿精心护理，减少麻醉后并发症，保证医疗护理质量。

1. 患儿自控能力较差，对麻醉的实施不够配合，手术时多选用全身麻醉。

2. 患儿舌体相对较大，容易阻塞气道，全麻状态下的小儿，喉部的形状如同成人一样，更类似于圆柱状，最狭窄部位在环状软骨开口处，此处并非呈圆形，而是呈微椭圆形。环状软骨处的黏膜如水肿1 mm，气管直径即减少50%（图1–2–1），因此气道管理尤为重要。

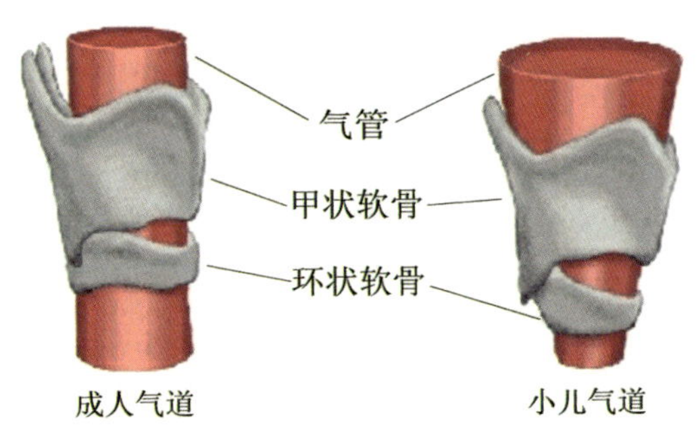

图1–2–1　小儿气道图

3. 麻醉呼吸机使用较小潮气量，会增加无效腔，对小儿呼吸造成很大影响，需行动脉血气分析。

4. 患儿心肌结构发育不完善，心室顺应性较差，不能耐受较高前负荷，故输液速度及输液量需谨慎。

5. 小儿细胞外液在体重中所占比例较成人大，成人细胞外液占体重的20%，小儿占30%，新生儿占40%～45%。小儿水转化率比成人大，故婴儿容易脱水。

6. 患儿肝功能尚未发育完善，药物降解能力较差，故药物清除的半衰期较长。

7.新生儿体温调节机制发育不全，皮下脂肪少，体表面积相对较大，热量容易散发，导致体温过低，故围手术期需加强保温管理。

（二）护理常规

1.呼吸管理

对于苏醒期患儿来说，由于其呼吸功能尚不完善，特别是麻醉结束后1～2 h内各种麻醉药物及肌肉松弛药的残余作用，容易出现呼吸抑制、呼吸暂停和舌后坠等。因此要密切关注患儿呼吸变化，及时发现异常情况，预防并发症发生。

护理措施如下：

（1）入PACU后，采取面罩吸氧，保证充足氧供，避免发生术后低氧血症。

（2）患儿取平卧位，垫高肩部，使头后仰，开放气道（图1-2-2），确保气道通畅。

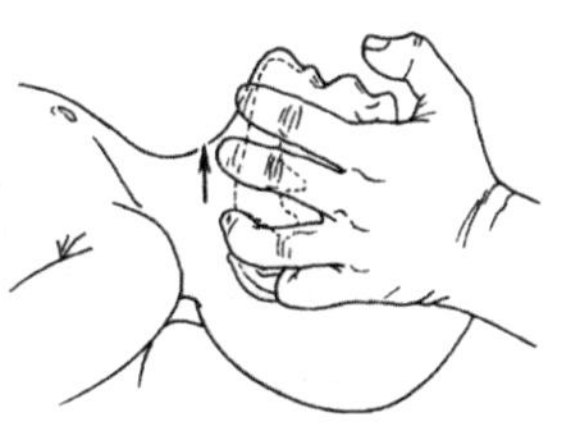

图1-2-2　开放气道

（3）密切观察患儿有无鼾声、发绀及三凹征（图1-2-3）等气道阻塞的表现，如存在舌后坠引起的气道阻塞和低氧血症，应立即开放气道，加压给氧。

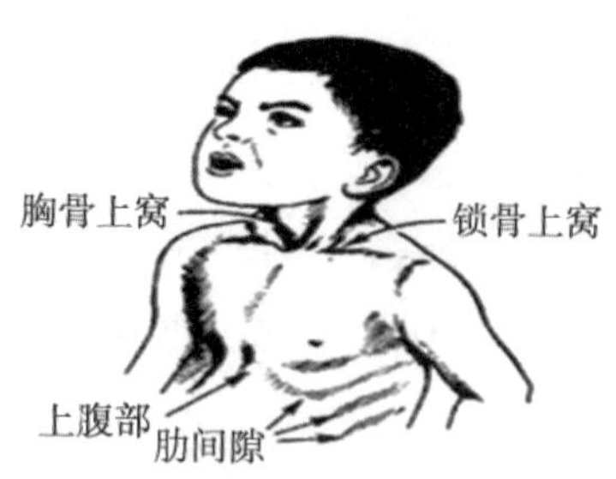

图1-2-3　三凹征

（4）发生喉头水肿时应立即处理，遵医嘱使用激素类药物，如不能缓解，应立即建立人工气道。

2. 体温管理

护理措施如下：

（1）PACU室温控制在24～26℃，湿度控制在50%～60%。

（2）患儿入PACU后，做好保温措施，观察肢端血运，保证末梢循环良好。

（3）输液、输血的患儿使用液体加温仪，预防体温下降。

3. 输液速度

新生儿对液体过量或脱水的耐受性低，输液量及补充电解质应精细调节。

护理措施如下：

（1）严密观察心率、血压以及皮肤、黏膜情况，对输液速度做出合理调整，避免由于滴速过快诱发肺水肿和心力衰竭。

（2）妥善固定输液管道，静脉留置部位用夹板固定其上下两关节，防止输液管路脱出。

（3）密切观察输液处有无外渗、外漏或阻塞，保持输液通畅。

4. 安全防护

全麻患儿发生术后躁动机制尚未明确，任何不良刺激如疼痛、闷热、尿急或口腔有分泌物等，均可引起躁动，造成患儿的自我损伤。

护理措施如下：

（1）对婴儿多爱抚，紧贴患儿轻拍其背，对幼儿给予表扬、鼓励，建立信任和亲切感。

（2）躁动的患儿由专人看护，妥善固定各种管道，拉起床档，避免坠床。

（3）保持环境安静舒适。

（4）生理盐水清洁口腔、眼部，保证患儿颜面部干净，清洁舒适。

（5）PACU可备玩具供儿童玩耍。

5. 疼痛

小儿术后疼痛较难评估，3岁以下患儿可采用行为学和生理学参数来评估疼痛的强度，5岁以上可使用VAS评分法。

护理措施如下：

（1）轻中度疼痛采用口服药物治疗。

（2）中重度疼痛可通过皮下或静脉给予阿片类药物，同时密切监测呼吸功能，防止呼吸抑制和舌后坠。

（3）周围神经或硬膜外阻滞镇痛。

6. 循环系统的监测和护理

由于婴儿心肌结构发育不完善，心室顺应性较低，每搏量小，所以心率较快。

护理措施如下：

（1）因严重缺氧或迷走神经亢进引起心率减慢，应查明原因并及时纠正。

（2）术后根据血压、心率和术中失血等情况调整输液速度，密切关注血压、心率、皮肤及口唇颜色。

（3）意识即将清醒时会出现心率加快，完全清醒时心率可降至正常，一般不需特殊处理。

7. 心理支持

大多数患儿因惧怕手术和陌生的环境，依从性、自控能力差，容易哭闹不止，不配合治疗，甚至发生严重不良事件。

护理措施如下：

（1）用温和的语气和手势与患儿交流。

（2）婴幼儿苏醒后会哭闹，条件允许时可让家属给予安抚。

小儿苏醒期有多种潜在危险因素，护理上应高度重视。护理人员应熟悉小儿解剖、生理特点，熟练掌握各项操作技术，严密观察患儿生命体征变化，最大限度减少各种并发症发生，体现人文关怀，让患儿安全渡过苏醒期。

第三节　老年患者护理常规

随着时代的进步，医学科学的发展，人均寿命的延长，我国已迈入老龄社会行列，面对老年人口基数大、增加快及数量多等特点，导致接受手术治疗的高龄患者数量快速攀升。由于生理特点及存在的基础疾病，以及麻醉药物的残余作用容易导致各种并发症的发生，所以高龄患者在PACU术后恢复期间的安全护理显得格外重要。

【老年患者的特点】

1. 心血管功能衰退：除受衰老进程影响外，还受各种疾病的损害，因此心功能受损。另外，老年患者血管脆性增加、弹性下降和充盈度的改变增加了静脉输液治疗的难度。

2. 呼吸功能减退：呼吸功能随年龄增长而减退，特别是呼吸储备和气体交换功能下降。老年患者肺泡表面积、肺顺应性以及呼吸中枢对低氧和高二氧化碳的敏感性均下降。另外，老年患者呛咳、吞咽等保护性反射能力下降。

3. 神经系统呈退行性改变：日常活动能力降低，对麻醉药品敏感性增加，发生围术期谵妄和术后认知功能下降的风险升高。老年人自主神经反射功能减退，反应强度减弱，对椎管和周围神经传导阻滞更加敏感。

4. 肝肾功能受损：肝脏重量减轻，肝细胞数量减少，肝血流也相应降低，肝体积的缩小显著影响肝功能。肝脏合成蛋白质的能力降低，代谢药物的能力也有不同程度的减低。肾组织萎缩，重量减轻，肾单位数量下降，肾小球滤过率降低，肾浓缩功能降低，保留水的能力下降，最终导致需经肾清除的麻醉药及其代谢产物的消除半衰期延长。

5. 沟通困难：随着年龄增长，老年人听力、视力和记忆力下降，反应变慢、言语表达困难，这些均使得老年人接受信息的能力减弱和变慢，导致与他人的沟通存在困难。

6. 容易产生心理问题：老年患者是一个特殊的群体，很容易产生悲观失望、孤独、忧郁等负性情绪，严重者可出现谵妄、思维破裂、情感障碍和幻觉妄想等精神类疾病，甚至自我伤害。

【护理要点】

1. 病情观察：观察患者神志、面色、生命体征、出血情况及肢体功能等，及时做出正确的判断和处理。

2. 用药护理：严格执行医嘱和查对制度，控制滴速和液体总量，防止肺水肿的发生。老年患者血管弹性较差，输液中注意观察有无外渗及渗出的发生。

3. 心理护理：老年患者因适应能力下降，对躯体疾病及精神负担的耐受力减退。再加上麻醉药物的作用，容易发生思维障碍、情绪焦虑。PACU护士应注意观察患者非语言性行为，如面部表情、身体姿势和眼神等，体察、揣测其需求。尽量用简洁的语言与之交流，打消患者顾虑。

4. 预防低氧血症：全麻患者拔除气管导管后床头抬高15°～30°，有利于呼吸。给予中流量面罩吸氧4～6 L/min，提高血氧饱和度。出现低氧血症时，加大氧流量，开放气道，面罩加压给氧；如有舌后坠发生，放置口咽或鼻咽通气管，以纠正缺氧。吸烟患者术前 8 周应戒烟，减少呼吸道分泌物。患者入PACU后密切观察呼吸频率、幅度、方式，血氧饱和度和皮肤黏膜颜色，备好吸痰管、口咽通气管等。

5. 术后谵妄护理：由于手术、麻醉、暂时固定体位和其他因素的影响，患者易出现烦躁、焦虑或幻觉，从而导致谵妄的发生。对入室患者进行谵妄筛查（表1-3-1），一旦确诊谵妄，首选非药物治疗，密切观察病情，加强安全护理，防止坠床或兴奋伤人等意外；查找病因，如低血氧、体位不适、心理紧张或尿管刺激等；必要时充分镇静镇痛。

表1-3-1 术后PACU内谵妄筛查信息表

手术日期	手术间号	科室/床号	手术时长	麻醉前用药	PACU停留时长	NU-DESC评分															RASS评分		
						入室					出室					术后24 h后					入室	出室	术后24 h后

6. 心脑血管意外的预防和护理：医护人员应该严密观察患者血压、脉搏及神志等变化，控制输液速度，维持循环稳定；倾听患者主诉，稳定情绪，及时了解病情变化，发现问题及时处理。

7. 及时处理术后疼痛：可遵医嘱使用镇痛泵或镇痛药物，减轻患者疼痛。同时给予心理疏导，缓解其紧张、恐惧等负面心理。

8. 低体温的预防和护理：老年人因为身体的退化性疾病和代谢功能降低，更易发生低体温。严密监测患者的体温变化，可每30 min监测一次，及时采取保暖措施，保持室温在24～26℃、相对湿度50%～60%，及时更换术中潮湿的衣服、盖单，使用保温毯、液体加温仪，避免不必要的身体暴露，减少体温的丢失。在复温过程中要观察皮肤情况，防止烫伤。

第四节　PACU气管导管护理常规

（一）概述

气管插管术（endotracheal intubation）是将特制的气管导管，通过口腔或鼻腔置入患者气管内，是一种气管插管全身麻醉和抢救患者的技术，这一技术能为气道通畅、通气供氧、呼吸道吸引和防止误吸等提供最佳条件（图1–4–1）。

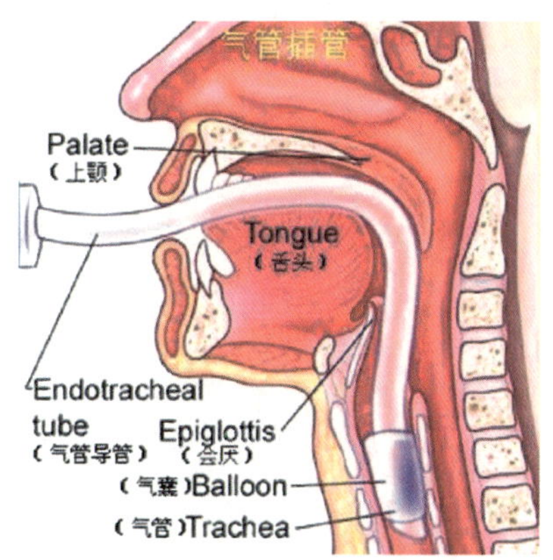

图1–4–1　气管导管位置

（二）临床应用

心肺复苏、急危重症患者的抢救、呼吸功能障碍需要机械通气者以及全身麻醉等。

（三）护理常规

1. 执行PACU一般护理常规。

2. 接到带管患者入PACU的通知，根据医嘱调节麻醉机的各项参数指标，使其处于待命状态。

（1）连接麻醉机电源、气源，准备监护仪及吸引器装置。

（2）确保呼吸回路、气囊、流量传感器和压力采样管等安装正确。

（3）检查吸气、呼气阀、APL阀、风箱和呼吸回路气囊；检查流量旋钮、机控手控开关；确认压力表指针在0位、挥发罐处于关闭状态、钠石灰量、色、质正常。

（4）封闭呼吸管路，关闭APL阀，堵住呼吸螺纹管Y型接头患者端，快速充氧，确保呼吸回路内压力保持30 cmH_2O至少10 s确保呼吸回路无漏气，将麻醉机调为机控状态。

（5）遵医嘱调节麻醉机各项参数（氧流量、潮气量、吸呼比和呼吸频率等）。成人氧流量2～4 L/min，小儿1～2 L/min；成人潮气量6～8 mL/kg，小儿8～10 mL/kg；呼吸频率成人12～20次/min，小儿18～20次/min。

3. 患者进入PACU，将气管导管与麻醉机呼吸管路相连接，观察胸廓起伏。

4. 连接监护仪各导联线，监护各项生命体征，及时准确记录。

5. 当患者意识恢复，握拳有力，自主呼吸恢复，遵医嘱麻醉机调为自主呼吸模式，打开APL阀。

（1）指导患者呼吸，适时唤醒，必要时利用麻醉机手控辅助呼吸。

（2）如患者自主呼吸差，潮气量低可遵医嘱再将麻醉机模式调为机控模式。

6. 患者达到拔管指征，清理呼吸道，遵医嘱拔除气管导管。

7. 遵医嘱给予面罩吸氧3～5 L/min，密切观察病情变化。

8. 患者达出室标准，麻醉医生确认后出室。

（四）气管内插管并发症

1. 组织损伤　插管组织损伤包括牙齿脱落，口、鼻、唇出血，舌、咽喉、声带及支气管损伤。操作应轻柔、小心，尽量避免损伤发生。

2. 咽喉痛　咽喉痛是气管插管最常见的并发症，有研究表明，气管导管套囊较长，与气管壁的接触面积大，咽喉痛的发生率增高。咽喉痛是比较轻微的并发症，一般无须特殊处理，在72 h内可以缓解。

3. 喉水肿、声门下水肿　主要因导管过粗或插管动作粗暴引起；也可因头颈部手术中不断变换头位，使导管与气管及喉头反复摩擦而产生。一般成人仅表现声音嘶哑、咽喉疼痛，往往2～3 d可自愈。由于婴幼儿气管细、杓状软骨部位呈瓶颈式缩窄，因此一旦发生，往往足以引起窒息而致命。

预防与治疗：

（1）关键在预防，包括选择型号合适的气管导管、插管手法轻柔，以减少咳嗽和呛咳。

（2）一旦发生，应严密观察，并积极处理：①吸氧；②雾化吸入；③使用激素；④酌情给予镇静药；⑤当喉水肿进行性加重，出现呼吸困难明显或发绀等呼吸道梗阻征象时，应立即行气管切开。

4. 喉痉挛及支气管痉挛　浅麻醉下气管内插管、拔管时，气道内残留的血液或分泌物等，都容易诱发喉痉挛和支气管痉挛。

治疗：对于此类患者应注重预防，包括预先使用类固醇激素、吸入β_2-受体激动剂等，保持足够的麻醉深度尤为重要。

5. 杓状软骨脱位　气管插管过程中，喉镜置入咽腔过深，并用力牵拉声带，或导管尖端过度推挤杓状软骨均可造成杓状软骨脱位。患者在拔管后不久即出现喉部疼痛、声音嘶哑及饮水呛咳等症状。

治疗：尽早行杓状软骨拨动复位术及环杓关节固定术。

（五）拔管注意事项

1. 氧储备　拔管前需建立充分的氧储备，以维持拔管后呼吸暂停时机体的氧摄取，同时可以为进一步气道处理争取时间。

2. 拔管体位　没有证据表明某一种体位适合所有的患者。目前主要倾向于头高脚低位或半侧卧位。头高脚低位可使膈肌下移，胸腔容积增大，利于呼吸。

3. 吸引　口咽部存在分泌物、血液的患者，因存在凝血块堵塞气道的可能性，必须彻底吸引。

4. 拔管时机　为避免气道刺激，一般来说，气管拔管可以分为清醒拔管或深麻醉下拔管。清醒拔管总体上来说更安全，患者的气道反射和自主呼吸已经恢复。

5. 拔管时应备有插管用具及药品，防止二次插管。

随着麻醉护理学的发展和手术间利用率不断提高，越来越多的全麻插管患者转入PACU，因此，气管导管拔除及拔管患者的管理成为麻醉护士的主要工作内容，是麻醉护理的重点和难点，建立一套规范的气管导管拔除方案，将作为管理全麻苏醒期患者的专项准则。

第五节　镇痛泵护理常规

镇痛泵主要用于患者术后疼痛、癌性疼痛及无痛分娩等。按驱动方式分为机械镇痛泵和电动镇痛泵两种。前者依靠球囊的弹力回缩驱动药液流动，后者依靠电机驱动容量泵输注药液。按患者控制方式可分为持续给药镇痛泵和患者自控给药镇痛泵两种。使用自控镇痛泵的患者可以通过按压PCA键（自控给药装置）在持续输注量的基础上增加一个额外输注剂量，因此治疗更加个体化。

【护理常规】

1. 根据医嘱核对镇痛泵的参数设置和配制药物，了解药理作用及不良反应，注意药物之间的配伍禁忌。

2. 去除追加药卡片（电子泵无），连接于输液装置上，打开止流夹及三通，保证管路通畅，妥善固定镇痛泵。

3. 镇痛泵瓶体或电子泵药盒与自控给药装置于同一水平（图1-5-1），管路勿打折扭曲，防止牵拉，防水防震，勿将瓶体置于高处，使流速加快。

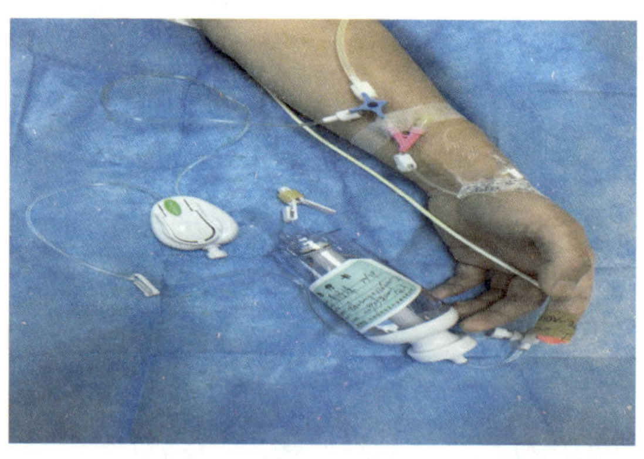

图1-5-1　一次性使用镇痛泵瓶体与自控给药装置

4. 镇痛泵使用过程中出现管路回血、堵塞等异常情况，应及时查找原因，给予处理，必要时请相关人员协助解决。

5. 使用镇痛泵时，观察和询问患者的疼痛程度，评估镇痛效果，及时向医师反馈，倾听患者主诉，如出现不良反应和药物副作用，可暂缓或停止输入。

6. 一次性镇痛泵的剩余药液需使用50 mL注射器连接回抽针，在加液口抽取剩余药液（图1–5–2）；电子镇痛泵剩余药量需将药盒从电子泵体取下，用50 mL注射器从注药口抽取剩余药液（图1–5–3）。

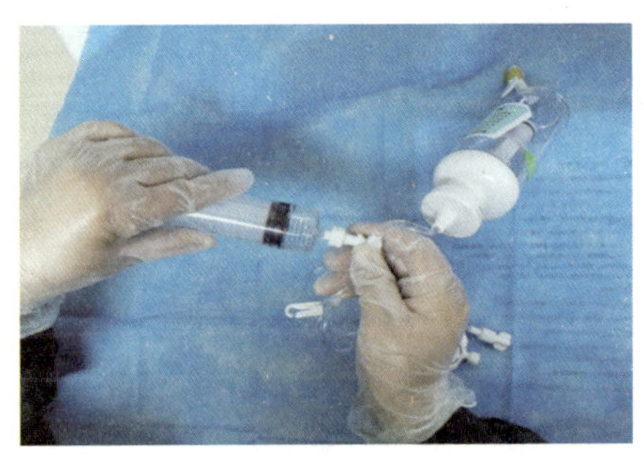

图1–5–2　从加药口抽取剩余药液

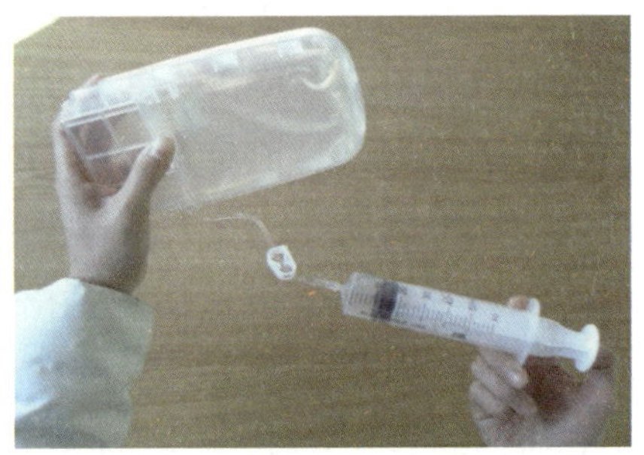

图1–5–3　电子泵盒内余液量抽取

7. 患者使用镇痛泵结束后，泵内剩余药液含有麻醉、精神药品时，要精确计算出所剩药品的剂量，按麻醉、精神药品管理规范登记在“麻醉药品、第一类精神药品使用和弃药记录”（附表10）上。

8. 健康宣教

（1）指导患者及家属正确使用镇痛泵，并交待注意事项。

（2）告知患者及家属镇痛泵可以连续使用48 h，以2 mL/h匀速静脉输注，若疼痛剧烈时，在≥15 min时可按压一次自控健2 s以上（电子泵按压确认/手动键）（15 min为锁定时间，指该时间内PCA装置对患者再次给药的指令不做反应，可防止患者在前一次给药完全起效之前再次给药，是PCA安全用药的重要环节），也可追加镇痛药物0.5 mL静脉输注。

（3）使用过程中，不可随意调节电子泵相关设置，如出现头晕、恶心呕吐、嗜睡、尿潴留、皮肤瘙痒或疼痛加重等情况应及时通知医护人员。

第二章　各种麻醉方式护理常规

第一节　全身麻醉护理常规

【概述】

全身麻醉（general anesthesia）简称全麻，是指麻醉药经呼吸道吸入、静脉或肌内注射进入体内，产生中枢神经系统的暂时抑制，表现为神志消失、全身痛觉丧失、遗忘、反射抑制和骨骼肌松弛。对中枢神经系统抑制的程度与血液内药物浓度有关，并且可以控制和调节。这种抑制是完全可逆的，当药物被代谢或从体内排出后，患者的神志及各种反射逐渐恢复。全身麻醉方法有吸入麻醉、静脉麻醉和静吸复合麻醉。全麻具有舒适、安全、对血流动力学影响小、微创及术后并发症少等一系列优点。

【适应证】

能满足全身各部位手术，但更多应用于心胸手术、神经外科手术和眼部手术，以及口腔、耳鼻喉科手术和腹部较大手术等，神经阻滞麻醉效果不完善者，现也多以全麻为主。

【护理常规】

1. 执行PACU一般护理常规。

2. 密切观察患者生命体征，监测血压、血氧、脉搏、呼吸、心率（律）、四肢末梢颜色及尿量等循环状态，并准确记录，发现异常及时报告处理。

3. 查看医嘱及麻醉记录单，了解术中用药及时间，充分预估麻醉药物和肌松药物的残留作用，提高警惕。

4. 评估患者的清醒状态，完全清醒前给患者取平卧位，头偏向一侧，呕吐时立即清除呕吐物，防止误吸。清醒后体位无特殊要求，给予患者平卧位床头抬高15°～30°，或根据病情遵医嘱给予相应体位。

5. 观察患者的呼吸情况，遵医嘱给予氧气吸入，评估有无缺氧，及时清除呼吸道分泌物，保持呼吸道畅通。

【主要并发症的治疗与护理】

1.高血压：分析原因，对因处理。疼痛患者加强镇痛管理，在解除其他原因后，高血压继续存在，可遵医嘱应用抗高血压药物。

2.低血压：根据手术情况分析原因，对因治疗。排除是否有活动性出血，血容量不足时注意补充血容量。必要时，遵医嘱应用盐酸麻黄碱注射液、盐酸多巴胺注射液或盐酸去氧肾上腺素等药物。

3.呼吸道梗阻：明确原因及部位，停止刺激性操作，清除呼吸道分泌物，畅通气道并吸氧，遵医嘱给药，必要时快速建立人工气道。

4.呼吸抑制：加强监测，备好急救仪器和物品，给予吸氧或面罩加压给氧，保证有效的通气。必要时，遵医嘱应用纳洛酮或甲硫酸新斯的明注射液等药物拮抗。

5.低氧血症：寻找原因对症处理，常规给氧，保持呼吸道通畅。若通过给氧得不到改善，并有二氧化碳分压进行性升高，则应进行呼吸支持。

6.恶心呕吐：查明原因，对因、对症治疗。吸氧，嘱患者深呼吸并放松，头偏向一侧，防止呕吐物误吸，保持呼吸道通畅。及时清除呕吐物，保持床单位清洁。遵医嘱酌情应用止吐药物。

7.寒战：发生原因目前尚不明确，也许与体温降低有关。交接患者过程应迅速有效，避免患者长时间不必要的暴露。适当调高室温，采取保暖措施，避免体温丢失。如发生低体温应立即采取外加温措施，遵医嘱使用药物缓解寒战。

8.躁动：分析原因，对因处理。患者躁动不安时，专人床旁守护采取相应措施，及时镇痛、镇静，保证患者安全。严重躁动者需要约束和额外人力协助，避免受伤，防止管路脱出。做好心理护理。

9.疼痛：严密观察患者生命体征，合理使用镇痛药，加强术后疼痛的管理。根据病情取合适的体位，保持病室环境安静，分散患者的注意力，加强心理护理。使用阿片类镇痛药的患者，至少观察0.5 h，警惕呼吸抑制等危险，待生命体征平稳后方可出室。

10.苏醒延迟：采用系统的临床检查方法，寻找苏醒延迟的原因，进行针对性的处理及有效的拮抗。观察患者意识恢复程度，及时监测生命体征。

【健康指导】

1. 完全清醒前取去枕平卧位，头偏向一侧；清醒后给予头部垫枕或床头抬高15°～30°，利于呼吸，减轻咽部不适；也可取侧卧位或根据病情遵医嘱给予相应体位。

2. 给予患者适当的心理护理，消除紧张焦虑情绪。

3. 向患者解释各种引流管的重要性，并妥善固定，防止患者拔管。

4. 告知患者如出现恶心、呕吐时，要头偏向一侧，防止误吸。颈椎手术术后呕吐应轴线翻身，防止呕吐物误吸。

5. 观察伤口渗血、疼痛及其他并发症，四肢手术应注意观察末梢情况，如有异常及时告知医务人员。

6. 告知患者气管插管后可能出现咽部不适、局部疼痛等症状，属于插管后正常现象，无特殊情况会自行缓解。如反复出现吞咽呛咳、声音嘶哑等不适请及时告知。

7. 术后第2日会有麻醉科专职人员做术后随访，告知患者如实反馈身体状况，以及镇痛泵使用情况，便于麻醉医生了解病情及时处理。

【全麻常用药品】

类　别	药品名称	规　格	用　法	作　用	副作用	PACU注意要点
镇静药	咪达唑仑注射液	2 mL：2 mg	1. 静脉注射 2. 肌内注射	1. 术前镇静，抗焦虑； 2. 用于其他麻醉剂给药之前的全麻诱导	1. 肌内注射可出现头痛，注射部位局部疼痛； 2. 静脉注射可出现恶心，呕吐等	观察意识，评估镇静程度，注意有无恶心、呕吐现象
	依托咪酯乳状注射液	10 mL：20 mg	静脉注射	镇静、催眠，用于全麻诱导和短时手术麻醉	1. 恶心、呕吐，不自主的肌肉活动； 2. 有时咳嗽，寒战； 3. 注射部位疼痛发生率较低	观察意识，评估镇静程度，注意有无寒战、恶心、呕吐及不自主肌肉活动

续表

类　别	药品名称	规　格	用　法	作　用	副作用	PACU注意要点
镇静药	盐酸右美托咪定注射液	2 mL：0.2 mg	静脉注射	1. 全身麻醉气管插管和机械通气时的镇静； 2. 重症监护治疗期间开始插管和使用呼吸机患者的镇静	低血压、心动过缓及窦性停搏，一过性高血压等	观察意识，评估镇静程度，注意有无低血压及窦性心动过缓等现象
镇痛药	枸橼酸芬太尼注射液	2 mL：0.1 mg	1.静脉注射； 2.肌内注射； 3.硬膜外给药	为阿片受体激动剂，属强效镇痛药，适用于麻醉前、中、后的镇痛	1. 恶心、呕吐、低血压、眩晕及出汗等； 2. 严重副反应：呼吸抑制、肌肉僵直；大剂量快速推注可引起胸壁、腹壁肌肉僵硬而影响通气； 3. 有成瘾性	密切观察生命体征，严密监测，注意有无恶心、呕吐、心率减慢、血压降低及呼吸抑制等；呼吸抑制时立即采用面罩加压给氧等急救措施，必要时静脉注射纳洛酮拮抗；如出现肌肉强直，可用肌松药或纳洛酮；PACU给药后至少观察30 min
	枸橼酸舒芬太尼注射液	1 mL：50 μg	静脉注射	为阿片受体激动剂，属强效镇痛药；用于气管内插管，使用人工呼吸的全身麻醉；作为全身麻醉大手术的麻醉诱导和维持用药；作为复合麻醉的镇痛用药	1. 呼吸抑制、呼吸暂停、骨骼肌强直、低血压，以及恶心、呕吐等； 2. 过敏反应和心搏停止； 3. 偶尔可出现术后恢复期的呼吸再抑制	密切观察生命体征，严密监测，注意有无恶心、呕吐、心率减慢、血压降低、呼吸抑制等；呼吸抑制时立即采用面罩加压给氧、辅助呼吸等急救措施，必要时静脉注射纳洛酮拮抗；如出现肌肉强直，可用肌松药或苯二氮卓类药物；PACU给药后至少观察30 min

续表

类　别	药品名称	规　格	用　法	作　用	副作用	PACU注意要点
镇痛药	注射用盐酸瑞芬太尼	1 mg	静脉注射	为阿片受体激动剂，用于全麻诱导和全麻中维持镇痛	呼吸抑制、心动过缓、骨骼肌强直、恶心及呕吐等	注意有无恶心呕吐、心动过缓或低血压等现象
	酒石酸布托啡诺注射液	2 mL：4 mg	1.静脉注射；2.肌内注射	为阿片受体部分激动剂，用于术后中至重度的疼痛及麻醉前用药	镇静、嗜睡、眩晕、恶心、呕吐、出汗及精神紊乱等	注意有无嗜睡、眩晕、恶心或出汗等
	盐酸曲马多注射液	2 mL：100 mg	1.静脉注射；2.肌内注射；3.皮下注射	用于中度至重度疼痛	1.恶心和眩晕；2.罕见精神，心血管，眼部和神经系统异常	给药速度不宜过快，观察有无恶心、呕吐及眩晕现象
	氟比洛芬酯注射液	5 mL：50 mg	静脉注射	属非甾体抗炎药，用于术后及癌症的镇痛	1. 消化系统、精神和神经系统；循环系统异常 2. 罕见休克、肾病综合征	注意观察有无恶心、呕吐、腹泻、心悸、头痛或注射部位疼痛等
	酮咯酸氨丁三醇注射液	1 mL：30 mg	1.静脉注射；2.肌内注射	属非甾体抗炎药，用于需要阿片水平镇痛药的急性较严重疼痛的短期治疗，通常用于手术后镇痛	胃肠道溃疡、手术后出血、肾衰、过敏反应和肝功能衰竭	注意观察有无出血及过敏反应等
	注射用帕瑞昔布钠	40 mg	1.静脉注射；2.肌内注射	用于手术后疼痛的治疗	1.恶心；2. 心血管事件及过敏反应少见	加强监测，注意有无恶心等

续表

类　别	药品名称	规　格	用　法	作　用	副作用	PACU注意要点
麻醉药	丙泊酚乳状注射液	50 mL：500 mg	靶控输注	属烷基酚类，诱导和维持全身麻醉的短效静脉麻醉剂	1. 低血压、呼吸抑制、恶心、呕吐、头痛、过敏反应和发热等；2. 罕有严重的心动过缓、横纹肌溶解等	密切观察生命体征，严密监测，注意有无低血压、呼吸抑制和注射部位疼痛等
	丙泊酚中/长链脂肪乳注射液	20 mL：0.2 g	静脉注射	短效静脉全身麻醉剂，用于全麻诱导及维持	低血压和呼吸抑制等	密切观察生命体征，严密监测，注意有无低血压、呼吸抑制等
	吸入用七氟烷	100 mL	吸入	属吸入麻醉药，用于成人和儿科患者全身麻醉的诱导和维持	恶心、呕吐、血压下降、心律不齐等，罕见恶性高热、横纹肌溶解及类过敏症状	注意有无恶心呕吐、血压下降等现象
肌松药	罗库溴铵注射液	5 mL：50 mg	静脉注射	为非去极化神经肌肉阻滞剂，用于常规诱导麻醉期间气管插管以及维持术中肌松	过敏反应等	密切观察生命体征，严密监测，做好防治过敏反应的准备，注意患者肌松恢复情况，当发生过量和肌松作用时间延长时，应给予患者持续呼吸支持和镇静。必要时用新斯的明拮抗肌松残余
	注射用苯磺顺阿曲库铵	10 mg	静脉注射	为非去极化骨骼肌松弛剂、神经肌肉阻滞剂，用于麻醉期间气管插管以及维持术中肌肉松弛	皮肤潮红或皮疹、心动过缓、低血压和支气管痉挛等	密切观察生命体征，严密监测，注意患者肌松恢复情况，当发生过量或肌松作用时间过长时，应使用人工通气设备，维持肺部通气和动脉供氧，并充分镇静，直到恢复足够的自主呼吸。必要时使用新斯的明拮抗肌松残余

续表

类别	药品名称	规格	用法	作用	副作用	PACU注意要点
其他	甲硫酸新斯的明注射液	1 mL：0.5 mg	1.皮下注射；2.肌内注射	抗胆碱酯酶药：用于手术结束时拮抗非去极化肌肉松弛药的残留肌松作用；用于重症肌无力，术后功能性胀气及尿潴留	1.药疹；2.大剂量可引起恶心、呕吐、腹泻和流泪；3.严重出现共济失调、昏迷，甚至心脏停搏	加强监测，注意肌松恢复情况及患者心电监护情况
	盐酸甲氧明注射液	1 mL：10 mg	1.肌内注射；2.静脉注射	1.升高血压；2.终止阵发性室上性心动过速的发作	1.大剂量时有头痛、高血压及心动过缓等；2.异常出汗、尿急感罕见	加强监测，尤其注意心电及血压情况

第二节　椎管内麻醉护理常规

【概述】

椎管内麻醉（intrathecal anesthesia）并非是某一种麻醉方法的名称，从解剖学角度看，椎管内含有与脊椎麻醉相关联的蛛网膜下隙和与硬脊膜外麻醉相关联的硬脊膜外间隙，因此便将这两种麻醉方法归类于椎管内麻醉。

将局麻药注入蛛网膜下隙，暂时使脊神经前后根阻滞的麻醉方法称为蛛网膜下隙阻滞，简称脊麻，也称腰麻（图2-2-1）。

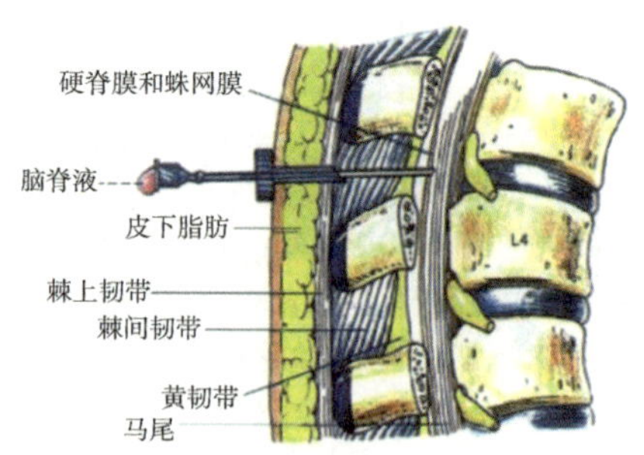

图2-2-1　蛛网膜下隙阻滞

将局麻药注入硬膜外间隙，暂时使脊神经根阻滞的麻醉方法，称为硬膜外间隙阻滞，简称硬膜外阻滞或硬膜外麻醉（图2–2–2）。

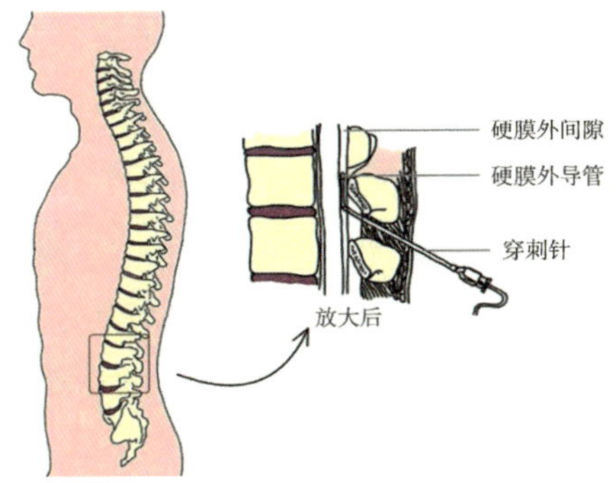

图2–2–2　硬膜外间隙阻滞

蛛网膜下隙硬膜外联合阻滞（combined spinal-epidural anesthesia，CSEA）取两者的优点，既显示出腰麻起效迅速、运动神经阻滞完善的优点，同时也发挥出硬脊膜外麻醉经导管间断给药方以满足长时间手术需要的特点。在临床麻醉中应用日趋广泛（图2–2–3）。

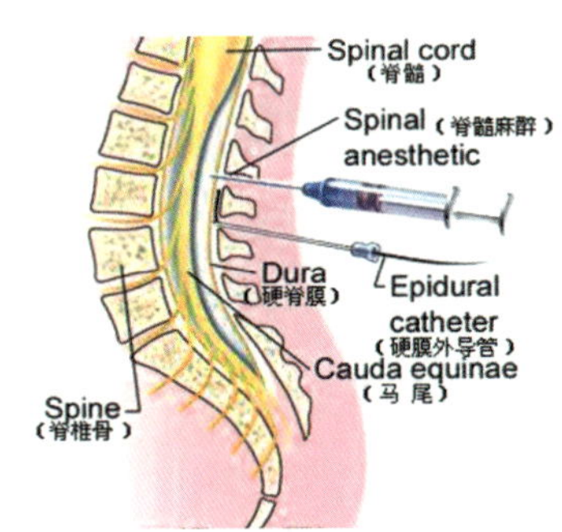

图2–2–3　蛛网膜下隙硬膜外联合阻滞

【适应证】

蛛网膜下隙阻滞适应证：下腹部、盆腔、下肢、肛门及会阴部位的手术和分娩镇痛。

硬脊膜外阻滞适应证：主要适应于腹部手术。颈部、上肢及胸部手术也可应用，但在管理上稍复杂，凡适用于蛛网膜下隙麻醉的下腹部及下肢手术，均可采用硬膜外麻醉。

蛛网膜下隙硬膜外联合阻滞适应证：适用于下腹部的各种手术。

【护理常规】

1. 执行PACU一般护理常规。

2. 椎管内麻醉后可取垫枕平卧位或非手术禁忌的舒适体位。

3. 严密监测生命体征，观察有无血压下降、呼吸抑制等现象，如患者出现恶心呕吐、胸闷气短及视力模糊等，及时报告医师。

4. 保持麻醉穿刺针眼处清洁、干燥。

5. 确定麻醉平面恢复程度，做好尚未完全恢复感觉的肢体和阻滞区域的保护。麻醉平面降至 T_{10} 以下（图2–2–4），运动良好，生命体征平稳可出室。

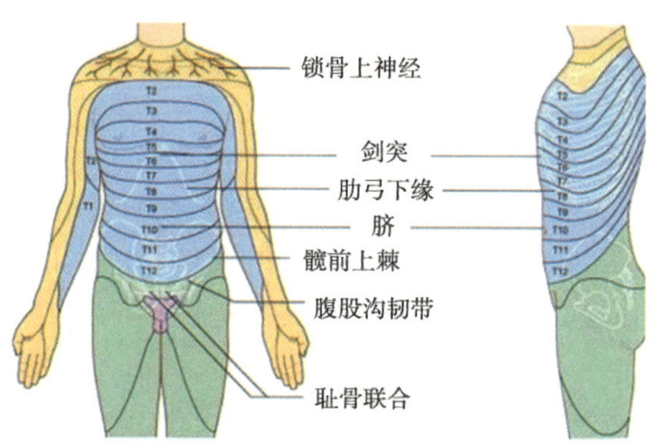

图2–2–4 脊神经的体表分布

【主要并发症的治疗与护理】

1. 全脊髓麻醉　过量的局麻药注入蛛网膜下隙，可产生异常广泛阻滞。临床表现全部脊神经支配区域均无痛觉、低血压、意识丧失及呼吸停止。处理原则：①维持患者呼吸和循环功能；如患者意识消失，应行气管插管和机械通气，加快输液速度，必要时使用血管活性药；②如出现心搏骤停，立即行心肺复苏。

2. 血压下降和心率缓慢　蛛网膜下隙阻滞平面超过 T_4 后，常出现血压下降，多数于注药后15～30 min发生，同时伴心率缓慢，严重者可因脑供血不足而出现恶心呕吐、面色苍白及躁动不安等症状。血压下降的程度，主要取决于阻滞平面的高低，也与患者心血管功能代偿状态以及是否伴有高血压、血容量不足或酸中毒等病情密切相关。处理应首先考虑补充血容量，可先快速输液；如果无效可静注麻黄碱，必要时可以重复。对心率缓慢者可考虑静注阿托品。

3. 呼吸抑制　当胸段脊神经阻滞后可引起肋间肌麻痹，表现为胸式呼吸微弱，腹式呼吸增强，患者潮气量减少，咳嗽无力，不能发声，甚至发绀。遇此情况应迅速吸氧，或行辅助呼吸，直至肋间肌张力和呼吸恢复正常为止。如果发生“全脊麻”引起呼吸停止、血压骤降，甚至心脏停搏，应立即行心肺复苏、建立人工气道等措施进行抢救。

4. 恶心、呕吐　诱因有三：①血压骤降，脑供血骤减，兴奋呕吐中枢；②迷走神经功能亢进，胃肠蠕动增加；③手术操作牵拉内脏。一旦出现恶心呕吐，应首先检查是否有麻醉平面过高及血压下降，并采取相应治疗措施。

5. 头痛　较常见并发症。脊麻后头痛主要系脑脊液经穿刺孔漏出引起颅内压降低和颅内血管扩张所致，若采取积极的预防措施，头痛发生率可降低，这涉及以下两个方面。

（1）操作注意事项：穿刺及注药应严格无菌操作。穿刺针宜选用25～26 G细针，且针斜面与脊柱即硬膜纤维平行。如采用顶端锥形的穿刺针，可使脊麻后头痛发生率降低。

（2）患者的准备：麻醉前对患者进行必要的解释，消除患者顾虑，切忌暗示脊麻后头痛的可能性。麻醉后嘱患者仰卧位以减少脑脊液外流，并保证足够睡眠。一旦发生头痛，可依头痛程度进行分别治疗。轻微头痛：卧床2～3 d即自行消失；中度头痛：患者平卧或采用头低位，每日输液2500～4000 mL，并应用镇静药；严重头痛：除上述措施外，可行硬膜外充填血疗法，即先抽取自体血10 mL，在10 s内应用硬膜外穿刺针注入硬膜外间隙，注后患者平卧1 h，有效率达97.5%，甚至注射后即有效。如果第1次注血后不能完全消除头痛，可行第2次注血，疗效可达到99%。

6. 尿潴留　由于骶$_{2\sim4}$的阻滞，可使膀胱张力丧失；此时，膀胱可发生过度充盈，如果术后需大量输液则需留置导尿管。

7. 椎管内血肿　椎管内血肿是一种罕见但后果严重的并发症。临床表现为在12 h内出现严重背痛，短时间出现肌无力及括约肌功能障碍，最后发展到完全性截瘫。如感觉阻滞平面恢复正常后又重新出现或出现更高的感觉阻滞平面，则应警惕椎管内血肿的发生。

8. 感染　硬膜外间隙及蛛网膜下隙感染是最严重的并发症之一，操作过程中应严格遵循无菌操作程序。

【健康指导】

1. 椎管内麻醉后可取垫枕平卧位或非手术禁忌的舒适体位。

2. 根据病情及医嘱行饮食指导。椎管内麻醉下，胃肠蠕动功能下降甚至麻痹，某些手术后需待肠通气后方可进食。

3. 如留置硬膜外导管，要防止脱落和折叠，避免穿刺处敷料污染。

4. 如发现下肢感觉和运动障碍，及早报告，及时处理。

5. 术后第2日麻醉科专职人员会对患者进行术后随访，如出现头痛、头晕、尿潴留、恶心呕吐、留置管路异常等症状，以及穿刺处敷料异常等情况请及时告知。

【椎管内麻醉常用药品】

表2-2-1　椎管内麻醉常用药品

类　别	药品名称	规　格	用　法	作　用	副作用	PACU注意要点
局麻药	盐酸罗哌卡因注射液	10 mL：100 mg	1. 硬膜外给药； 2. 蛛网膜下腔给药； 3. 区域阻滞	为长效酰胺类局麻药，用于外科手术麻醉及急性疼痛的控制	恶心、低血压、心动过缓、头痛及尿潴留等	注意结合手术时间观察患者麻醉平面，监测生命体征，尤其注意血压及患者的主观感受
	盐酸布比卡因注射液	5 mL：37.5 mg	1. 硬膜外给药； 2. 蛛网膜下腔给药； 3. 区域阻滞； 4. 局部浸润	为酰胺类长效局麻药，用于局部浸润麻醉、外周神经阻滞和椎管内麻醉	1. 头痛、恶心、呕吐、尿潴留及心率减慢等； 2. 过量或误入血管可发生严重的毒性反应	药物毒性较利多卡因大4倍，心脏毒性尤应注意，其引起循环衰竭和惊厥比值较小，心脏毒性出现较早，应注意加强监护
	盐酸利多卡因注射液	5 mL：0.1 g	1. 硬膜外给药； 2. 静脉注射； 3. 表面麻醉	为酰胺类局麻药及抗心律失常药，可用于浸润麻醉、硬膜外麻醉、表面麻醉及神经传导阻滞	可引起嗜睡、肌肉震颤、低血压及心动过缓等	加强监护，尤其注意心电及血压

续表

类　别	药品名称	规　格	用　法	作　用	副作用	PACU注意要点
其他	盐酸麻黄碱注射液	1 mL：30 mg	1.皮下注射；2.肌内注射	蛛网膜下腔麻醉或硬膜外麻醉引起的低血压症及慢性低血压症	1. 对前列腺肥大者可引起排尿困难等；2. 大剂量或长期使用可引起精神兴奋震颤、焦虑、失眠、心痛、心悸及心动过速等	加强监护，尤其注意心电及血压，观察麻醉平面及精神、情绪状态

第三节　周围神经阻滞护理常规

【概述】

将局麻药注射至躯干或四肢的神经干、神经丛或神经节旁，暂时阻断该神经的传导功能，使该神经支配的区域产生麻醉作用，称为周围神经阻滞（peripheral nerve block，PNB）。临床常见的周围神经阻滞有颈丛神经阻滞、臂丛神经阻滞和下肢神经阻滞等。

颈丛神经阻滞

【适应证】

颈浅丛神经阻滞仅适用于颈部和肩部的浅表手术；颈深丛神经阻滞适用于甲状腺手术、颈部淋巴结活检或切除及气管造口术等。对于难以维持上呼吸道通畅的患者应禁用颈丛神经阻滞。

臂丛神经阻滞

【适应证】

适应于肩关节以下的上肢手术。

下肢神经阻滞

【适应证】

适用于髋关节以远部位的手术麻醉和术后镇痛。

【护理常规】

1. 执行PACU一般护理常规。

2. 对于臂丛神经阻滞锁骨上入路患者，密切观察有无气胸出现。

3. 颈丛神经阻滞时，密切观察患者呼吸，如患者出现呼吸困难及胸闷，血氧饱和度下降，立即给予吸氧，吸氧后多可缓解；如症状加重，则应面罩给氧或辅助呼吸，甚至气管插管。

4. 注意阻滞侧肢体末梢血运、感觉及皮肤温度等情况，监测阻滞范围，观察麻醉消退情况。患者一般状况良好后可出室。

【主要并发症的治疗与护理】

1. 局麻药中毒：是由于局麻药误入血管、给药量过多以及作用部位的加速吸收等因素导致药物的血液浓度过高所引起。应立即停止用药，保持气道通畅，保证充分供氧，密切观察生命体征的变化，维持血流动力学稳定。出现烦躁、肌肉抽搐，甚至惊厥者可静脉注射硫喷妥钠、咪达唑仑、地西泮或丙泊酚等药物，必要时应用肌松剂，同时行气管插管以控制气道。一旦出现心脏毒性表现立即开展基础或高级生命支持。

2. 局部血肿：操作时损伤血管导致，注意观察血肿变化。

3. 全脊髓麻醉：见本章第二节【主要并发症的治疗与护理】。

4. 气胸：胸膜腔内积气称为气胸。如患者主诉胸部疼痛、呼吸困难等，应高度警惕是否发生气胸。小量气胸者，无须特殊处理，但应密切观察患者病情变化；中量或大量气胸者，可行胸腔穿刺抽尽积气以减轻肺萎陷，必要时行胸腔闭式引流术，排出积气。

5. 比邻神经阻滞：常见有颈交感神经节阻滞、喉返神经阻滞和膈神经阻滞。颈交感神经节阻滞临床表现为阻滞侧眼睑下垂、瞳孔缩小、眼结膜充血、鼻塞、面部发红及无汗，称为霍纳综合征（Horner’s syndrome）。一般不需特殊处理，可自行恢复，如有呼吸困难应立即吸氧和辅助呼吸。喉返神经阻滞：患者常出现声音嘶哑，甚至呼吸困难。

【健康指导】

1. 告知患者臂丛神经阻滞麻醉后，麻醉作用可持续数小时，患肢暂时活动受限，可自行恢复。

2. 出现疼痛和手臂麻木发胀感，与疾病、手术和麻醉方式有关，医护人员要减少疼痛刺激，分散患者对疼痛的注意力，必要时使用镇痛药或镇痛泵。

3. 告知患者术后如果出现胸部疼痛或轻咳、胸憋和呼吸困难等症状要及时告知医生和护士。

4. 如果出现同侧眼睑下垂、瞳孔缩小、鼻塞及面部潮红等现象（Horner’s syndrome 综合征，颈交感神经被阻滞所致），不用过于紧张，一般不需特殊处理。

5. 心理护理：与患者进行沟通交流，使患者保持良好心态，放松心情，减轻恐惧、焦虑情绪，增强对术后恢复的信心。

【周围神经阻滞常用药品】

表2-3-1　周围神经阻滞常用药品

类　别	药品名称	规　格	用　法	作　用	副作用	PACU注意要点
局麻药	盐酸罗哌卡因注射液	10 mL：100 mg	区域阻滞	为长效酰胺类局麻药，用于外科手术麻醉及急性疼痛控制	恶心、低血压、心动过缓、头痛及尿潴留等	观察患者麻醉阻滞范围，监测生命体征
	盐酸布比卡因注射液	5 mL：37.5 mg	1. 区域阻滞；2. 局部浸润	为酰胺类长效局麻药，可用于局部浸润麻醉、外周神经阻滞	1. 头痛、恶心、呕吐、尿潴留及心率减慢等；2. 过量或误入血管可发生严重的毒性反应	药物毒性较利多卡因大4倍，心脏毒性尤应注意，其引起循环衰竭和惊厥比值较小，心脏毒性出现较早，应注意加强监护

续表

类　别	药品名称	规　格	用　法	作　用	副作用	PACU注意要点
局麻药	盐酸利多卡因注射液	5 mL：0.1 g	1. 区域阻滞；2. 静脉注射；3. 表面麻醉	为酰胺类局麻药及抗心律失常药，可用于浸润麻醉、表面麻醉及神经传导阻滞	引起嗜睡、肌肉震颤、低血压及心动过缓等	加强监护，尤其注意心电及血压

第四节　麻醉监护下镇静术护理常规

【概述】

麻醉监护下镇静术（monitored anesthesia care，MAC）是一项麻醉技术，通过联合应用局部麻醉药（用于外科手术）及镇静、镇痛药，最低程度影响患者意识，在接受手术的同时保留患者气道的自我保护能力。

【护理常规】

1. 执行PACU一般护理常规。

2. 监测患者生命体征，观察有无局麻药物的毒性反应，发现异常及时报告处理。

3. 局麻药中毒：见本章第三节【主要并发症的治疗与护理】。

2. 恶心呕吐：查明原因对症治疗，吸氧，嘱患者深呼吸并放松，头偏向一侧，防止呕吐物误吸，保持呼吸道通畅。及时清除呕吐物，保持床单位清洁。遵医嘱酌情应用止吐药物。

3. 疼痛：严密观察患者生命体征，合理使用镇痛药，加强术后疼痛的管理。根据病情取舒适卧位，分散患者的注意力，加强心理护理。

【健康指导】

1. 患者可平卧休息，如病情允许，可将床头抬高15°～30°，增加舒适感，或取自由体位。

2. 如出现头晕、耳鸣、目眩、口舌麻木、心慌气短和视力模糊等情况立即通知医务人员。

3. 患者出现恶心呕吐、疼痛等并发症要及时告知，对症处理。

第三章　麻醉恢复期专科护理常规

第一节　神经外科手术麻醉恢复期护理常规

脑是维持生命和意识的重要器官，也是神经外科的原发疾病、外科手术和全身麻醉的共同作用靶点。神经外科常见的手术有：颅内硬膜外血肿引流术、侧脑室分流术、大脑半球胶质瘤切除术、癫痫病灶切除术、颅底肿瘤切除术、脑脊膜膨出术、三叉神经感觉后根切断术及马尾神经吻合术等。

【手术特点】

由于疾病本身及术中操作有可能影响呼吸和心血管中枢功能；术中特殊体位（如坐位）、术中过度脱水，会影响颅内压、水电解质平衡、麻醉苏醒、心血管和呼吸系统功能等；另外，由于术野表面有颅骨覆盖，不易于观察出血情况，而且随出血量增多或肿胀程度加重，颅内压将增高、脑血流量下降，继而压迫生命中枢，甚至导致脑疝形成。

【常规护理】

1. 执行PACU的一般护理常规。

2. 专科病情观察：观察患者意识、瞳孔及呼吸等的变化。

（1）评估患者意识状态

1）传统分法：分为清醒、模糊、浅昏迷、昏迷和深昏迷（表3-1-1）。

表3-1-1　意识状态的分级

意识状态	语言交流	痛刺激反应	生理反应	大小便自理情况	能否配合检查
清　醒	灵　敏	灵　敏	正　常	能	能
模　糊	迟　钝	不灵敏	正　常	有时不能	尚　能
浅昏迷	无	迟　钝	正　常	不　能	不　能

续表

意识状态	语言交流	痛刺激反应	生理反应	大小便自理情况	能否配合检查
昏　迷	无	无防御	减　弱	不　能	不　能
深昏迷	无	无	无	不　能	不　能

（2）瞳孔：瞳孔的变化对判断病变部位具有重要的意义。

传导路径上的任何一处损害均可引起瞳孔对光反射消失和瞳孔散大。瞳孔散大见于动眼神经麻痹、颞叶沟回疝、视神经病变或阿托品类药物中毒；瞳孔缩小见于颈上交感神经径路损害，如脑桥出血、脑室出血压迫脑干等。颅内压增高患者出现患侧瞳孔先小后大，对光反射迟钝或消失，需警惕小脑幕切迹疝的发生。

（3）呼吸：观察患者呼吸幅度、频率和节律（表3-1-2）。正常呼吸双侧胸廓运动对称，节律匀齐，深度适中，频率12～20次/min。

表3-1-2　不同呼吸模式的表现和定位

呼吸模式	损害水平	瞳　孔	反射性眼球运动	疼痛反应
潮式呼吸	间　脑	小，对光反应（+）	头眼反射存在	伸展过度
神经源性过度呼吸	中脑被盖部	不规则，对光反应（+－）	患侧头眼反射消失	去皮质强直
长吸气呼吸	中脑下部和脑桥上部	针尖大小，对光反应（+－）	患侧头眼反射消失	去脑强直
丛集式呼吸	脑桥下部	针尖大小，对光反应（+－）	眼前庭反射消失	去脑强直
共济失调性呼吸	延髓上部	针尖大小，对光反应（+－）	眼前庭反射消失	弛缓或下肢屈曲

3. 体位：麻醉未清醒前，患者取平卧位；意识清醒、血压平稳后，采用头高位，抬高床头15°～30°，以利于颅内静脉回流，降低颅内压。

4. 保持呼吸道通畅：及时清理气管及口腔内分泌物，观察患者呼吸幅度和频率，注意有无呼吸困难、发绀和痰鸣音等情况。

5. 术后严密观察伤口渗血、渗液情况，若过多及时通知医师，更换外层敷料，并检查伤口有无裂开。椎管内脊髓手术患者，术后伤口剧烈疼痛，警惕术后出血。

6.引流管护理

（1）各引流管妥善固定：硬膜外引流管和引流袋与头颅平齐（图3-1-1）；创腔引流管和引流袋（图3-1-2）放置于头部创腔一侧，以保持创腔内一定的液体压力；脑室引流管和引流袋入口处高于侧脑室10～15 cm。

（2）观察并记录引流液的量、颜色和性质。

（3）保持引流管通畅：引流管勿受压、扭曲和折叠，进行翻身等护理操作时，防止引流管牵拉。若为脑室引流，缓慢持续引流脑脊液；引流管无脑脊液流出时，查明原因，不可强行冲洗，否则可能导致脑血栓和感染的发生。

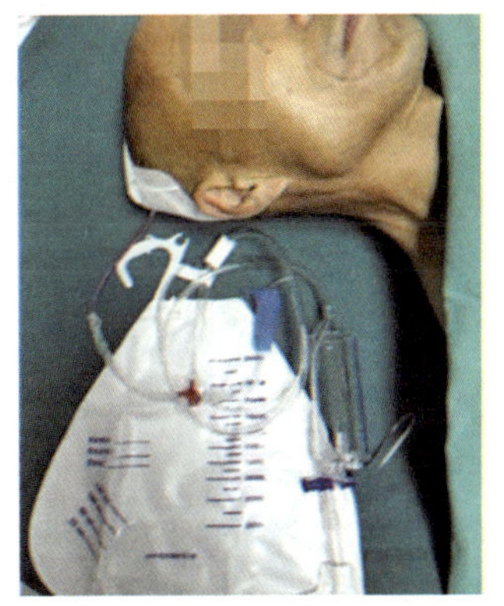

图3-1-1　硬膜外引流管

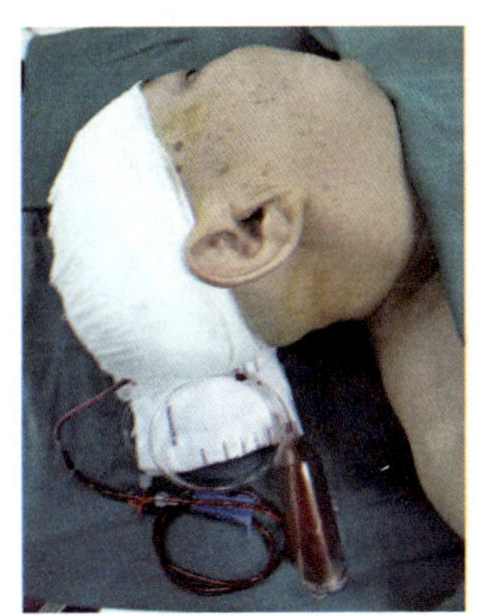

图3-1-2　创腔引流管

【主要并发症的治疗与护理】

1.颅内压增高

（1）原因：颅腔内容物的体积或量变大。

（2）表现：头痛、呕吐及视盘水肿等。

（3）护理：适当控制输液量和输液速度，遵医嘱使用脱水剂和激素，维持水、电解质平衡，观察患者生命体征、肢体活动状况，监测颅内压变化，及时处理咳嗽、躁动等可使颅内压升高的因素，避免诱发脑疝。

2.脑脊液漏

（1）原因：硬脑膜破损造成脑脊液外漏。

（2）表现：患者引流袋、鼻腔或耳部有清亮液体流出。

（3）护理：及时通知医师妥善处理。脑脊液耳漏或鼻漏患者取平卧或患侧卧位，避免咳嗽、屏气，枕上垫无菌治疗巾，定时观察有无浸湿，并在敷料上标记浸湿范围，估计脑脊液漏出量。

3. 颅内出血：是术后最危险的并发症。

（1）原因：主要是术中止血不彻底或电凝止血痂脱落；患者呼吸道梗阻、二氧化碳潴留、躁动不安或用力挣扎等引起颅内压骤然增高也可造成术后出血。

（2）表现：患者先有意识改变，表现为意识清楚后又逐渐嗜睡、反应迟钝，甚至昏迷。大脑半球术后出血常有幕上血肿表现，或出现颞叶钩回疝征象；颅后窝术后出血具有幕下血肿的特点，常有呼吸抑制甚至枕骨大孔疝的表现；脑室内出血可有高热、抽搐、昏迷及生命体征紊乱的表现。

（3）护理：术后严密观察患者，躁动不安者禁忌强制约束，避免其颅内压增高；一旦发现患者有颅内出血征象，及时通知医师，配合处理。

【健康指导】

1. 告知患者手术结束，避免剧烈咳嗽导致颅内压增高。

2. 告知患者引流管的重要性，勿牵拉、改变放置位置。

3. 术后卧床易形成静脉栓塞，指导患者适当做踝泵运动，防止静脉血栓。

4. 积极与患者进行沟通交流，对患者的不安与焦虑表示理解，使患者保持良好的心态，消除顾虑，放松心情，减少恐惧焦虑情绪，增强对术后恢复的信心。

第二节　耳鼻喉、口腔颌面部手术麻醉恢复期护理常规

耳鼻喉科手术种类繁多，涉及耳、鼻、咽、喉、气管和颈部。常见手术有：耳前瘘管切除术、鼓室探查术、鼻中隔矫正术、声带息肉切除术、鼻腔镜下低温等离子扁桃体腺样体切除术及腭咽成型术等；口腔颌面部常见手术有唇腭裂畸形整复、腮腺切除术、口内及颌面部肿物切除术等。

【手术特点】

耳鼻喉、口腔颌面部手术（图3-2-1、图3-2-2）中，麻醉医师与外科医师常常共用气道，该类疾病患者困难气道发生率高，因此手术要求精细，术野小，要求“无血”。由于病变累及上呼吸道，术前就存在通气困难，同时由于手术操作造成气管黏膜损伤、气道水肿和出血等会加重通气困难。

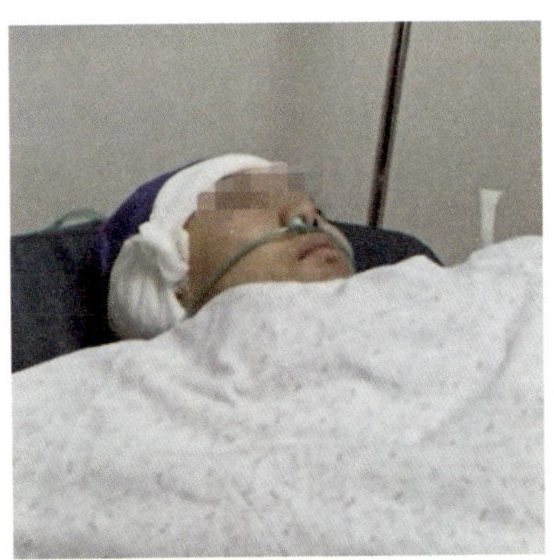

图3-2-1 耳部术后患者

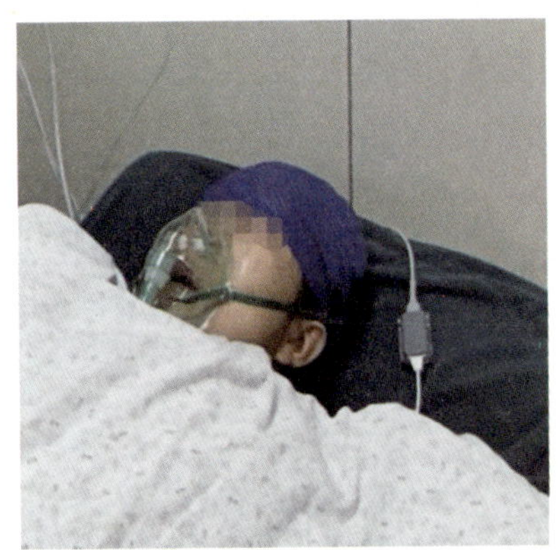

图3-2-2 鼻部术后患者

【护理常规】

1. 执行PACU一般护理常规。

2. 密切观察患者呼吸及血氧饱和度（SpO_2），保持呼吸道通畅。患者取半卧位或侧卧位，若其熟睡打鼾时，及时将其唤醒，以免舌后坠引起SpO_2下降。

3. 观察伤口渗血情况，出血较多时通知医生及时处理，遵医嘱给予止血药物。

4. 及时擦拭口、鼻腔分泌物，嘱患者口腔内有异物及时吐出，以免造成误吸。

5. 若患者出现恶心呕吐，头偏向一侧，应及时清除呕吐物，避免污染伤口敷料，并在头颈部放置治疗巾，保持治疗巾清洁干燥。

6. 常规备好口咽通气管、气管导管及气管切开包，必要时配合医师进行气管插管。

7. 观察患者颜面部皮肤情况，发现异常及时处理。

【主要并发症的治疗与护理】

1.呼吸道梗阻

（1）原因：出现舌后坠、气道分泌物阻塞及喉痉挛等情况。

（2）表现：呼吸困难，呼吸动作强烈，但无通气或通气量很低，伴有不同程度的SpO_2下降。

（3）护理：明确原因及部位，停止刺激性操作，清除呼吸道分泌物，保持气道通畅并吸氧，遵医嘱给药，必要时快速建立人工气道。

2.恶心呕吐

（1）原因：术后鼻部或口腔渗血返流至咽部和胃内对消化道产生刺激，术后移动患者、精神紧张以及使用阿片类药物等均可以引起术后恶心呕吐。

（2）护理：对症处理，吸氧，及时清除呕吐物保持呼吸道通畅，遵医嘱使用止吐药。

3.出血

（1）原因：手术部位血运丰富，术后伤口无法缝合，易发生术后出血。

（2）护理：观察患者生命体征、敷料有无渗血，若渗血较多时及时报告医师做相应处理。

【健康指导】

1.对于鼻腔堵塞清醒的患者指导其张口呼吸，保持呼吸道通畅。

2.嘱患者勿剧烈咳嗽，避免用力吐痰、打喷嚏，如有咳嗽、打喷嚏先兆时，请张口深呼吸或用舌尖顶住上腭，以防伤口张力增加引起出血，尤其对老年人和儿童极其重要。

3.鼻部术后患者鼻腔内填塞纱条可有轻度头痛、鼻部胀痛和溢泪等情况，告知患者这些都属于正常现象；但如有眼部疼痛、视力下降及眼球活动障碍等不适时应及时告诉医护人员。

4.术后患者口鼻腔分泌物呈血性，告知患者为正常现象，不必紧张恐惧。

5.耳部术后患者体位嘱其取患侧在上，勿压伤口。

6.积极与患者进行沟通交流，对患者的不安与焦虑表示理解，使患者保持良好心态、增强对术后恢复的信心。

第三节　颈部手术麻醉恢复期护理常规

颈部手术范围包括自颅底到锁骨上、颈椎之前这一解剖区域，该区域的手术涉及气道且毗邻结构复杂，因此，是耳鼻咽喉、头颈外科手术中持续时间较长、创伤较大的手术。常见的颈部手术有：甲状腺肿物切除术（图3-3-1）、甲状腺全切术、胸锁乳突肌切断术、喉部手术、颈部囊肿和瘘管切除术等。

【手术麻醉特点】

如果颈部病变对气道的影响不大，全身麻醉一般无特殊处理；如果病变对气道的影响较大，如巨大甲状腺癌压迫气管，术前已有明显的通气受累，应有周密的气道处理预案。

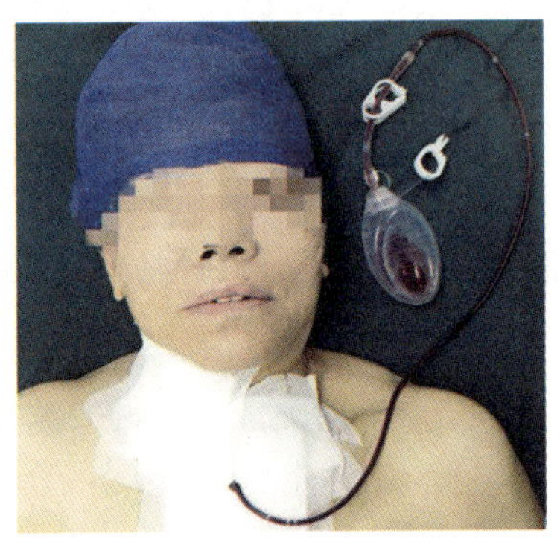

图3-3-1　甲状腺肿物切除术后患者

【护理常规】

1. 执行PACU一般护理常规。

2. 手术结束后，如患者能够听从指令、咽喉保护性反射恢复考虑拔除气管导管。

3. 保持呼吸道通畅，警惕颈部出血形成血肿压迫气管而引起呼吸不畅。鼓励和协助患者进行深呼吸和有效咳嗽。因切口疼痛而不敢或不愿意咳嗽排痰者，遵医嘱给予镇痛药。

4.观察手术切口有无渗血，保持引流管通畅，观察引流液的量、颜色和性质，并准确记录。

5.术后观察患者有无声音嘶哑、声音低顿及发音障碍等现象，若有异常，及时通知医师。

【主要并发症的治疗与护理】

1.呼吸困难和窒息：最危急的并发症。

（1）原因：①血肿压迫气管，多因手术时止血不完善；②喉头水肿，主要是手术创伤所致，也可因气管插管引起；③气管塌陷，气管壁长期受肿大甲状腺压迫发生软化，切除大部分甲状腺体后，软化的气管壁失去支撑的结果。

（2）表现：患者出现呼吸频率增快，呼吸费力，出现三凹征，甚至窒息死亡。

（3）护理：①对于血肿压迫所致呼吸困难，立即通知医师对症处理，必要时配合医师行气管切开；②轻度喉头水肿者无须治疗，严重者行气管切开。气管软化者一般不宜行气管切开。

2.喉返神经损伤：发生率约为0.5%。

（1）原因：多数为手术直接损伤，如神经被切断、结扎、挤压或牵拉等，少数为术后血肿压迫或瘢痕组织牵拉所致。

（2）表现：一侧喉返神经损伤可由健侧向患侧过度内收而代偿，但不能恢复原音色；双侧喉返神经损伤可导致失声或严重的呼吸困难，甚至窒息。

（3）护理：钳夹、牵拉或血肿压迫所致损伤多为暂时性，经理疗等治疗后，一般在3～6个月内可逐渐恢复；严重呼吸困难时立即气管切开。

【健康指导】

1.指导患者进行深呼吸和有效咳痰，保持呼吸道通畅。

2.告知患者术后有声音嘶哑、呛咳等症状需及时通知医生处理。

3.术后出现颈部憋胀、敷料渗血增加等情况，应立即告知医生处理。

第四节　骨科手术麻醉恢复期护理常规

骨科手术包括四肢、骨盆、脊柱部位的手术。创伤、肿瘤、畸形、感染、坏死等是常见的手术原因。骨科手术常见的有：四肢骨骨折切开复位内固定术、肩袖损伤修补术、颈前路椎体次全切除减压融合术（图3-4-1）、胸腰椎骨折切开复位内固定术、股骨病灶刮除植骨融合内固定术、骨肿瘤穿刺术、膝关节表面置换术（图3-4-2），尺神经松解术、断指再植术等。

【手术特点】

骨科手术可见与任何年龄，先天性疾患多见于小儿，骨关节病和骨折多见于老年人。手术涉及骨骼、肌肉及相关软组织，其中许多手术可在椎管内麻醉或神经阻滞下完成，部分手术必须在全身麻醉或复合麻醉下完成。术后要注意观察患肢感觉活动度、末梢血运，警惕脂肪栓塞、预防骨折脱位的发生。

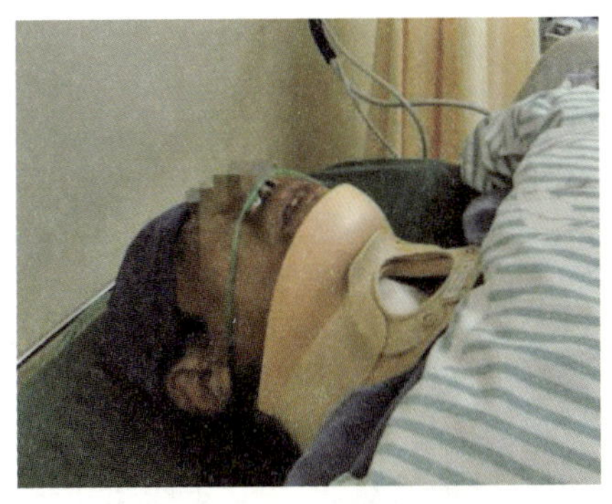

图3-4-1　一例颈椎术后患者

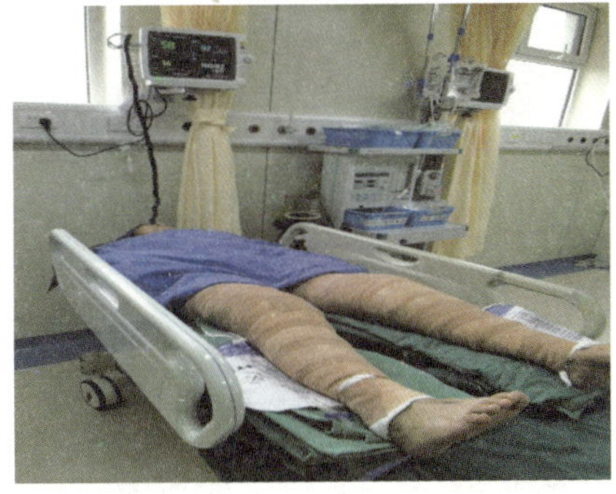

图3-4-2　一例双膝关节置换术后患者

【护理常规】

1. 执行PACU一般护理常规。

2. 体位：患者取合适体位。

（1）脊柱术后、腔静脉过滤器术后患者取平卧位（颈椎术后须带颈托），不要随意搬动患者或嘱患者不要随意翻身，注意肢体活动情况，有异常及时通知外科医师及麻醉医师。

（2）四肢手术后患肢可垫软枕给予抬高，高于心脏水平，促进静脉回流和减轻水肿，瘫痪肢体保持关节处于功能位。

（3）关节置换等手术注意患肢处于正确位置（肩关节置换术后患者患肢抬高屈肘90°，保持肩关节中立位，上臂置于软枕上，使用前臂吊带将患肢固定好；全髋关节及股骨头置换术后患肢保持外展30°中立位；膝关节置换术后患肢伸直位抬高15°～30°）。

3.病情观察

严密观察患者生命体征，患肢固定情况，患肢远端感觉、运动和末梢血液循环等；脊椎术后患者观察躯体、肢体感觉与活动度。若发现休克、脂肪栓塞综合征、骨筋膜室综合征、瘫痪平面上升、肢体麻木、肌力减弱或不能活动时，及时报告医师，采取相应处理措施。

4.患肢缺血护理

严密观察患者肢端有无剧痛，麻木、皮温降低、皮肤苍白或青紫、脉搏减弱或消失等血液灌注不足表现，一旦出现对因对症处理，如调整外固定松紧度等。若出现骨筋膜室综合征及时切开减压，严禁局部按摩或使患肢高于心脏水平，以免加重组织缺血和损伤。

5.根据术中体位注意易受压部位皮肤情况。

【常见并发症及护理】

1.脂肪栓塞

（1）原因：开放髓腔，脂肪滴进入血液循环会导致栓塞，以人工股骨头置换术最为突出，髓内钉手术发生率也较高。

（2）表现：进行性低氧血症、呼吸窘迫、意识障碍、皮肤粘膜出血点或瘀斑等。

（3）护理：呼吸支持、迅速采取抢救措施，密切观察病情变化，给予全身对症支持治疗。面罩高流量吸氧，保持呼吸道通畅，纠正低氧血症，必要时气管切开或气管插管。保护脑组织，减少耗氧量减轻脑水肿，及时纠正休克和电解质紊乱，保持液体出入量平衡，防止加重肺、脑循环。患肢制动，遵医嘱合理使用抗脂肪栓塞药物：激素、利尿剂、改善微循环等药物。注意加强心理护理，给予积极的心理安慰，恰当的解释病情，以减轻或消除患者的恐惧。

2.肺栓塞

（1）原因：栓子经过右心室进入肺动脉循环，造成肺动脉或其分支部分甚至全部阻塞，影响肺部血液流通和气体交换，从而引起肺循环障碍。

（2）表现：不明原因的呼吸困难及气促、胸痛、晕厥、烦躁不安、咯血、咳嗽等。

（3）护理：经鼻导管或面罩吸氧，保持呼吸道通畅，按需及时吸痰，防止阻塞气道；及时进行抗凝、溶栓等对症处理；保持室内安静，嘱患者勿随意乱动，为其解释清楚肺栓塞发生的原因与后果，以引起患者的重视，促使患者积极配合治疗与护理等。

3.神经、功能损伤，血肿压迫

（1）原因：手术误伤神经；伤口引流管不畅、手术切口止血不彻底形成血肿压迫神经等。

（2）表现：术后患者肢体活动障碍，未能完成指令性动作；手术部位肿胀明显等。

（3）护理：密切观察患者生命体征、手术部位有无渗血渗液的情况；保持引流管通畅，准确记录引流液的量、色、性质；密切观察患者四肢感觉运动，与患者沟通，嘱其完成指令性动作，尤其是脊柱术后患者，如发现异常及时通知医师，遵医嘱使用脱水药物等对症处理；指导患者进行功能锻炼等。

4.骨水泥植入综合征

（1）原因：骨水泥使用过程中对心血管系统的影响：组胺释放引起外周血管广泛扩张；抑制心肌作用；促使血小板聚合等。

（2）表现：低血压、心律失常、弥漫性肺微血管栓塞、休克，甚至心跳骤停、死亡等临床表现。

（3）护理：保证患者SpO_2，配合医师行气管插管或气管切开；一旦出现血流动力学改变，在加快输液速度和给氧的同时，遵医嘱使用血管活性药物；如出现心跳骤停立即行心肺复苏等。

【健康指导】

1. 指导患者正确体位，以免引起二次的脱位(全髋关节及股骨头置换术后患肢保持外展30° 中立位，双下肢之间垫软枕中单，防止内收；膝关节置换术后患肢伸直位抬高15° ~ 30°)。

2. 指导脊柱术后患者如何轴线翻身，颈椎手术后患者颈部围领制动。

3. 告知患者镇痛泵使用方法及注意事项。镇痛泵可以连续使用48 h，以2 ml/h匀速静脉输注，若疼痛剧烈时有效按压自控健，0.5 ml加速静脉输注，每15 min可按压一次。

4. 行人工关节置换术患者，可在其麻醉清醒后指导患者开展肌力训练，包括踝关节背伸和跖屈，以及股四头肌和髋部肌肉的收缩舒张运动。如行肩关节置换术后患者进行患侧手指及腕部屈伸运动，“张手握拳”练习最大力量下保持3 ~ 5 s，屈伸腕关节，以活动度不引起伤口明显疼痛为限。

5. 对于手术时间较长者，如病情允许，鼓励患者及早做踝泵运动，主动屈伸踝关节，大腿放松，缓慢用力地在没有疼痛或只有轻微疼痛的限度之内，尽最大角度地向下踩，然后勾脚尖，每次15 min，从而促进下肢血液循环和淋巴回流，减少下肢深静脉血栓形成。

第五节　胸外科手术麻醉恢复期护理常规

胸外科手术的部位涉及呼吸、循环和消化三大系统，包括心脏、胸内大血管、肺、食管、纵隔和胸壁等部位的手术，有时还需颈、胸、腹联合进行手术。胸外科常见手术有：肺叶或全肺切除术、肺大泡切除修补术、胸壁结核病灶切除术、纵隔手术和食管手术等。

【手术特点】

胸外科手术多需剖开一侧胸腔，采取侧卧体位，是在胸腔及纵隔内进行操作，对心脏、肺、大血管及自主神经干扰较大，潜在大出血、心搏骤停的风险；手术应激所致的全身炎性反应、单肺通气本身的非生理性，以及手术操作对肺的机械性损伤等均可导致术后肺损伤。

【护理常规】

1.执行PACU的一般护理常规。

2.严密监测患者生命体征变化，观察呼吸频率、幅度和方式，听诊呼吸音，遵医嘱给予氧疗，预防低氧血症的发生。

3.体位

（1）一般情况：患者未清醒前取平卧位，头偏向一侧，以免呕吐物、分泌物吸入导致窒息或并发吸入性肺炎；清醒且血压稳定患者可改为半卧位，以利于呼吸和引流。

（2）特殊情况：①一侧肺叶切除者，如呼吸功能尚可，可取健侧卧位，以利于手术侧残余肺组织的膨胀与扩张，如呼吸功能较差，则取平卧位，避免健侧肺受压而限制肺的通气功能；②全肺切除术者，避免过度侧卧，可取1/4患侧卧位，以预防纵隔移位和压迫健侧肺而致呼吸循环功能障碍等。

4.控制输液量和速度：防止心脏前负荷过重导致急性肺水肿。全肺切除术后控制钠盐输入量，速度宜慢，以20～30滴／min为宜，记录出入液量，维持液体平衡。

5.定时测量体温，注意保暖，防止低体温。

6.胸腔引流管的护理

（1）引流瓶低于胸壁引流口平面60～100 cm（图3-5-1）。

（2）保持引流管通畅，避免扭曲、受压或脱出，定期挤压，防止堵塞，每30～60 min挤压引流管一次，若引流液多应不间断的挤压，以免管口堵塞，观察引流液的量、颜色和性质并记录。

（3）引流不畅时，报告医师调整引流管的位置，配合医师进行膨肺、冲洗引流管或重新置管等处理。

（4）观察引流管内水柱高度，随患者呼吸浮动在4 cm左右，如水柱不动或波动高度异常，报告医师处理。

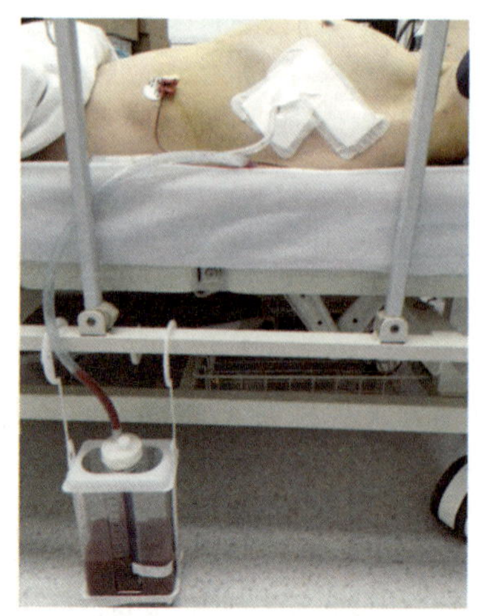

图3-5-1 胸腔引流瓶

7. 心包纵隔引流管的护理

保持引流管通畅，定期挤压；记录心包纵隔引流液的量、颜色和性质，若单位时间内突然引流量减少，且有中心静脉压升高、血压下降，提示心包引流不畅、心包压塞，立即通知医师并协助处理。

【主要并发症的治疗与护理】

1. 胸腔内出血

（1）原因：手术时胸膜粘连紧密、止血不彻底或血管结扎线脱落，胸腔内大量毛细血管充血及胸腔内负压等因素均可导致胸腔内出血。

（2）表现：当胸腔引流液量多（＞100 mL/h）、呈鲜红色或有血凝块，患者出现烦躁不安、血压下降、脉搏增快及尿少等血容量不足表现时，考虑有活动性出血。

（3）治疗与护理：密切观察患者的生命体征，定时检查伤口敷料及引流管周围的渗血情况，胸腔引流液的量、颜色和性质；一旦出现，立即通知医师，加快输血、补液速度，注意保温，遵医嘱给予止血药，保持胸腔引流管的通畅，确保胸腔内积血及时排出。必要时二次开胸止血。

2. 通气不足

（1）原因：胸部疾病本身影响呼吸；麻醉药物引起；胸科手术后影响患者的胸廓活动等。

（2）表现：清醒患者呼吸有窘迫感，呼吸浅而快，表现为鼻翼翕动、吸气时出现三凹征，口唇发绀，心率增快，PaO_2和SpO_2下降。

（3）治疗与护理：吸氧，保持呼吸道通畅，及时清除口鼻腔、呼吸道分泌物；术后可以翻身、拍背、咳嗽和雾化吸入；视病情允许可以抬高床头，利于膈肌运动，促进呼吸恢复。

3.心律失常

（1）原因：与缺氧、出血及水电解质酸碱失衡有关；手术因素、操作不当会导致医源性心律失常。术前合并糖尿病、心血管疾病者术后更易发生心律失常。

（2）治疗与护理：心电监护显示心律失常，立即报告医师，遵医嘱使用抗心律失常药物。及时纠正因留置导管引起的医源性心律失常。

4.疼痛

据文献报道，胸外科手术是术后疼痛评分最高的一类手术，术后镇痛是胸外科手术麻醉管理中不可或缺的重要组成部分。术后镇痛不仅可以改善呼吸功能，增加通气量，还有利于咳嗽、排痰，减少术后肺部并发症。

（1）原因：与手术切口、部位有关。

（2）治疗与护理：患者疼痛时先给予评估，通知医师，采用多模式全程充分镇痛；鼓励患者主动翻身、咳嗽，咳嗽时协助患者双手按压切口处以减轻疼痛。

【健康指导】

1.指导患者取半卧位，床头抬高，有利于患者呼吸、引流，若恶心呕吐将头偏向一侧，通知麻醉医师遵医嘱使用止吐药物。

2.告知患者手术已结束，鼓励患者咳嗽，做深呼吸，避免因切口疼痛而不敢咳嗽，导致肺不张或肺部感染。

3.告知患者引流管的重要性，勿牵拉、改变其放置位置。

4.手术后卧床易形成静脉栓塞，可指导患者做踝泵运动，防止静脉血栓。

5.告知患者有关镇痛泵的相关知识。镇痛泵可以连续使用48 h，以2 mL/h匀速静脉输注，若疼痛剧烈时，在≥15 min时可按压一次自控健（15 min为锁定时间，指该时间内PCA装置对患者再次给药的指令不做反应，防止患者在前一次给药完全起效之前再次给药，是PCA安全用药的重要环节），也可追加镇痛药物0.5 mL静脉输注。

6. 积极与患者进行沟通交流，对患者的不安与焦虑表示理解，使患者保持良好的心态，增强术后恢复的信心。

第六节　普外科手术麻醉恢复期护理常规

普外科手术涉及面相当广泛，包括以消化器官为主的胃、肠道、胆道、肝、脾、胰的各种有关的手术。常见手术有：腹股沟斜疝修补术、经内镜奥狄氏括约肌切开取石术、阑尾切除术、腹腔镜胆囊切除术、脾切除术、胃癌根治术及胰十二指肠切除术等。

【手术特点】

普外科手术中急腹症多见，病情危急，需要立即手术治疗，麻醉前往往无充分时间进行全面检查和做足够的准备工作，以控制感染、补充血容量和纠正水、电解质紊乱，治疗休克为主。

手术方式分为腹腔镜手术和开腹手术。腹腔镜手术是微创手术，切口小、出血少，但是需要有经验的医师操作，若操作不当易导致组织损伤、术后出血；但人工气腹的应用，对患者呼吸和循环生理功能有较大影响。开腹手术，直视操作，但是伤口大，出血多，疼痛较为严重。

【护理常规】

1. 执行PACU的一般护理常规。

2. 体位：患者术后一般取低半卧位；疝修补术后患者取平卧位，膝下垫一软枕，使髋关节微屈，以降低腹股沟区切口张力，有利于切口愈合和减轻疼痛。

3. 观察患者手术切口有无渗血、渗液，特别是肝部分切除等创伤较大的手术，应密切观察其生命体征变化，如有休克征象，立即通知医师处理。

4. 引流管护理

（1）妥善固定和放置各引流管，T管引流放置高度平卧时不得高于腋中线。

（2）保持引流通畅，防止引流管受压、扭曲、打折等，观察并记录引流液的量、颜色和性质。

5. 疝修补术后要防止患者腹内压增高，腹内压增高会导致疝内容物再次脱出，指导患者在咳嗽时用手掌按压伤口，以保护切口和减轻震动引起的切口疼痛。

【主要并发症的治疗与护理】

1. 出血

（1）原因：术后可发生切口出血、腹壁血肿；手术区域血管损伤等。

（2）表现：患者出现血压下降，引流液为血性液体，敷料有血性渗液，腹痛腹胀等；严重时出现失血性休克症状。

（3）护理：严密监测患者生命体征；观察伤口敷料渗出情况以及引流液的量、颜色和性质，警惕术后出血；遵医嘱使用止血药物等。

2. 皮下气肿

（1）原因：腹腔镜手术由于充气介质二氧化碳与组织接触面积较大，同时需要较高的充气压力以维持稳定的操作空间，导致气体从腹内进入皮下组织。

（2）表现：腹胀、皮下捻发音等。

（3）护理：皮下气肿者取半卧位，症状轻者生命体征无变化，二氧化碳可自行吸收；症状严重者及时报告医师，准备穿刺排气用物，向切口方向挤压排气，加速二氧化碳的排出。

【健康指导】

1. 告知患者引流管的重要性，勿牵拉，勿改变放置位置。

2. 疝修补术后患者告知其勿用力咳嗽、打喷嚏，以减轻腹腔压力，尤其是老人和儿童，减少哭闹、躁动，尽量安抚患者。

3. 告知患者勿随意揭开敷料或用手触碰伤口，如不小心污染敷料、触碰伤口，及时告知医护人员给予消毒伤口、更换敷料。

4. 术后卧床易形成静脉栓塞，指导患者适当做踝泵运动，防止静脉血栓。

第七节　泌尿外科手术麻醉恢复期护理常规

泌尿系统由肾脏、输尿管、膀胱和尿道等器官组成。泌尿外科常见手术有：腹膜后入路腹腔镜肾上腺切除术、腹腔镜肾上腺嗜铬细胞瘤切除术、经尿道钬激光前列腺剜除术、经尿道前列腺电切术、膀胱输尿管手术、外阴手术以及精索静脉曲张高位结扎术等。

【手术特点】

泌尿外科手术多数需特殊体位，如侧卧位（图3–7–1）、膀胱截石位（图3–7–2）等，对呼吸、循环影响较大。术前注意体位对外周神经的牵拉，对眼、耳、生殖器等重要器官的压迫，提前做好保护措施。术后患者留置尿管，常有尿道刺激、尿不尽等不适症状。膀胱冲洗者常有尿急、下腹憋胀感。肾部分或肾全部切除术后患者疼痛常比较明显，往往对镇痛药的需求比较大。

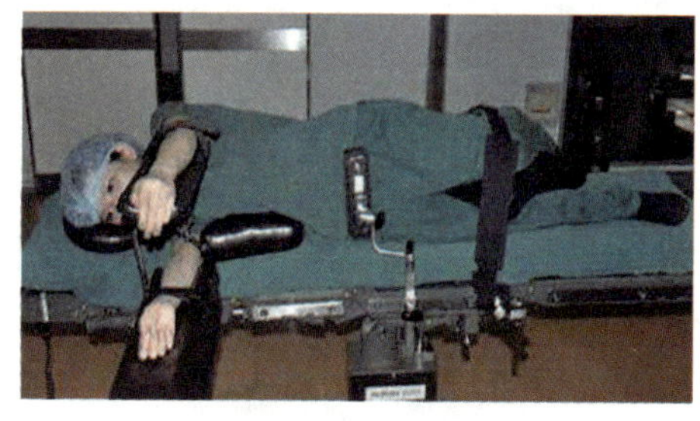

图3–7–1　侧卧位

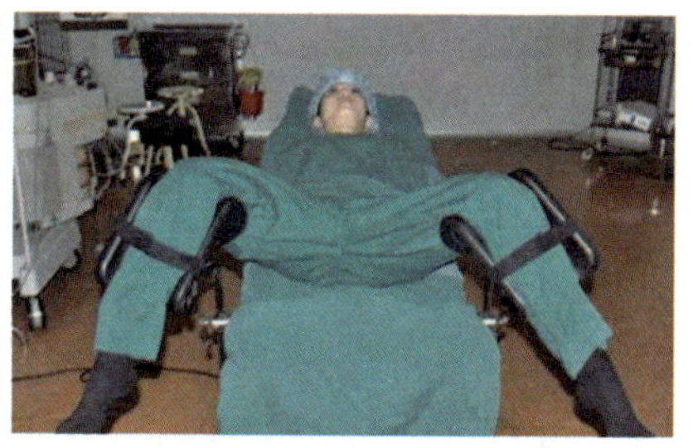

图3–7–2　膀胱截石位

【护理常规】

1.执行PACU一般护理常规。

2.膀胱冲洗（图3–7–3）的护理

（1）冲洗液温度：应该在25～30℃，预防膀胱痉挛的发生。

（2）冲洗速度：根据尿色而定，色深则快、色浅则慢。

（3）确保通畅：若血凝块堵塞管道致引流不畅，采取挤捏尿管、加快冲洗速度、施行高压冲洗、调整导管位置等方法；如无效，用注射器吸取无菌生理盐水进行反复抽吸冲洗，直至引流通畅。

（4）观察记录：准确记录尿量、冲洗量和排出量，尿量＝排出量－冲洗量，同时观察记录引流液的颜色和性质；术后均有肉眼可见血尿，随冲洗持续时间的延长，血尿颜色逐渐变浅，若尿液颜色逐渐加深，警惕有活动性出血，要及时通知医师处理。

3. 引流管的护理

（1）导尿管护理：妥善固定，放置于患者双腿间、膝关节以上。若为经尿道前列腺切除术后患者，其利用导尿管的水囊压迫前列腺窝与膀胱颈，起到局部压迫止血的目的，固定方法是取一粗细合适的无菌小纱布条缠绕导尿管并打一活结置于尿道外口，将纱布结向尿道口轻推，直至压迫尿道外口，注意松紧度合适；将导尿管牵拉并固定于大腿内侧，稍加牵引，以利于止血，防止因坐起或肢体活动致气囊移位，影响压迫止血效果。尿袋悬挂于患者转运车下方便观察处，注意及时倾倒。

（2）膀胱造瘘管护理：引流管和引流袋切记勿高于膀胱区；间断轻柔挤压引流管以促进沉淀物的排除；发现阻塞时及时处理。

4. 膀胱痉挛疼痛者，指导患者深呼吸，分散注意力，缓解其紧张焦虑的情绪；减少气囊或尿管囊内液体，必要时遵医嘱使用解痉药物。

5. 观察肾上腺危象表现，患者若出现呼吸急促、血压下降、冷汗、恶心呕吐及高热等情况及时通知医师。

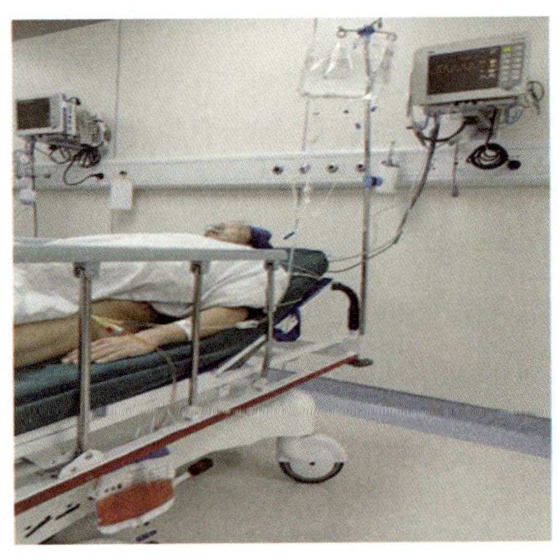

图3-7-3　术后膀胱冲洗患者

【并发症及护理】

1. 膀胱痉挛

（1）原因：前列腺切除术后逼尿肌不稳定、导管刺激或血块堵塞冲洗管等，可引起膀胱痉挛。

（2）表现：患者自觉尿道烧灼感、疼痛，强烈的便意或尿意不尽感，常伴有尿道血液或尿液渗出，引流液多为血性，持续膀胱冲洗液逆流。

（3）治疗与护理：及时安慰患者，缓解其紧张焦虑的情绪；保持膀胱冲洗液温度适宜；减少气囊或尿管囊内液体；保持尿管引流通畅；遵医嘱使用解痉镇痛药物等。

2. 稀释性低钠血症

（1）原因：是由于大量灌洗液吸收入血液循环，导致血容量过多及低钠血症，手术时间长、灌洗压力高是主要因素。

（2）临床表现：神志模糊或烦躁不安、视物模糊、心率增快、血压先高后低、脉搏细弱、呼吸急促、发绀及SpO_2下降等。

（3）治疗与护理：①立即面罩加压给氧或气管插管辅助呼吸；②使用3～5%高渗生理盐水；③静脉推注呋塞米注射液；④应用强心药维持心功能；⑤应用激素。经过以上处理，绝大多数患者可恢复正常，无后遗症。

【健康指导】

1. 患者排尿形态改变，常出现尿道刺激、尿不尽等不适症状，向其做好解释工作，鼓励患者学会放松，深呼吸，并分散患者的注意力。

2. 进行膀胱冲洗的患者，如有尿急、下腹憋胀感，告知其为留置尿管、膀胱造瘘管的正常感觉，可做深呼吸、放松腹肌以缓解不适。如症状严重，遵医嘱给予解痉、镇痛药物。

3. 告知患者引流管的重要性，勿牵拉、改变其放置位置。

4. 告知患者镇痛泵的使用方法及注意事项。

第八节　妇产科手术麻醉恢复期护理常规

妇科常见的手术有广泛子宫全切术、双侧附件切除术、卵巢肿瘤细胞减灭术、腹腔镜子宫肌瘤剔除术以及宫颈锥切术等。

【手术特点】

该类病患多数为中老年女性，常合并有全身疾病，其手术特殊体位（头低足高位、截石位）、特殊方式（腹腔镜、宫腔镜）对呼吸和血流动力学都有影响。

【常规护理】

1. 执行PACU的一般护理常规。

2. 体位管理：全麻未清醒患者取平卧位，可头偏向一侧至完全清醒；清醒后应常规头部垫枕，抬高床头15°～30°或取低半卧位，有利于呼吸，减少腹壁张力，便于引流。

3. 疼痛护理

（1）腹腔镜手术：腹腔镜手术后腹部切口会有轻微的疼痛，若患者疼痛剧烈，遵医嘱使用镇痛药。少数患者术后出现肩背部酸痛，是因为建立气腹时残留在腹腔内的二氧化碳排出不完全，二氧化碳聚集在膈肌下产生碳酸并刺激膈肌，导致术后肩背部疼痛。术后延长吸氧时间、按摩肩背疼痛部位可缓解症状。

（2）开腹手术：评估患者的疼痛程度，遵医嘱给予镇痛药物，也可采取非药物镇痛的方法，如深呼吸、放松训练。

4. 开腹手术后行腹带包扎或放置盐袋加压者，观察伤口有无渗血，保持伤口敷料干燥。

5. 宫腔镜术后患者观察阴道出血情况，如有异常及时通知医师。

6. 在PACU已发生恶心呕吐的患者，送返途中注意防止呕吐物误吸，保证安全。

【主要并发症的治疗与护理】

1. 出血：见本章第六节【主要并发症的治疗与护理】。

2. 皮下气肿：见本章第六节【主要并发症的治疗与护理】。

3. 稀释性低钠血症：见本章第七节【主要并发症的治疗与护理】。

【健康指导】

1. 若患者出现身体肌肉疼痛，可能是术中被动体位时间较长引起的，嘱患者在不影响病情的情况下自行活动。

2. 告知患者宫腔镜术后阴道少量出血属于正常现象，不必惊慌。

3. 告知患者引流管的重要性和腹带作用，勿牵拉、拆卸。

4. 术后卧床易形成静脉栓塞，指导患者适当做踝泵运动，防止静脉血栓。

5. 嘱患者恶心呕吐较严重时要及时告知医生处理。

第四章　并发症护理常规

第一节　苏醒延迟

【概述】

苏醒延迟（delayed recovery）是指停用麻醉药后30 min，患者意识未恢复，呼唤患者不能睁眼和握手，对痛觉刺激无明显反应，是全身麻醉后常见的并发症之一。

【原因】

1. 麻醉药物的绝对或相对过量：这是苏醒延迟最常见的原因。单位时间内过量、总量过大或多种麻醉药物相互作用使麻醉持续时间延长，低蛋白血症、肝肾功能不全者尤应注意。

2. 代谢性疾病：糖代谢紊乱和严重的水电解质紊乱，如低血糖、糖尿病酮性昏迷、高氯和低氯血症、低钾或低镁血症等。

3. 中枢神经系统损伤或功能障碍：可能由于大脑缺血缺氧、脑出血、脑栓塞或脑水肿等病理性损伤所致。

【预防】

1. 了解麻醉药物的药理特性，如起效时间、作用时间和半衰期等，合理使用肌松监测，降低因肌松药残余导致苏醒延迟。

2. 根据患者的情况、手术时间、药物作用特点和药物相互作用等合理调整麻醉停药时间。

3. 麻醉期间避免低氧血症。

4. 术中实施实时体温监测，通过保温毯、热风机或液体加温仪等设备维持体温。

5. 预防水、电解质紊乱的发生。

【护理】

1. 保证充分的通气（包括机械性通气），纠正血容量不足，保持水、电解质平衡。

2. 及时必要的实验室检查：血糖，酮体，血清K^+、Na^+、Cl^-水平，以及动脉血气分析等。若有异常，进行纠正。

3. 麻醉药物作用时间长或用药量较多者，遵医嘱使用相应的拮抗药物，支持对症治疗，保证充分通气、循环稳定，随着药物消除，患者会逐渐完全苏醒。

4. 提高环境温度，加强保温措施。

5. 气管导管护理：气管导管未拔除者，要防止导管堵塞、脱落或打折受压；气管导管拔除者，注意保持呼吸道通畅，给予氧气吸入。准备气管插管物品，防止拔管后再次插管。

第二节　呼吸道梗阻

【概述】

上呼吸道和下呼吸道的任何部分因各种原因出现阻塞，造成呼吸气流中断时，即称为呼吸道梗阻（respiratory obstruction）。由于术后麻醉药及肌松药残余作用，保护性反射尚未完全恢复，患者易发生呼吸道梗阻，引起缺氧和二氧化碳蓄积，如不能及时处理，患者往往迅速出现窒息和缺氧，从而危及生命。

【原因】

1. 舌后坠：是麻醉期间最常见的上呼吸道阻塞。由于镇静药、镇痛药、全麻药以及肌松药的应用，使下颌骨及舌肌松弛，患者仰卧时由于重力作用，舌体坠向咽部阻塞呼吸道（图4-2-1）。常见于肥胖、舌大、颈短、鼾症和患有呼吸睡眠暂停综合征的手术患者。

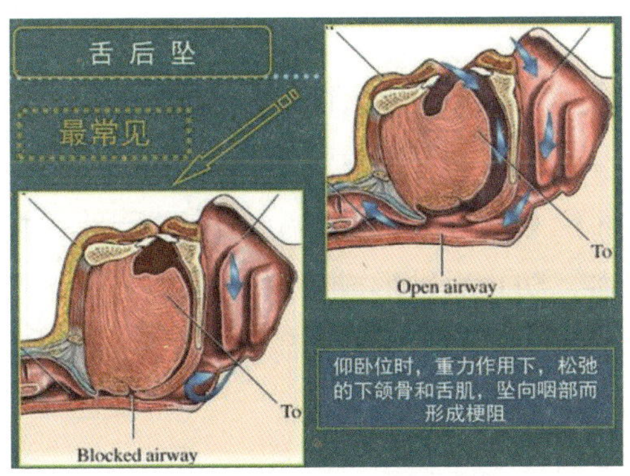

图4-2-1　正常舌体位置及舌体阻塞呼吸道（矢状面）

2. 喉痉挛（larngospasm）：是由于喉部迷走神经张力增高，引起喉内肌群强烈收缩，导致声带反射性关闭所致的急性上呼吸道梗阻。围手术期喉痉挛的好发时间往往在全麻诱导气管插管或苏醒期拔管后的即刻，其中以拔管后的喉痉挛更为多见。

3. 气道分泌物阻塞：反复气管插管的患者可引起分泌物增多，口腔分泌物聚集于咽喉部使气道阻塞。

4. 支气管痉挛（bornchospasm）：气道高反应性的高危人群、长期吸烟者、有哮喘和支气管痉挛史的患者发生率较高。气管内插管等机械刺激是诱发围术期支气管痉挛的最重要的因素。

5. 手术原因：咽喉部手术、头颈部肿瘤广泛切除术或甲状腺及甲状旁腺手术后，手术部位出血形成血肿压迫气管；口腔、咽喉部手术后创面渗血，局部黏膜充血水肿；甲状腺手术中损伤喉返神经者容易发生气道阻塞。

【临床表现】

上呼吸道阻塞，胸部和腹部呼吸运动反常，不同程度的吸气性喘鸣，呼吸音低或无呼吸音，严重者出现胸骨上窝和锁骨上窝下陷，以及肋间隙内陷的三凹征。患者呼吸困难，呼吸动作强烈，但无通气或通气量很低，伴有不同程度的SpO_2下降。

【预防与护理】

（一）预防

1. 术后未完全清醒的患者头偏向一侧，及时清除口腔、鼻腔分泌物、血液及渗出物。

2.对气道高反应或有哮喘病史的患者，避免反复进行气管插管，吸痰、拔管应动作轻柔。

3.口腔、咽喉部位手术者，做好术中止血。颈部手术患者，注意术后引流量和手术切口渗血，防止血肿形成压迫气管。

4.对于肥胖、颈短和睡眠呼吸暂停综合征的患者，进入恢复室后密切观察意识、呼吸和血氧饱和度等。

5.麻醉恢复室常规准备麻醉和急救物品、药品，以便紧急情况下行气管插管术和气管切开术。

（二）护理

1.舌后坠：清除口腔分泌物后，将患者头向后仰，托起下颌，置入口咽（鼻咽）通气管（图4-2-2），口咽通气道外口覆盖湿盐水纱布，可湿化气道，防止吸入粉尘。症状不能缓解者，插入气管导管或喉罩。

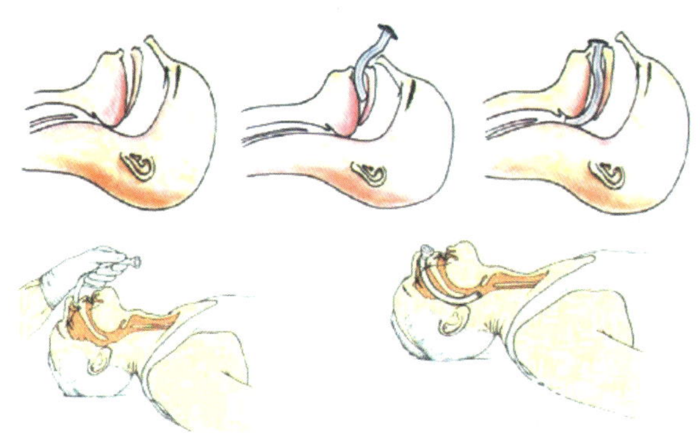

图4-2-2　置入口咽通气管与鼻炎通气管

2.喉痉挛：停止一切刺激性操作，清除口腔分泌物及放置物，托起下颌，面罩加压给氧，麻醉机手控辅助呼吸，遵医嘱给予氨茶碱、地塞米松等药物，如重度喉痉挛致上呼吸道完全梗阻，快速建立人工气道。

3.气道分泌物阻塞：清醒患者，头偏向一侧，鼓励患者自行咳出或吐出痰液、血液；意识不清或咳出困难者，要及时使用吸引器吸出分泌物，保持气道通畅，并给予足够的氧气吸入。

4.支气管痉挛：及时查找原因，停止一切刺激，清除口腔分泌物，托下颌、面罩加压给氧，遵医嘱给解痉类、激素类药物，必要时建立人工气道。

5. 手术原因：口腔、咽喉部手术后密切观察，及时清除积血和分泌物；颈部手术后如出现血肿，及时通知医生，对症处理，必要时紧急气管插管。

第三节　术后低氧血症

【概述】

术后低氧血症（postoperative hypoxemia）指患者在一个大气压下呼吸空气时，动脉血氧分压（PaO_2）低于60 mmHg。

【原因】

1. 麻醉因素：镇静、镇痛药物可引起呼吸抑制。
2. 患者因素：高龄、有长期吸烟史、肥胖及伴有阻塞性睡眠呼吸暂停综合征、呼吸功能障碍以及心功能障碍的患者术后易导致低氧血症。
3. 手术因素：伤口疼痛、伤口包扎过紧、术后镇痛药物过量及气道梗阻等易导致低氧血症的发生。

【预防与护理】

（一）预防

1. 保持呼吸道通畅，托下颌法、抬颏法、抬颈法以及器械辅助，使用口咽或鼻咽通气管、气管插管及气管切开。
2. 如达到拔管条件，协助麻醉医师清除呼吸道及口腔内分泌物，避免误吸，拔出气管导管。若不符合拔管条件遵医嘱根据置管时间给予麻醉药物，继续呼吸机辅助通气，防止意外拔管。
3. 及时清除呼吸道分泌物，保持呼吸道通畅。
4. 控制麻醉深度，减轻手术体位的影响。
5. 术前吸氧增加氧储备，吸烟者戒烟2周。

（二）护理

1. 吸氧SpO_2正常值≥95%，90%～94%为失饱和状态，SpO_2≤92%为低氧血症，必须进行氧疗，吸氧浓度一般为40%～60%，严重和持续低氧血症可吸入100%纯氧。术后常规吸氧可明显降低通气不足或通气/血流比例失调所致的低氧血症的发生频率和严重程度。

2. 视病情情况抬高床头，利于膈肌运动，促进呼吸恢复。

3. 做好术后镇痛，术后完善的镇痛可消除因疼痛所致的低氧血症的发生。

4. 必要时做动脉血气分析。

第四节 高碳酸血症

【概述】

由于各种原因导致二氧化碳蓄积使二氧化碳分压（$PaCO_2$）大于5.87 kPa（45 mmHg）为高碳酸血症（hypercapnia）。

【原因】

1. 通气不足 ①中枢性呼吸抑制：麻醉药、麻醉性镇痛药均可抑制呼吸中枢，降低呼吸中枢对二氧化碳的敏感性，使肺分钟通气量降低；②外周性呼吸抑制：使用肌松药是外周性呼吸抑制的常见原因。

2. 体内二氧化碳过多 来自外源性二氧化碳（腹腔镜手术吸收入血的二氧化碳），缺血再灌注和高代谢状态（高热）。

【临床表现】

出汗、心率加快、血压轻度升高、呼吸幅度增大、呼吸频率增加，甚至出现嗜睡、昏迷或躁动、抽搐等。

【预防与护理】

（一）预防

1. 腹腔镜手术呼吸管理的重点是加大分钟通气量，增加二氧化碳排出，严密监测循环、呼吸及动脉血气分析等指标。

2. 检查钠石灰的效能，及时更换。

3. 对肥胖、老年和有呼吸系统疾病的患者，术后密切观察有无二氧化碳潴留。

（二）护理

1. 保持呼吸道通畅，及时清除呼吸道分泌物，托下颌或放置口咽（鼻咽）通气管。

2. 严密观察患者生命体征、SpO_2及动脉血气分析值的变化，积极配合医生纠正酸碱平衡失调，加速酸性物质的排出。

第五节　术后恶心呕吐

【概述】

恶心（nausea）是一种想吐或即将呕吐的感觉体验，并伴有迷走神经兴奋的症状，常为呕吐的前奏。呕吐（vomiting）是将胃内容物从口腔强力驱出的动作。恶心呕吐是一种神经反射活动。在全部住院患者中术后恶心呕吐（postoperative nausea and vomiting）的发生率为20%~30%，门诊手术患者约为30%。

呕吐中枢位于第四脑室腹侧面极后区化学触发带和孤束核上方，分为神经反射中枢和化学感受器触发带。神经反射中枢接受皮层（视觉、嗅觉、味觉）、咽喉、胃肠道和内耳前庭迷路、冠状动脉及化学触发带的传入刺激。化学触发带包括$5\text{-}HT_3$受体、$5\text{-}HT_4$受体、阿片受体、胆碱能受体、大麻受体及多巴胺受体等多种与恶心呕吐相关的部位。恶心呕吐的传出神经包括迷走神经、交感神经和膈神经。神经反射中枢接受刺激广泛，化学触发带受体众多，导致术后恶心呕吐治疗效果不理想。

【原因】

1. 麻醉因素：阿片类镇痛药物均可引起术后恶心呕吐，麻醉和手术时间越长，麻醉药物使用越多，恶心呕吐发生率越高。

2. 患者因素：女性发生率大大高于男性；有晕动病史，恶心、呕吐的发病率较高；肥胖者高于消瘦者；成年人高于老人。

3. 手术因素：手术时间过长和腹腔镜手术、胃肠道手术、妇产科手术发生率高。

【预防与护理】

（一）预防

1. 强调术前禁饮食。

2. 术前应识别发生恶心呕吐的中危到高危患者，对中危以上患者给予有效的预防，减轻患者痛苦。

3. 尽可能降低恶心呕吐的危险因素和触发因素，如术前纠正脱水和电解质失常，禁饮食，减少咽部刺激等。

4. 对高危患者选用适当的麻醉药物，平稳诱导，充分给氧。

5. 在术前及手术结束后适当选择止吐药和减少胃酸分泌的药物。

（二）护理

1. 心理护理：主要是针对患者出现恶心呕吐症状的原因进行综合分析，使患者正确认识，消除其不良情绪。

2. 在手术及病情许可的情况下给患者取头高位或侧卧位。

3. 密切观察病情变化，给予充分的氧气吸入，防止缺氧和二氧化碳蓄积。

4. 如患者出现恶心呕吐，头偏向一侧，及时清除呕吐物防止误吸，并及时将头颈部放置治疗巾，避免对颈部切口造成感染，保持治疗巾清洁干燥。

5. 遵医嘱给予抗呕吐药，观察效果并记录。

第六节　返流误吸

【概述】

返流误吸（regurgitation aspiration）指由于患者贲门松弛或胃内压力过高等原因，胃内容物逆流到咽喉，而咽部反射迟钝或消失，使胃内容物进入气道，造成气道阻塞或吸入性肺炎。

【原因】

1. 术后胃肠功能紊乱使用阿片类镇痛药和对胃肠道有刺激的药物诱发呕吐。

2. 患者口咽部或胃部有大量出血，胃食管反流或衰竭的患者易于发生误吸。

3. 胃排空时间延缓，如孕妇术前常处在“饱食”状态，加之焦虑、失眠和疼痛使胃排空时间显著延缓；增大的子宫使腹内压和胃内压增高，也易发生误吸。

【临床表现】

1. 出现急性呼吸道梗阻现象，呼吸困难，呼气较吸气明显，迅速出现窒息，呈现缺氧发绀，同时血压骤升、脉搏细速。

2. 在误吸后2～4 h出现“哮喘样综合征（mendelson综合征）”，指误吸pH≤2.5的高酸性胃内容物所造成的急性吸入性肺水肿，表现为发绀、心动过速、支气管痉挛、呼吸困难，在受累的肺野可听到哮鸣音或啰音。

3. 吸入性肺不张　吸入物堵塞及支气管分泌物增多，导致支气管阻塞，出现急性肺不张。

4. 吸入性肺炎　气道梗阻和肺不张导致肺内感染。

【预防、治疗与护理】

1. 预防

（1）强调术前禁饮食。

（2）对急诊手术患者应留置胃管，并检查胃肠减压吸引效果。

（3）麻醉诱导时避免应用使副交感神经张力增高的药物，对饱胃者应采用清醒气管插管。

（4）昏迷患者可采取头低位及侧卧位，尽早留置胃管，必要时作气管插管或气管切开。

（5）面罩密闭正压通气时避免气体进入胃内。

2. 治疗与护理

（1）保持呼吸道通畅：大量异物吸入后，应立即使患者处于头低足高位，迅速吸引口咽、鼻腔异物。

（2）给予纯氧吸入，严密监护生命体征。

（3）缺氧严重或面罩吸氧不合作时，立即实施气管插管，持续正压通气。

（4）支气管冲洗：吸除支气管内异物后，尽快用生理盐水5～10 mL注入气管内，边注入边吸引，反复冲洗，直至冲洗液转为清澈。

（5）循环支持：保持水、电解质平衡，纠正酸中毒，加强呼吸循环监测。

（6）遵医嘱给予抗生素，做到早期、足量，预防肺部感染。

第七节　低体温

【概念】

当中心温度低于36℃，即称为体温降低或低体温（hypothermia），是麻醉和手术中常见的体温失调。

【原因】

1. 外界因素：①手术室环境温度低、手术时间长使患者散热增加；②大量输入冷藏血制品或常温液体、手术创面用大量灌洗液冲洗，体温下降明显；③全身麻醉药有抑制体温调节中枢的作用，此种情况如使用肌松剂，使体热产生减少，致使体温降低等。

2. 自身因素：低龄、高龄和消瘦患者容易发生低体温。

【低体温的影响】

1. 麻醉药物和辅助药物作用时间延长，易出现苏醒延迟。

2. 出血时间延长：低体温可使一些凝血物质活性降低，使血小板滞留于肝脏。

3. 血液黏稠度增高，影响组织灌流。

4. 可能出现寒战，使组织耗氧量明显增多。

【预防与护理】

（一）预防

术前及术中做好保暖措施，大手术或时间长的手术，术中可采用腔内体温探头（图4-7-1）及时监测体温，及早发现。

（二）护理

1. 密切观察患者生命体征，评估患者意识状态。

2. 观察手术切口有无出血。

3. 积极复温

（1）适当调高外部环境温度，室内温度保持在20～24℃（图4–7–2），给患者使用加温设备（保温毯、袜或头部覆盖物）或加盖棉被，减少患者身体暴露，以避免患者体温继续下降。采取措施后随时询问患者感觉，观察低温的症状和体征（颤抖、竖毛、四肢冰冷）。

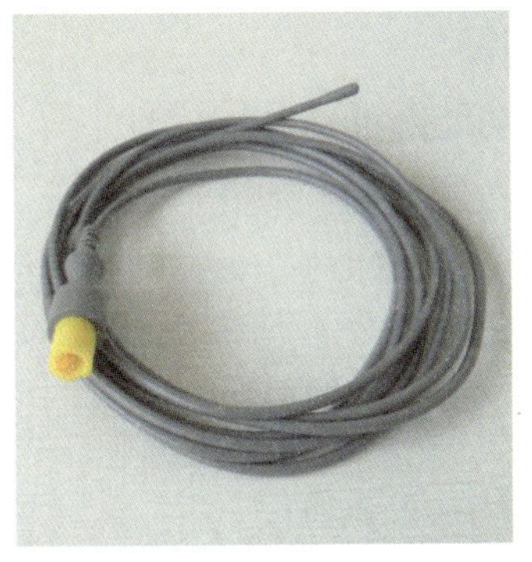

图4–7–1　体温监测探头

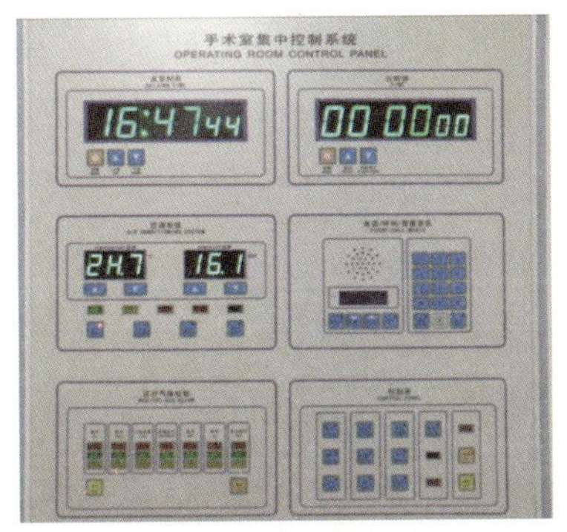

图4–7–2　手术室集中控制系统面板

（2）患者输液时运用加温装置，对液体进行加温。

（3）患者出现寒战，遵医嘱使用药物。

第八节　术后急性疼痛

【概述】

疼痛（pain）是指由体外或体内的伤害性或潜在伤害性刺激所产生的主观体验，并伴随躯体运动反应、自主神经反应和情绪反应等，是一种不愉快的感觉和情感体验。术后急性疼痛（acute post operative pain）是指术后产生且持续时间较短的疼痛。

【原因】

1. 麻醉药的药效作用消失导致疼痛。

2. 手术部位影响疼痛程度：胸外科手术术后疼痛最明显，上腹部手术次之，下腹部手术疼痛较轻。

3. 年龄导致不同程度的疼痛：低龄和高龄患者疼痛程度较轻。

4. 其他方面导致疼痛：改变体位、咳嗽等会诱发疼痛或加重疼痛。

【术后疼痛对机体的影响】

1. 对心血管系统的影响：疼痛可使血压升高、心率加快，甚至心律失常，心肌耗氧量增加，心肌缺血，心绞痛发作。

2. 对呼吸系统的影响：疼痛可引起通气功能降低，肺顺应性下降，限制咳嗽功能，容易发生肺部感染和肺不张，导致缺氧和二氧化碳蓄积。

3. 对胃肠道和泌尿系统的影响：疼痛使患者出现恶心呕吐，排尿困难，导致尿潴留的发生。

4. 其他：疼痛使血糖增高，血小板黏附能力增强，纤溶系统活性下降，机体处于高凝状态，在术后制动的患者极易发生静脉血栓。

【评估】

1. 世界卫生组织（WHO）将疼痛等级分为：

0度：不痛；

Ⅰ度：轻度痛，为间歇痛，可不用药；

Ⅱ度：中度痛，为持续痛，影响休息，需用止痛药；

Ⅲ度：重度痛，为持续痛，不用药不能缓解疼痛；

Ⅳ度：严重痛，为持续剧痛伴血压、脉搏等变化。

2. 视觉模拟评分法（VAS）

VAS是最常用的临床疼痛评估法，具有简单、结果便于统计学处理等优点。使用VAS时，需要一个10 cm长的尺（图4-8-1），一端代表无痛（VAS 0），另一端代表不能忍受的疼痛（VAS 10），让患者在0～10之间能代表感受到的疼痛强度的位置做一标记，疼痛评估医师测量出标记处到0点之间距离的读数即为该患者的VAS评分。

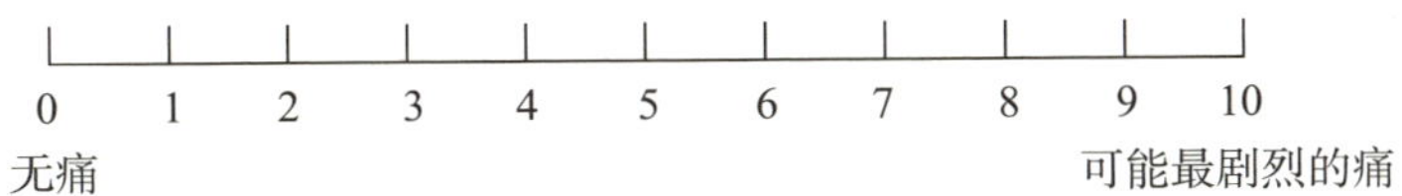

图4-8-1 视觉模拟评分（VAS）

3. 面部表情评分法（FPS）

它是在模拟评分方法的基础上发展起来的，较为客观并且方便（图4-8-2）。

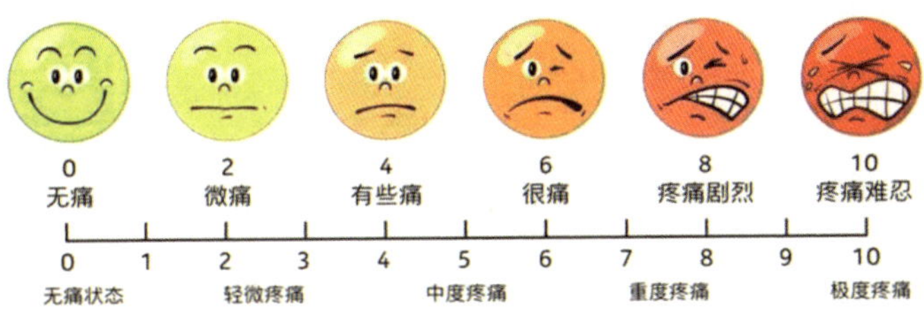

图4-8-2 面部表情评估量表

4. 数字评分法（NRS）

采用0～10之间的数字表示疼痛强度的方法，其中“0”表示“无痛”，“10”表示“剧痛”，让患者选出一个最能代表疼痛程度的数字（表4-8-1）。

表4-8-1 疼痛等级临床表现

<table>
<tr><th>疼痛等级</th><th>评 分</th><th colspan="2">临床表现</th></tr>
<tr><td>无 痛</td><td>0分</td><td colspan="2">无 痛</td></tr>
<tr><td rowspan="3">轻度疼痛（不影响睡眠）</td><td rowspan="3">1～3分</td><td rowspan="3">安静平卧时不痛，翻身、咳嗽、深呼吸时疼痛</td><td>1分：安静平卧不痛，深呼吸、咳嗽不疼，翻身时疼痛</td></tr>
<tr><td>2分：安静平卧不痛，深呼吸不痛，咳嗽疼痛</td></tr>
<tr><td>3分：安静平卧不痛，深呼吸、咳嗽疼痛</td></tr>
<tr><td rowspan="3">中度疼痛（入眠浅）</td><td rowspan="3">4～6分</td><td rowspan="3">安静平卧时疼痛，影响睡眠</td><td>4分：安静平卧时间隙疼痛</td></tr>
<tr><td>5分：安静平卧时持续疼痛</td></tr>
<tr><td>6分：静卧时疼痛较重</td></tr>
<tr><td rowspan="4">重度疼痛（睡眠严重受扰）</td><td rowspan="4">7～10分</td><td rowspan="4">烦躁不安、无法入睡、全身大汗，无法忍受</td><td>7分：疼痛较重，烦躁不安，疲乏，无法入睡</td></tr>
<tr><td>8分：持续疼痛难忍，全身大汗</td></tr>
<tr><td>9分：剧烈疼痛无法忍受</td></tr>
<tr><td>10分：最疼痛，生不如死</td></tr>
</table>

5. 语言描述评分法（VRS）

被测试者在数个（无痛、轻度疼痛、中度疼痛、重度疼痛、极度疼痛）或更多个词中挑选一个来描述他们的疼痛程度。

【治疗与护理】

（一）治疗

1. 治疗原则

坚持个体化用药及最小有效镇痛剂量原则，以达到提高镇痛效果的目的，并尽量降低不良反应及副作用。

2. 治疗方法

（1）全身给药：包括口服给药、黏膜给药、皮下给药、经皮给药、肌肉和静脉注射等方法。

（2）局部给药：包括椎管内给药、超声引导下神经阻滞（图4-8-3）、关节腔内给药和局部浸润等方法。

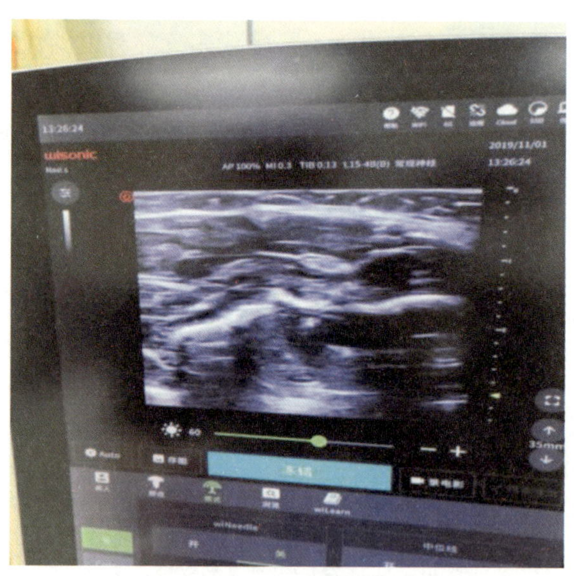

图4-8-3　超声引导下神经阻滞

3. 治疗疼痛的常用药物（表4–8–2）

表4–8–2　治疗疼痛的常用药物

<table>
<tr><th colspan="2">类　别</th><th>作　用</th><th>不良反应</th><th>常用药物</th></tr>
<tr><td rowspan="2">非甾体消炎药（NSAIDs）</td><td>非选择性环氧化酶（COX–2）抑制剂</td><td rowspan="2">轻、中度疼痛或重度疼痛的协同治疗</td><td rowspan="2">1. 胃肠道：恶心、呕吐等；
2. 肝脏不良反应；
3. 神经系统：头痛、头晕等；
4. 泌尿系统、血液系统及心血管系统等不良反应</td><td>阿司匹林、对乙酰氨基酚、吲哚美辛、双氯芬酸、布洛芬、美洛昔康等</td></tr>
<tr><td>选择性环氧化酶（COX–2）抑制剂</td><td>塞来昔布、罗非昔布、尼美舒利</td></tr>
<tr><td colspan="2">阿片类</td><td>中、重度疼痛</td><td>恶心、呕吐、便秘、嗜睡及过度镇静、呼吸抑制等</td><td>可待因、曲马朵、羟考酮、吗啡、芬太尼、哌替啶等</td></tr>
<tr><td colspan="2">复方镇痛药</td><td>不同程度疼痛</td><td>——</td><td>对乙酰氨基酚加曲马朵等</td></tr>
</table>

（二）护理

1. 密切观察患者生命体征变化，倾听患者主诉，准确评估、记录疼痛性质和程度。

2. 避免激发或加剧术后疼痛的因素。

（1）创造安静的环境，调节光线，减少噪音，注意保持适宜的温度和湿度。

（2）加强患者心理护理，转移患者对疼痛的注意力，与患者交流沟通，寻找并消除精神方面的因素。

（3）保持舒适体位，全麻术后患者拔除气管导管后采用床头抬高30°，减轻术后切口疼痛，降低不良反应的发生率。

3. 患者自控镇痛（patient controlled analgesia，PCA），告知患者有关镇痛泵的相关知识。镇痛泵（图4–8–4）可以连续使用48 h，以2 mL/h匀速静脉输注，若疼痛剧烈时，在≥15 min时可按压一次自控健（15 min为锁定时间，指该时间内PCA装置对患者再次给药的指令不做反应，防止患者在前一次给药完全起效之前再次给药，是PCA安全用药的重要环节），也可追加镇痛药物0.5 mL静脉输注。

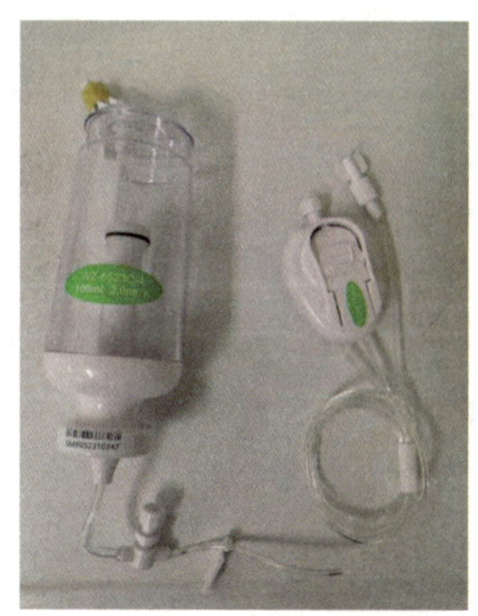

图4–8–4　一次性使用镇痛泵

4. 早期观察并及时处理镇痛治疗的并发症。镇痛治疗尤其是经椎管内镇痛时，可能出现的并发症有呼吸抑制、尿潴留、恶心呕吐、便秘及低血压，追求充分镇痛时，可能会导致药物相对过量，导致过度镇静。出现以上并发症，注意观察呼吸、意识变化，有异常及时处理。

5. 避免护理操作加重患者的疼痛。

【健康教育】

1. 向患者讲述疼痛对机体可能产生的不利影响。

2. 告知患者大部分术后疼痛可以缓解，并且有多种镇痛方法可供选择，患者有权享受术后无痛经历。

3. 告知患者镇痛药物的作用、效果和不良反应等，解除患者的排斥心理。

4. 向患者说明表达疼痛反应的重要性，教会患者表达方法。疼痛反应包括疼痛的强度、性质、持续时间和部位等。

5. 在镇痛药治疗的同时，告知患者使用其他方法缓解疼痛，如听音乐、转移注意力等。

6. 向接受PCA治疗的患者讲述给药的方式和时机，指导患者在感觉疼痛开始时就自行给药，以达到良好的镇痛效果。

7. 指导患者及时向护理人员叙述心中的疑虑和担忧，避免因过分担心疾病的康复导致高度焦虑从而降低耐受性，加重疼痛。

第九节 寒 战

【概述】

寒战（shiver）是指患者出现不能自主的肌肉收缩抽动，多见于麻醉恢复室。寒战不同级别的表现见表4-9-1。

表4-9-1 寒战分级与表现

级 别	表 现
0级	无寒战
1级	面、颈部轻度肌颤并影响心电检查
2级	肌肉组织明显颤抖
3级	整个躯体明显抖动

【原因】

原因尚不清，但与下列因素有关。

1. 麻醉因素：全身麻醉会抑制机体体温调节中枢，从而引起患者体温下降，导致寒战发生。

2. 手术因素：手术过程中大量输液输血、体腔暴露时间长以及术中冲洗液温度过低等导致患者体温下降。

【预防、治疗与护理】

（一）预防

1. 注意手术室内温度并给患者保温；手术中患者进行大量输血时注意复温，输液时注意加温；麻醉患者时加温、加湿吸入气体；手术中冲洗手术部位时，使用温盐水；提前使用回温毯（图4-9-1）。

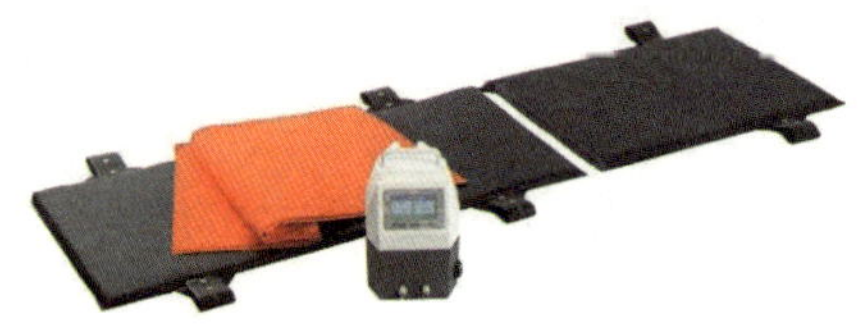

图4-9-1 回温毯

2. 手术前对患者使用抗胆碱药、镇静药或镇痛药等。

3. 预防性静脉注射多沙普仑1 mg/kg，有效防止术后寒战的发生。

（二）治疗

芬太尼1.5～2 μg/kg能有效消除寒战；多沙普仑1～1.5 mg/kg静脉注射，加快大脑皮层从麻醉抑制中恢复；曲马多1～2 mg/kg静脉注射，用于心肺功能差的患者，有镇静、镇痛作用；应用机械性呼吸的患者，可使用肌肉松弛剂控制寒战。

（三）护理

1. 密切观察患者生命体征变化及药物效果，如有异常及时报告医师，配合医师处理。

2. 发生寒战时加强保暖，适当地调高外环境温度。

3. 安慰患者增加其安全感。

第十节　苏醒期躁动

【概述】

苏醒期躁动（emergence agitation，EA）是全身麻醉后的一种“特殊”并发症，是患者苏醒前的一种意识障碍，多为自限性，持续时间不等，一般在患者意识完全恢复后可自行缓解。通常表现为躯体和精神两方面的症状，即粗暴的动作和强烈、激动的情绪，表现为喊叫、四肢躯干乱动、挣扎、起床等不能配合医护人员，甚至对抗治疗，试图拔除身上的各种监护与治疗导管。

EA须与术后谵妄相鉴别。后者是一种急性脑功能障碍，多发生在术后24～72 h，一般有明显的中间清醒期，发作时多以急性认知功能障碍为主要表现。

【原因】

1. 患者因素：术前紧张焦虑的患者在陌生的环境中突然苏醒易出现EA；有神经精神疾病的患者，EA常难以避免。

2. 麻醉药物：麻醉苏醒过快但苏醒不全可能是EA发作的最直接原因。

当患者苏醒过快时，中枢神经系统不同部位之间的恢复速度并不一致。当大脑皮层尚处于抑制状态时，皮层下中枢功能已开始恢复，出现局部中枢的敏化和伤害性感受的泛化，导致EA出现。

3. 术前用药：术前使用东莨菪碱或阿托品等药物可能导致发生率增加。氯胺酮麻醉极易出现EA。

4. 各种不良刺激：疼痛、尿潴留、吸痰、导管刺激以及不适的体位是EA发作最直接的诱因。

【治疗与护理】

1. 苏醒期尽量消除不必要的伤害性刺激。措施包括让患者自然安静苏醒，不以疼痛刺激催醒；拔除不必要的导尿管、引流管；避免长时间处于强迫体位，可明显降低EA的发生率。

2. 维持适当的麻醉深度：在患者大脑皮层功能恢复后再拔除气管导管。

3. 及时处理：基本原则是尽快去除病因，解除诱发因素，及时对症处理。

4. 使用评估工具评价患者躁动程度，恢复室常用躁动镇静评分表（见附表3）。密切观察患者生命体征的变化，以及意识状态、瞳孔、尿量和血氧饱和度，必要时做动脉血气分析，防止发生低氧血症或二氧化碳潴留。

5. 气管导管护理：如达到拔管条件，协助麻醉医师清除呼吸道及口腔内分泌物，避免误吸，拔出气管导管，避免过度刺激；若不符合拔管条件遵医嘱根据置管时间给予麻醉药物，继续呼吸机辅助通气，防止意外拔管。

6. 患者安全护理：患者进入恢复室后，密切观察四肢血运、皮肤温度等情况，确保皮肤无受压；妥善放置各种引流管及输液装置；若患者发生躁动时，给予适当的约束与镇静。

7. 充分镇静镇痛：减轻患者伤口疼痛，根据病情给予镇痛泵或单次静脉镇痛，如果术后镇痛效果不理想，患者仍出现伤口疼痛，遵医嘱使用镇痛药物。

第十一节　呼吸抑制

【概述】

呼吸抑制（respiratory depression）是指患者通气不足，表现为呼吸频率慢、潮气量减低、氧分压降低和二氧化碳分压升高。对轻度通气不足患者，如吸入氧浓度高，氧分压可不降低，二氧化碳分压升高。

【原因】

1. 中枢性呼吸抑制：麻醉药、麻醉性镇痛药均可抑制呼吸中枢，降低呼吸中枢对二氧化碳的敏感性，使肺分钟通气量降低。

2. 外周性呼吸抑制：使用肌松药是外周性呼吸抑制的常见原因。

【临床表现】

1. 呼吸变化：患者呼吸节律不规则，频率减慢，有呼吸动作但无通气。

2. SpO_2变化：患者SpO_2下降，当$SpO_2 \geqslant 91\%$时无低氧血症；$86\% \leqslant SpO_2 \leqslant 90\%$为低氧血症；$SpO_2 \leqslant 85\%$为严重低氧血症。

3. 呼气末二氧化碳分压（$P_{et}CO_2$）>5.3 kPa时，说明患者存在通气抑制，不同通气障碍会有不同的波形表现。

【护理】

1. 呼吸管理

对任何原因造成的呼吸抑制，均应立即进行有效人工通气（图4-11-1），将SpO_2、$P_{et}CO_2$维持在正常范围。如患者存在自主呼吸，但频率慢或潮气量不足，可行辅助呼吸予以适当补偿，实施辅助呼吸须与患者呼吸同步，否则可使自主呼吸消失；患者无呼吸，须行控制呼吸，成人呼吸频率10～15次/min，小儿20～30次/min，潮气量6～8 mL/kg。

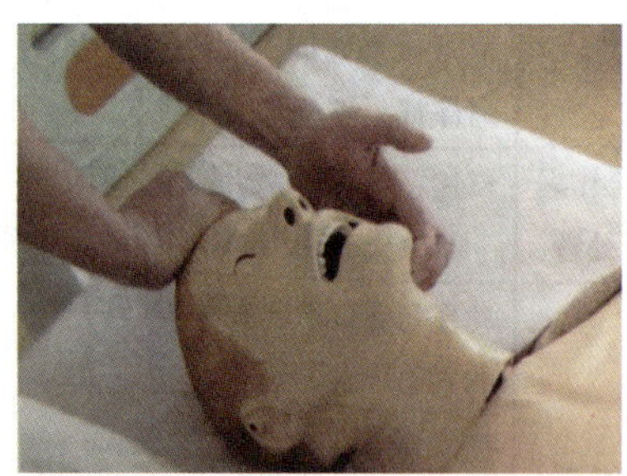
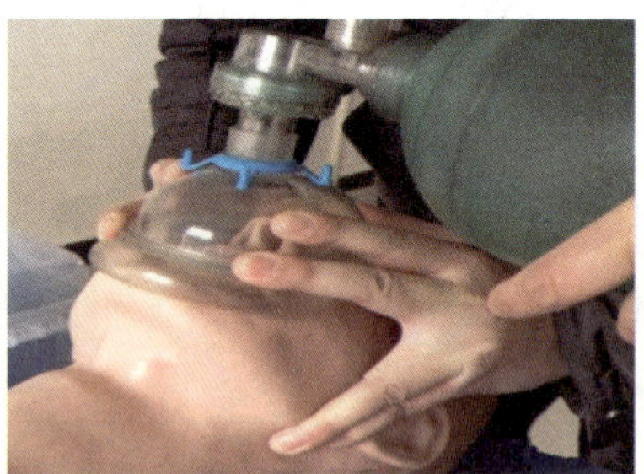

图4-11-1 开放气道

2. 保持患者呼吸道通畅，及时清除呼吸道分泌物。

3. 密切观察患者生命体征变化，包括呼吸频率、呼吸幅度及意识状态等。

4. 体位：患者取头高脚低位置，使膈肌充分下移而增加肺容量，从而增加肺泡通气量。

5. 遵医嘱使用肌松药拮抗剂。

第十二节　局麻药全身毒性反应

【概述】

血液中局部麻醉药浓度超过机体的耐受能力，引起中枢神经系统和（或）心血管系统兴奋或抑制的临床症状，称为局麻药的全身毒性反应（local anesthetic toxicity）。

【原因】

导致全身毒性反应的常见原因：①麻醉药用量超过限量；②局麻药误入血管；③注药部位局麻药吸收入血过快；④个体差异导致对局麻药耐受力下降。

【临床表现】

1. 中枢神经系统毒性：中枢神经系统毒性反应常常早于心血管毒性反应。最初表现为头晕、耳鸣、目眩、口舌麻木，进一步发展为肌肉抽搐、意识消失、惊厥和深度昏迷。

2. 心血管系统毒性：临床上常表现为心肌收缩力下降、难治性心律失常和周围血管张力下降，最终导致循环衰竭。

【预防与护理】

（一）预防

1. 麻醉医师应在麻醉前详细询问患者病史，了解有无局麻药或其他药物过敏史，以及过去应用局麻药的情况，有无其它不良反应。

2. 患者手术前常规进行局麻药过敏试验。

3. 必须掌握“最小有效量”和“最低有效浓度”。

4. 麻醉医师及护士规范操作流程，注射局麻药前和注药过程中，必须认真执行“回抽试验”，证实无血、无气、无液（脑脊液）的状况下才能谨慎给药。

5. 实施局部麻醉前，必须开放静脉通路，并常规监测生命体征。

（二）护理

1. 立即停止用药。

2. 保持患者呼吸道通畅，面罩吸氧，必要时行气管插管和机械通气。

3. 出现烦躁、惊恐、肌肉抽搐及惊厥发作者遵医嘱静脉缓慢注射硫喷妥钠50～100 mg或地西泮5～10 mg。

4. 保持静脉液路通畅，发现血压下降，遵医嘱使用血管活性药物。

5. 心搏骤停者立即进行心肺复苏。美国心脏病学会（AHA）心肺复苏指南将脂肪乳剂作为局麻药中毒致心搏骤停的复苏措施。

第十三节　血气胸

【概述】

胸膜腔内积气称为气胸（pneumothorax），胸膜腔内积血称为血胸（hemothorax），二者并存时为血气胸（hematopneumothorax）。术后恢复室患者出现血气胸多因麻醉或手术操作损伤胸膜所致。

【临床表现】

1. 气胸分为闭合性气胸、开放性气胸和张力性气胸，其症状和体征见表4-13-1。

表4-13-1　各类气胸的症状与体征

	闭合性气胸	开放性气胸	张力性气胸
症　状	与胸膜腔积气量和肺萎陷程度有关	出现明显呼吸困难、鼻翼扇动、口唇发绀，重者伴有休克症状	出现严重呼吸困难、烦躁、意识障碍、发绀、大汗淋漓、昏迷、休克，甚至窒息

续表

	闭合性气胸	开放性气胸	张力性气胸
体　征	患侧胸廓饱满，叩诊呈鼓音，呼吸活动度降低，气管向健侧移位，听诊患侧呼吸音减弱甚至消失	患侧可见胸壁伤口，颈静脉怒张，心脏、气管向健侧移位；呼吸时可闻及气体进出胸腔伤口发出吸吮样“嘶嘶”声；颈部和胸部皮下可触及捻发音；患侧胸部叩诊呈鼓音，听诊呼吸音减弱或消失	气管明显移向健侧，颈静脉怒张，多有皮下气肿；患侧胸部饱满，叩诊呈鼓音；呼吸活动度降低，听诊呼吸音消失

2. 血胸

（1）症状：血胸的症状与出血量相关（表4-13-2），血胸患者多并发感染，表现为高热、寒战、出汗和疲乏等全身表现。

表4-13-2　血胸分类与表现

	出血量	表现
小量血胸	小于0.5 L	可无明显症状
中量血胸	0.5～1.0 L	出现低血容量性休克，面色苍白、脉搏细速、血压下降、四肢湿冷及末梢血管充盈不良等；同时伴有呼吸急促等胸腔积液的表现
大量血胸	大于1.0 L	

（2）体征：患侧胸部叩诊呈浊音、肋间隙饱满、气管向健侧移位、呼吸音减弱或消失等。

【护理】

1. 闭合性气胸治疗原则

气胸发生缓慢且积气量少的无须特殊处理，大量气胸需进行胸膜腔穿刺或行胸腔闭式引流术，排除积气，促使肺尽早膨胀；开放性气胸紧急处理是将开放性气胸变为闭合性气胸；张力性气胸是可迅速致死的危急重症，在插入肋间闭式引流管之前紧急刺入粗针头减压。

2. 病情观察

密切观察患者生命体征，给予心电监测，并详细记录。妥善安置引流管并保持通畅。

3. 呼吸道管理

（1）协助和指导患者咳嗽、咳痰，定时给患者拍背，鼓励并指导患者做深呼吸运动，促使肺扩张，预防肺不张或肺部感染等并发症的发生。

（2）人工气道的护理：实施气管插管或气管切开呼吸机辅助呼吸者，做好呼吸道护理，主要包括气道的湿化、吸痰及保持管道通畅等，以维持有效气体交换。

4. 胸腔闭式引流（图4-13-1）的护理

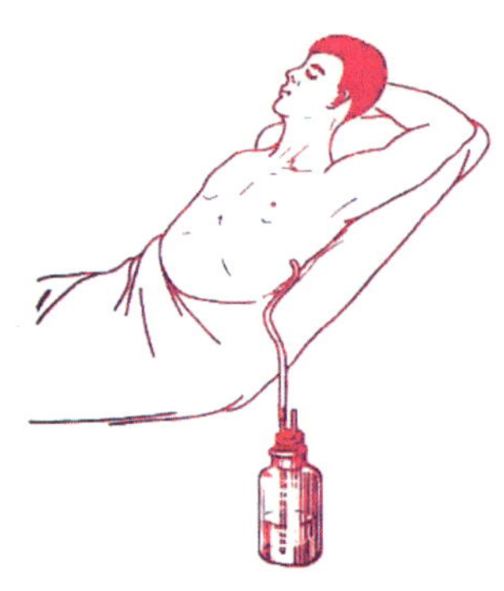

图4-13-1　胸腔闭式引流

（1）保持管道密闭：①用凡士林纱布严密覆盖胸壁引流管周围；②水封瓶始终保持直立，长管没入水中3～4 cm；③随时检查引流装置是否密闭，防止引流管脱落。

（2）严格无菌操作：①保持引流装置无菌；②保持胸壁引流口处敷料清洁、干燥，一旦渗湿，及时更换；③引流瓶位置低于胸壁引流口平面60～100 cm，依靠重力引流，以防瓶内液体逆流入胸腔，造成逆行感染。

（3）保持引流通畅：定时挤压引流管，防止引流管受压、扭曲和阻塞。

（4）观察记录引流液：①准确记录引流液的量、颜色和性质；②注意水封瓶长管中水柱波动的情况，以判断引流管是否通畅。

（5）处理意外事件：①若引流管从胸腔滑脱，立即封闭胸壁伤口，协助医师进一步处理；②若引流瓶损坏或引流管连接处脱落，立即夹闭引流管。

第十四节　心律失常

【概述】

正常情况下，心脏以一定的频率发生有规律的搏动，这种搏动的冲动起源于窦房结（sinoatrial node，SAN），按一定的顺序和速率传导至心房和心室，协调心脏各部位同步收缩，形成一次心搏，周而复始，为正常节律（rhythm）。心律失常（arrhythmia）是指心脏冲动的频率、节律、起源部位、传导速度或激动次序的异常。可见于生理状态，更多见于病理性状态，包括心脏本身疾病和非心脏疾病。常见心律失常包括窦性心动过缓或过速、室上性或室性期前收缩、房室或室内传导阻滞、心房颤动甚至心室纤颤等。

苏醒过程中可发生各种心律失常，疼痛、高热、低温、低血容量及低氧血症等均可引起。

【房性期前收缩】

房性期前收缩（房早）指激动起源于窦房结以外心房任何部位的一种主动性异位心律（图4-14-1）。

1. 临床表现

患者一般无明显症状，频发房性期前收缩者可感胸闷、心悸。

2. 心电图特征

（1）房性期前收缩的P波提前发生，与窦性P波形态不同。

（2）其后多见不完全性代偿间歇。

（3）下传的QRS波群形态通常正常，少数无QRS波群发生，或出现宽大畸形的QRS波。

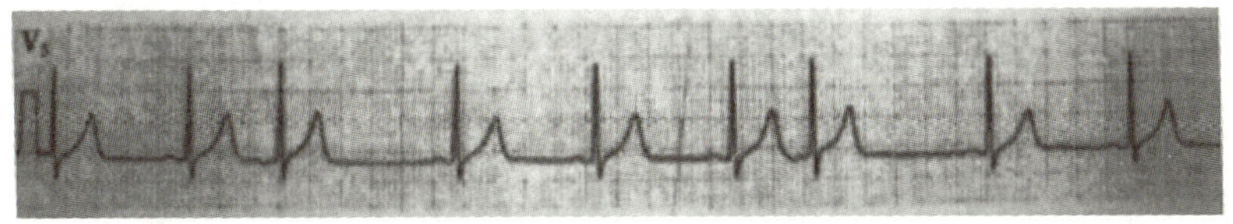

图4-14-1　房性期前收缩

3. 治疗要点

（1）房性期前收缩通常无须治疗。

（2）吸烟、饮酒与咖啡均可诱发房性期前收缩，应劝导患者戒除或减量。当有明显症状或房性期前收缩触发室上性心动过速时，应给予药物如β受体阻滞剂、普罗帕酮（心律平）等治疗。

【心房扑动】

心房扑动（atrial flutter）简称房扑，是介于房速和心房颤动之间的快速型心律失常（图4-14-2）。

1. 临床表现

（1）房扑具有不稳定的倾向，可恢复窦性心律或进展为心房颤动，亦可持续数年或数月。

（2）房扑心室率不快时，患者可无症状；房扑伴极快的心室率可诱发心绞痛与心脏衰竭。体格检查可见快速的颈静脉扑动。

2. 心电图特征

（1）心房活动呈现规律的锯齿状扑动波，扑动波之间的等电位线消失，在Ⅱ、Ⅲ、avF或V_1导联最为明显。典型房扑的心房率通常为250～350次/min。

（2）心室率规则或不规则，取决于房室传导比率是否恒定，不规则的心室率是由于传导比率发生变化所致。

（3）QRS波群形态正常，伴有室内差异传导或原有束支传导阻滞者QRS波群可增宽、形态异常。

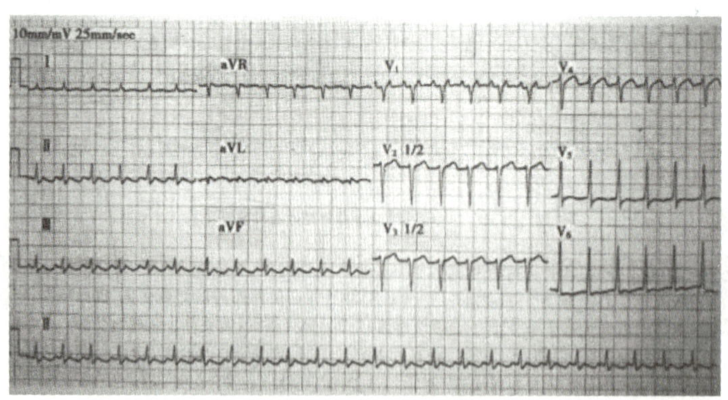

图4-14-2　心房扑动

3. 治疗要点

应针对原发病进行治疗。最有效的终止房扑的方法为同步直流电复律。若房扑引起血流动力学不稳定者可选用药物治疗，包括钙通道阻滞剂、β受体阻滞剂和洋地黄等以减慢心律。

【心房颤动】

心房颤动（atrial fibrillation，AF）简称房颤，是最常见的心律失常之一，是指规则有序的心房电活动丧失，代之以快速无序的颤动波，是严重的心房电活动紊乱（图4–14–3）。

1. 临床表现

房颤症状的轻重受心室率快慢的影响　心室率不快时可无症状，但多数患者可有心悸、胸闷；心室率超过150次/min时可诱发心绞痛或心衰；房颤并发体循环栓塞的危险性甚大，栓子来自左心房，多在左心耳部；二尖瓣狭窄或脱垂合并房颤时，脑梗死的发生率更高。

2. 心电图特征

（1）P波消失，代之以大小不等、形态不一、间隔不均匀的颤动波，称为 f 波；频率在350～600次/min。

（2）RR间隔极不规则，心室率通常在100～160次/min。

（3）QRS波群形态通常正常，当心室率过快，伴有室内差异性传导，QRS波群增宽变形。

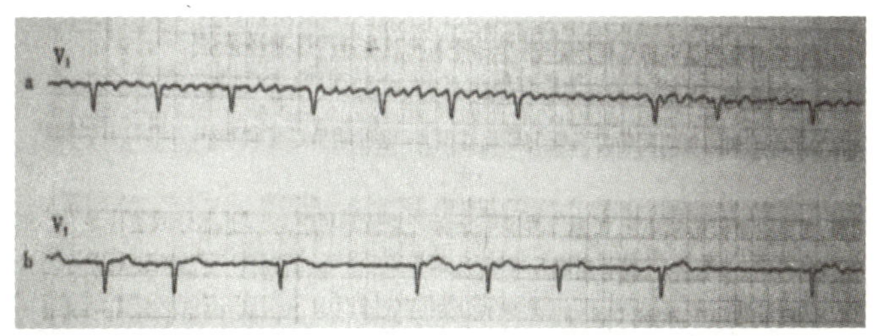

图4–14–3　心房颤动

3. 治疗要点

（1）积极寻找和治疗基础病，控制诱发因素。

（2）控制心室率治疗：可选用β受体阻滞剂或钙通道阻滞剂、洋地黄等。

（3）转复和维持窦性心律治疗。

1）药物复律：对于发作频繁或症状明显的阵发性房颤患者，或持续性房颤不能自动转复为窦性心律者，可选用胺碘酮、普罗帕酮及索他洛尔等进行复律。

2）同步直流电复律：房颤持续发作伴血流动力学障碍者宜首选电复律。

3）其它：经过合理药物治疗仍有明显症状者可选择射频消融术。

（4）抗凝治疗。

【室性期前收缩】

室性期前收缩（premature ventricular beats）一种最常见的心律失常，是指希氏束分叉以下部位过早发生的，提前使心肌除极的心搏（图4–14–4）。

1. 临床表现

患者可感到心悸，类似电梯快速升降的失重感或代偿间歇后有力的心脏搏动。听诊时室性期前收缩之第二心音强度减弱，仅能听到第一心音，其后出现较长的停歇。桡动脉减弱或消失。

2. 心电图特征

（1）提前发生的QRS波群，宽大畸形，时限通常超过0.12 s，ST段与T波的方向与QRS主波方向相反。

（2）室性期前收缩与其前面的窦性搏动之间期恒定，之后可出现完全性代偿间歇。

（3）室性期前收缩的类型：室性期前收缩可孤立或规律出现。二联律指每个窦性搏动后跟随一个室性期前收缩；三联律指每两个窦性搏动后出现一个室性期前收缩。

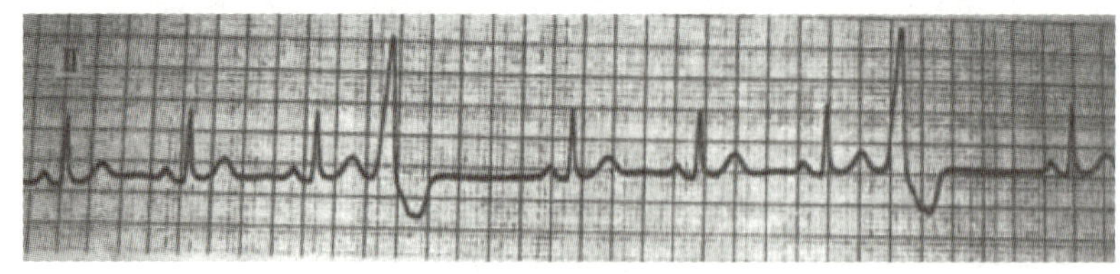

图4–14–4　室性期前收缩

3. 治疗

对于无器质性心脏病的患者，如无明显症状，不必使用药物治疗。如有明显症状，应减轻患者焦虑，避免诱发因素；选用β受体阻滞剂、美西律和普罗帕酮等。对于急性心肌梗死并发室性期前收缩者，目前不主张预防性应用利多卡因等抗心律失常药物，若患者发生窦性心动过速与室性期前收缩，早期可应用β受体阻滞剂减少心室颤动的危险。急性肺水肿或严重心力衰竭并发室性期前收缩，治疗应针对改善血流动力学障碍，同时注意有无洋地黄中毒或电解质紊乱。

【心室扑动与心室颤动】

心室扑动（ventricular flutter）与心室颤动（ventricular fibrillation），简称室扑和室颤，为致死性心律失常。常见于缺血性心脏病（图4-14-5）。

1. 临床表现

突发意识丧失、抽搐、呼吸停止甚至死亡。触诊大动脉搏动消失、听诊心音消失、血压无法测到。

2. 心电图特征

心室扑动呈正弦波图形，波幅大而规则，频率为150～300次/min，有时难以与室速鉴别。

心室颤动的波形、振幅及频率均极不规则，无法辨认QRS波群、ST段与T波。

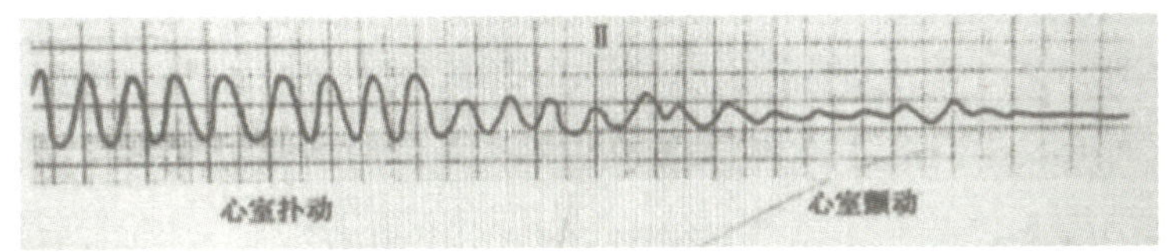

图4-14-5　心室扑动与心室颤动

3. 治疗

（1）快速识别和启动医疗急救服务体系系统，尽早进行心肺复苏（cardiopulmonary resuscitation，CPR）。

（2）除颤与复律：迅速恢复有效的心律是复苏成功至关重要的一步。一旦心电监护显示为心室颤动或扑动，应立即除颤。

（3）药物治疗：尽早开通静脉通道，给予急救药物。

【治疗与护理】

1. 治疗原则为去除诱因、及时对症处理。

2. 快速型心律失常可选用β受体阻滞药（如艾司洛尔、美托洛尔）或钙通道阻滞药（维拉帕米），缓慢型心律失常可使用阿托品或异丙肾上腺素，室性心律失常者常使用利多卡因或胺碘酮治疗。出现室颤者应立即除颤并进行心肺复苏。

3. 密切监护患者生命体征，尤其是心律及心率。心电监护时，选择P波较为清晰的Ⅱ导联。

4. 患者出现心律失常时，分析发生的时间、类型并及时上报。遵医嘱纠正水、电解质紊乱，维持循环功能的稳定，使用抗心律失常药，必要时备除颤仪。

5. 保持呼吸道通畅，持续低流量吸氧，防止发生低氧血症，因为缺氧是发生心律失常的主要原因。术后48～72 h内持续低流量吸氧是预防心律失常简单而有效的方法。

6. 轻度疼痛的患者，护士对其进行健康指导，保持舒适体位，咳嗽时协助按压伤口，指导患者进行腹式呼吸。对疼痛剧烈的患者以药物镇痛为主，以减少循环波动。

7. 意识清醒，肌力恢复，呼吸、循环稳定的患者应及早拔除气管导管，操作应轻柔，减少刺激，避免诱发血压升高、心率增快和心律失常。

8. 心理护理：患者清醒后，对陌生的环境和手术情况产生焦虑、紧张的情绪，此时应及早向患者提供信息，消除其不良情绪反应。

第十五节　术后谵妄

【概述】

术后谵妄（postoperative delirium，POD）是指患者在经历外科手术后出现谵妄，其发生具有明显的时间特点，主要发生在术后24～72 h。谵妄的四个特点十分明确，包括急性发病、病情波动性变化、注意力不集中、思维混乱和意识水平改变。

其中发生在麻醉结束后即刻（去苏醒室前或在苏醒室）的极早期谵妄被称为苏醒期谵妄，苏醒期谵妄是全麻手术患者进入PACU，护理工作中经常碰到的问题，它是一种特殊的并发症，如处理不当，不仅会影响手术效果，还会引起其他并发症，严重时可能危及患者的生命安全。

【原因】

1. 药物因素：苯二氮卓类药物（咪达唑仑）会导致谵妄发生风险增加；抗胆碱能药物（如阿托品、东莨菪碱、戊乙奎醚等）可引起谵妄和认知功能损害，老年患者尤其敏感。

2. 手术种类：谵妄在心血管手术和矫形外科手术后较为多见，非心脏大手术和高危手术后也较多见，体外循环是影响谵妄发生的重要因素。

3. 术后并发症：术后并发症会增加谵妄发生的风险，并发症的数量越多，发生谵妄的风险越大，低氧血症、酸碱中毒、电解质失衡、低血糖、颅脑损伤、脓毒症、严重疼痛和酒精戒断综合征等。

4. 其它因素：陌生而封闭的环境以及各种身体不适，如伤口疼痛，导尿管、引流管引起的不适，加之对病情的担心，使患者处于高度紧张和焦虑之中，易于出现谵妄。

【临床表现】

1. 认知功能损害：主要有定向力障碍、语言能力障碍和记忆力损害（尤其是短时间记忆力）等。

2. 注意力障碍：表现为注意力不集中，维持或转移障碍。

3. 意识水平紊乱：表现为对周围环境认识的清晰度下降或出现不同程度的木僵或昏迷。

4. 思维无序、情绪失控。

【诊断】

谵妄的诊断一般根据临床表现，但有报道谵妄的漏诊率高达66%。许多研究者制定了一些适合非精神专业人员使用的谵妄诊断工具，如护理谵妄筛查量表（见附表4），其敏感性为83%，特异性为81%。

【治疗与护理】

1. 非药物治疗为谵妄首选和基本治疗方法，包括去除危险因素和支持治疗。药物治疗仅适用于躁动症状严重的患者，如不及时控制有可能危及患者自身安全或他人安全。

2. 心理护理：结合患者的具体情况（如性格内向、高龄和既往病史等）进行心理疏导，减轻患者心理负担，并告知全麻苏醒时的一些不适，如插管难受、口渴、体位不适及切口疼痛等，希望患者配合。

3. 安全护理：患者进入PACU后，兴奋型谵妄患者要正确约束，约束后要密切观察患者四肢血运、皮肤温度，以及静脉注射部位，确保皮肤无受压损伤。协助患者采取舒适体位，操作时做好遮挡，保护隐私。

4. 观察病情：严密监护患者生命体征、意识状态、瞳孔和尿量，必要时做动脉血气分析。

5. 导管护理

（1）气管导管护理：如达到拔管条件，协助麻醉医师清除呼吸道及口腔内分泌物，避免误吸，拔出气管导管，避免过度刺激；若不符合拔管条件，继续呼吸机辅助通气，防止意外拔管。

（2）输液装置和引流管妥善固定，防止患者意外拔管。

（3）尿管护理：检查尿管是否通畅，膀胱是否充盈，尿管刺激症状严重的患者，给予镇静药以减轻刺激症状。

6. 疼痛护理：根据需要给予镇痛泵或单次静脉镇痛，在PACU应将术后疼痛减到最轻，甚至消除疼痛。

第十六节　皮下气肿

【概述】

皮下气肿（subcutaneous emphysema）是指皮下组织有气体积存，以手按压可引起气体在皮下组织内移动，出现捻发音或握雪感，多由于肺、气管、胸膜受损后或肺部手术切口缝合不良，气体自病变部逸出，加之咳嗽致胸膜腔压力明显增高，气体无通道排出体外，流窜、积存于皮下所致，严重者可由胸壁皮下向颈部、腹部及其他部位蔓延，腹腔镜手术后、胸部术后、高压性气胸以及胸部创伤等均可并发皮下气肿。

临床上将其分为原发性气肿和继发性气肿。

【原因】

1.原发性气肿

（1）颈胸部穿刺：颈部或锁骨下深静脉穿刺置管或肌间沟入路臂丛神经阻滞等操作时，不慎刺破肺尖致气体沿导管或窦道漏至颈部，左侧多于右侧。

（2）外伤：气管或肺损伤后，呼吸道内气体进入气管周围软组织或皮下。

（3）气管切开手术：①过多分离气管前软组织或气管切口过长，空气自切口两端进入皮下组织；②颈部气管切开患者多有呼吸困难，尤其吸气性呼吸困难时，因胸腔内负压增加，间接使气体进入皮下；③气管导管与气管造口不匹配，气管前筋膜切口小于气管切口，或气管导管上、下端的皮肤切口均缝合过紧而包绕气管导管；④气管导管过短，插入后引起剧烈咳嗽，气体容易进入软组织引起皮下气肿。

（4）咽喉部手术：伤及扁桃体窝时，空气可经扁桃体周围组织而进入咽侧腔间隙，继而进入颈部皮下组织。

（5）腹腔镜手术：腹腔镜手术由于充气介质CO_2与组织接触面积较大，同时需要较高的充气压力以维持稳定的操作空间，从而使气体从腹内进入皮下组织。

（6）胸腔闭式引流术：①皮肤切口大于胸腔引流管：切口过大或者引流管过细使切口与引流管间形成较大间隙，气体便从间隙中溢入皮下；②不正确的操作方式：更换水封瓶时，过长时间夹闭引流管，导致气体不能有效引流；③引流管固定松弛，导管不完全滑脱；④导管扭曲。

2.继发性气肿　常继发于纵隔气肿、气胸或气腹等，纵隔内气体压力过高，胀破纵隔筋膜到达颈胸部所致。

【临床表现】

颈胸部皮下肿胀、触之有捻发音，重者伴呼吸困难或发绀，偶见面部或阴囊气肿。

【护理措施】

1. 监测患者生命体征，动态观察患者的心率、呼吸、血氧饱和度，必要时遵医嘱进行动脉血气分析。

2. 密切关注皮下气肿的面积并用笔做好记号，观察其发展。

3. 轻度皮下气肿，仅局限切口附近，生命体征无明显变化。严重皮下气肿，若有切口，先拆除紧密的缝合线，即利于引流又可避免气肿形成加重。无切口者先用12号粗针头皮下排气，同时寻找皮下气肿原因并排除。严格无菌操作，预防感染，保持排气穿刺点、切口及置管处皮肤清洁干燥，并以无菌纱布覆盖。消毒前适当按摩皮下气肿处，促进气体排出。

4. 气管切开患者，可拆除气管套管周围缝线以减压排气，并更换合适的气管导管。

5. 管路护理：对于胸腔闭式引流患者，引流管不畅是皮下气肿的一个重要原因，检查引流管有无堵塞、扭曲及打折等情况，定时挤压引流管，确保引流通畅。

6. 局部气肿护理：严重的皮下气肿患者有时伴有面部或阴囊气肿。肿胀的面部让患者无法睁眼，影响视力，而肿大的阴囊也使患者极为不适。面部气肿的患者常采用额面部向下，阴囊部位可使用柔软的毛巾包住，从肢体远端向切口方向或引流管方向依次挤压皮下气体，加速消退。

第十七节　术中知晓

【概述】

术中知晓（intraoperative awareness）专指在全身麻醉过程中发生意识恢复，患者对周围环境或声音存在一定程度的感知与记忆，全身麻醉后患者能回忆起手术中发生的与手术相关联的事件，并能告知有无疼痛等情况。术中知晓属于全麻严重并发症之一，它会对患者造成严重的心理和精神障碍。

【原因】

1. 麻醉过浅　严重创伤、低血容量以及心脏储备较差的患者，为了保证患者的血流动力学稳定，麻醉医师有意识地减浅麻醉，肌松药也易导致无体动的患者麻醉过浅，容易导致术中知晓。

2. 对麻醉药的耐受量较大　某些患者对麻醉药不敏感，如年轻、肥胖、大量吸烟、长期酗酒以及吸毒患者均可能需要增加麻醉药的浓度及剂量。这些患者发生术中知晓的概率高。

3. 仪器设备方面的原因　仪器故障或使用不当导致麻醉药物输入不足。

【判定方法】

术中知晓的患者在全身麻醉清醒后会主诉术中痛苦经历，护理人员对不明原因心率加快者要提高警惕，也可以采用改良Brice调查表（见附表5），主动询问患者术中是否做梦，有无不舒适的感觉。

术中知晓的调查时机应包括患者术后离开麻醉恢复室之前、术后第1～3 d和术后第7～14 d。确定一位患者是否发生了术中知晓，除了听取患者的陈述以外，还需要与参加该患者麻醉和手术的医师核实，并需要一个由若干专家组成的小组来鉴别知晓或者可疑知晓。

【预防与护理】

1. 预防

（1）术前评估　术前对患者进行术中知晓风险评估，与术中知晓的高危患者及家属充分沟通，告知发生术中知晓的可能性，而且预防性应用咪达唑仑（有镇静和顺行性遗忘作用）等药物，同时准备术中应用多种麻醉深度监测方法。

（2）术中管理

1）检查仪器设备，保障麻醉药物准确输注，维持适当的麻醉深度。根据手术进程适时调节麻醉深度，尽量避免浅麻醉（特别是使用肌松药期间）。

2）使用有效的麻醉监测技术。脑电双频谱指数监测技术（BIS）（图4-17-1）是唯一进行过大样本研究并被证明能有效减少术中知晓的监测方法，高危人群术中应使用BIS监测麻醉深度。

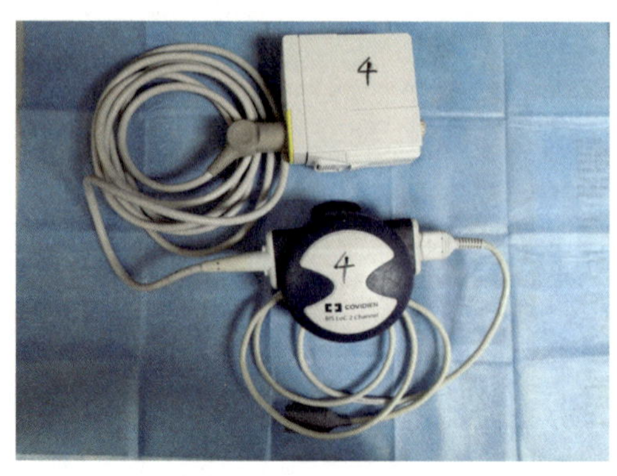

图4-17-1 BIS监护模块

2. 护理措施

（1）心理护理

1）确认患者发生术中知晓后，向患者致歉，对相关情况进行解释说明，争取患者的理解，给予足够的关心与安慰。

2）鼓励患者倾诉术中知晓的感受，耐心倾听，解释安慰，护理人员与其交流时要注意语言和举止，特别是面部表情，避免对患者产生心理影响，对于有严重心理障碍的患者，请心理科医师会诊，进行心理干预。

（2）疼痛护理

术中知晓的患者往往发生痛觉过敏和痛觉异常，疼痛又可唤醒创伤相关记忆，根据疼痛程度合理使用镇痛药物。

3. 术后随访

分别于术后第1 d和第3 d对患者随访评价，和病房医护人员共同做好心理护理，尽可能消除术中知晓对患者造成的精神伤害和心理障碍。患者出院后每月电话随访1次至术后6个月，若患者出现重新体验、回避症状和警觉性增高症状，且持续时间超过1个月以上，警惕发生术中知晓相关创伤应激障碍，需请心理科医生介入治疗。

第十八节 焦 虑

【概述】

焦虑（anxiety）是外科手术患者常见的心理反应。是指个人对即将来临的、可能会造成的危险或威胁所产生的紧张、不安、忧虑和烦恼等不愉快的复杂情绪状态。

【分类】

焦虑可分为现实性焦虑和病理性焦虑。

现实性焦虑的程度与实际威胁的程度相一致，并随实际威胁的消失而消失，当事过境迁焦虑就可能解除，具有适应性。

病理性焦虑往往无具体原因，伴有明显的自主神经功能紊乱及运动性不安，常常伴随主观痛苦感或社会功能受损，与人格特征有关。

焦虑是手术患者常见的心理反应，大多为现实性焦虑。主要表现为对手术和病情的过度担心和不安，部分患者存在躯体症状，如手心出汗、恶心、心慌、异物感、尿频、尿急和头晕等，情绪上烦躁不安、难以入睡、忧虑重重。

【护理措施】

1. 心理护理：鼓励患者说出自身感受，耐心倾听患者诉说，对患者提出的问题（如手术是否顺利，手术效果和疾病预后等）给予有效积极的信息。

2. 舒适度护理：保持床单清洁干燥，减少外界对视、听、触感觉器官的刺激。根据病情选择监护项目，尽量减少各种导线和导管对患者体位的限制。

3. 疼痛护理：轻度疼痛的患者，护士对其进行健康指导，保持舒适体位，咳嗽时协助按压伤口，指导患者进行腹式呼吸，对疼痛剧烈的患者以药物镇痛为主。

第十九节　全脊髓麻醉

【概述】

全脊髓麻醉（total spinal anesthesia）是指因硬膜外阻滞或骶管阻滞时，穿刺针或导管误入蛛网膜下腔或硬脊膜下间隙未发现，大量局麻药作用于全部脊神经根及大脑（图4–19–1）。是硬膜外麻醉最严重的并发症。

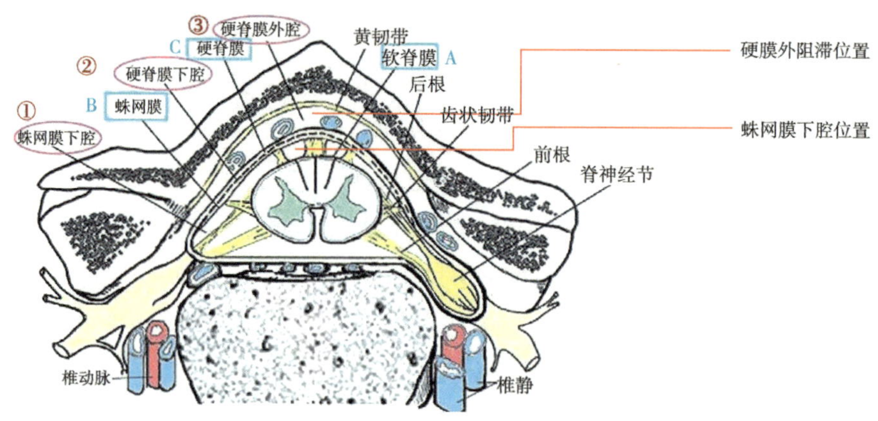

图4–19–1　蛛网膜下腔与硬膜外腔阻滞位置

【临床表现】

1. 全部脊神经支配的区域均无痛觉。

2. 患者在注药后数分钟内出现低血压、全身发绀，严重时意识丧失甚至心跳呼吸停止，若处理不及时，往往造成患者死亡。

【预防、治疗与护理】

（一）预防

1. 正确操作，确保局麻药注入硬膜外腔，每次注药前回抽，确认无脑脊液流出，预防因患者躁动及麻醉维持期间导管移位而刺入蛛网膜下腔。

2. 强调采用试验剂量，观察5～10 min有无全脊髓麻醉的表现；改变体位后若需再次注药也应再次注入试验剂量，首次试验剂量不大于3～5 mL。

（二）护理

1. 完善麻醉前准备，包括血管活性药物、气管插管物品、确保抢救设备处于备用状态。

2. 一旦出现全脊髓麻醉，协助麻醉医生维持呼吸和循环功能稳定，建立人工气道和人工通气，加快输液速度和滴注血管活性药，升高血压。

3. 如心搏骤停，立即行心肺复苏。

第五章　急症处理流程

第一节　心搏骤停

【概述】

心搏骤停（cardiac arrest）表现为心脏突然丧失有效的排血功能，患者对刺激无反应，无脉搏，无自主呼吸或濒死喘息等，如得不到及时有效救治常致患者即刻死亡，即心源性猝死，是公共卫生和临床医学领域中最危急的情况之一，临床表现为心跳、呼吸停止，意识丧失，突发面色青紫或苍白，或抽搐、脉搏消失、血压测不出等。

【应急处理流程】

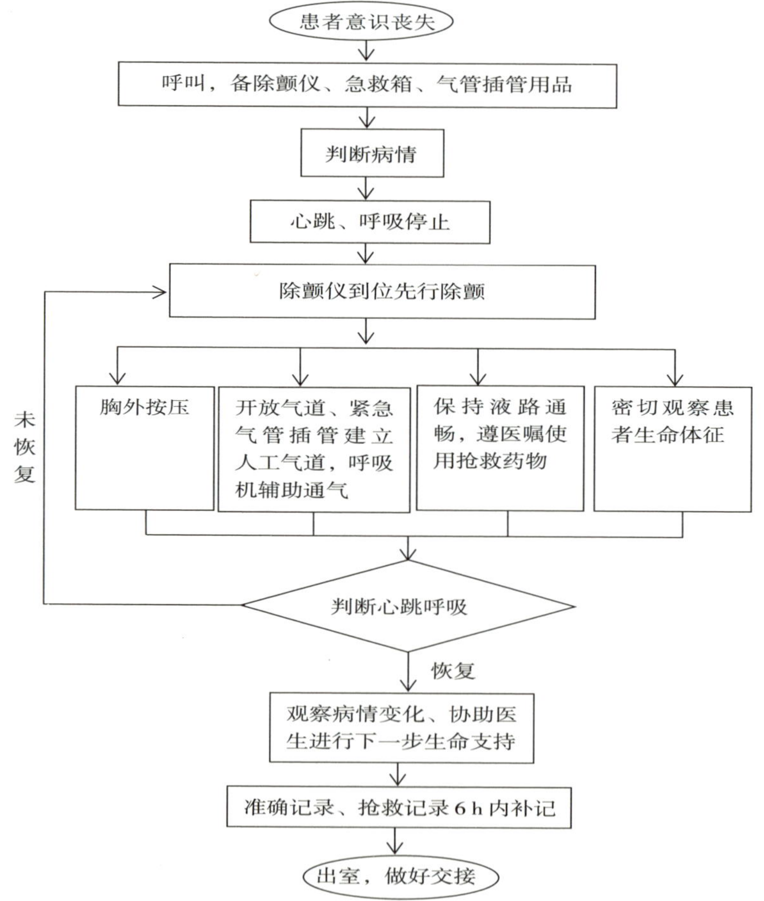

第二节 低血糖

【概述】

低血糖（hypoglycemia）是一组多种病因引起的血浆葡萄糖浓度过低，在临床以交感神经兴奋和脑细胞缺糖为特点的综合征。

诊断标准：正常人：血糖＜2.8 mmol/L；糖尿病患者：血糖≤3.9 mmol/L。

【临床表现】

1. 交感神经兴奋，出现心悸、出汗、饥饿感、无力、手抖、视力模糊和面色苍白等症状。

2. 脑细胞功能障碍，出现头痛、头晕、意识改变、认知障碍、抽搐和昏迷等症状。

【应急处理流程】

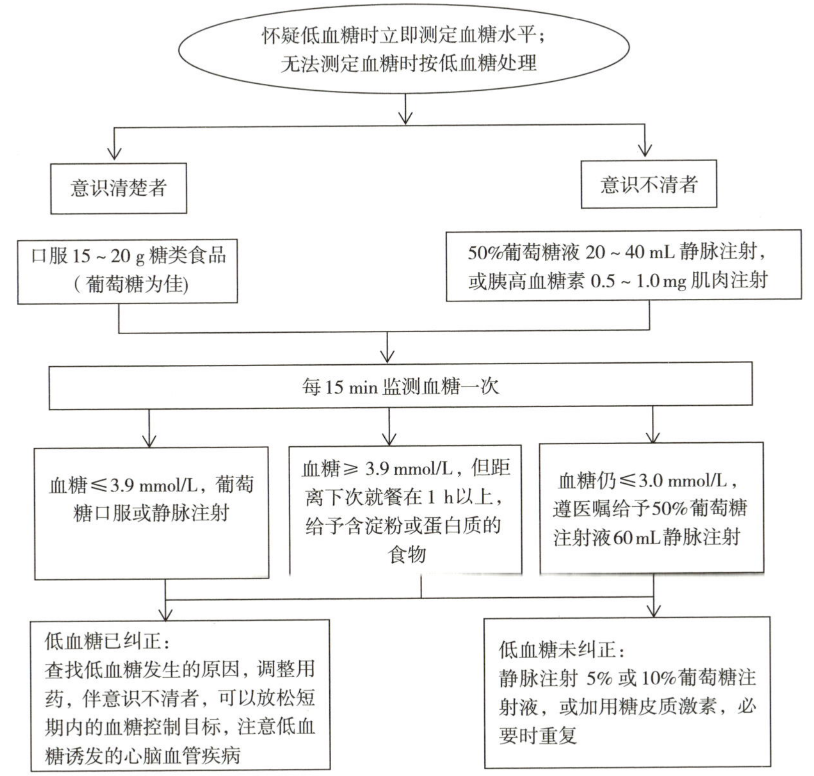

第三节　返流误吸

【概述】

返流（regurgitation）指由于贲门松弛或胃内压力过高等原因，胃内容物逆流到咽喉腔的现象。误吸（aspiration）指由于患者咽喉部反射迟钝或消失，胃内容物进入气道，造成气道阻塞或吸入性肺炎。麻醉下返流更危险，因为是一种“无声”的动作，不易被发现，更容易发生误吸，最常见于麻醉诱导和苏醒期以及牵拉腹腔脏器时。

【应急处理流程】

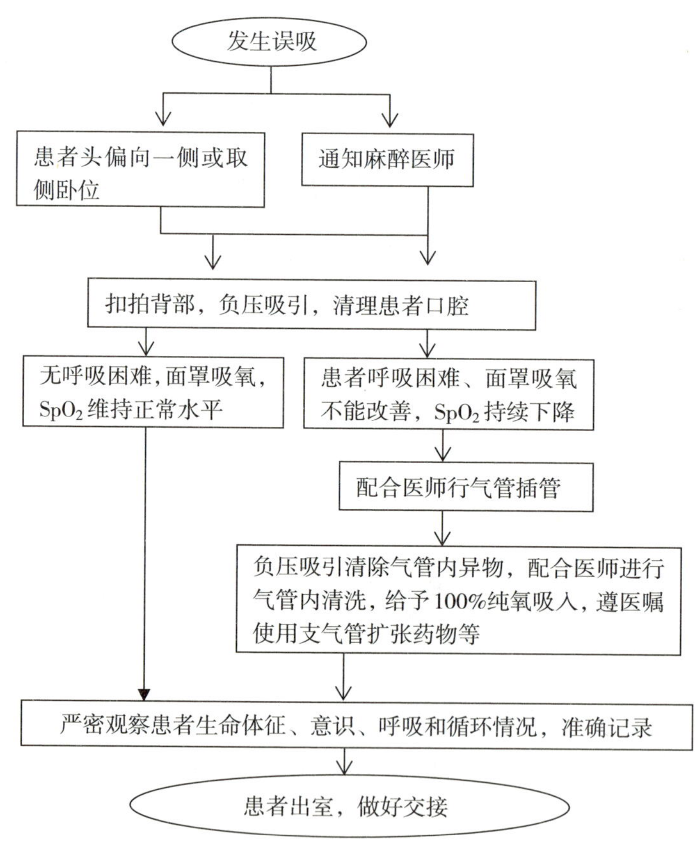

第四节　呼吸道梗阻

【概述】

呼吸道梗阻（airway obstruction）是指呼吸道的任何部位发生梗阻或者狭窄，阻碍气体交换导致阻塞性呼吸困难。导致呼吸道梗阻的原因有舌后坠、呼吸道分泌物增多、误吸、喉痉挛、支气管痉挛及手术因素。

【应急处理流程】

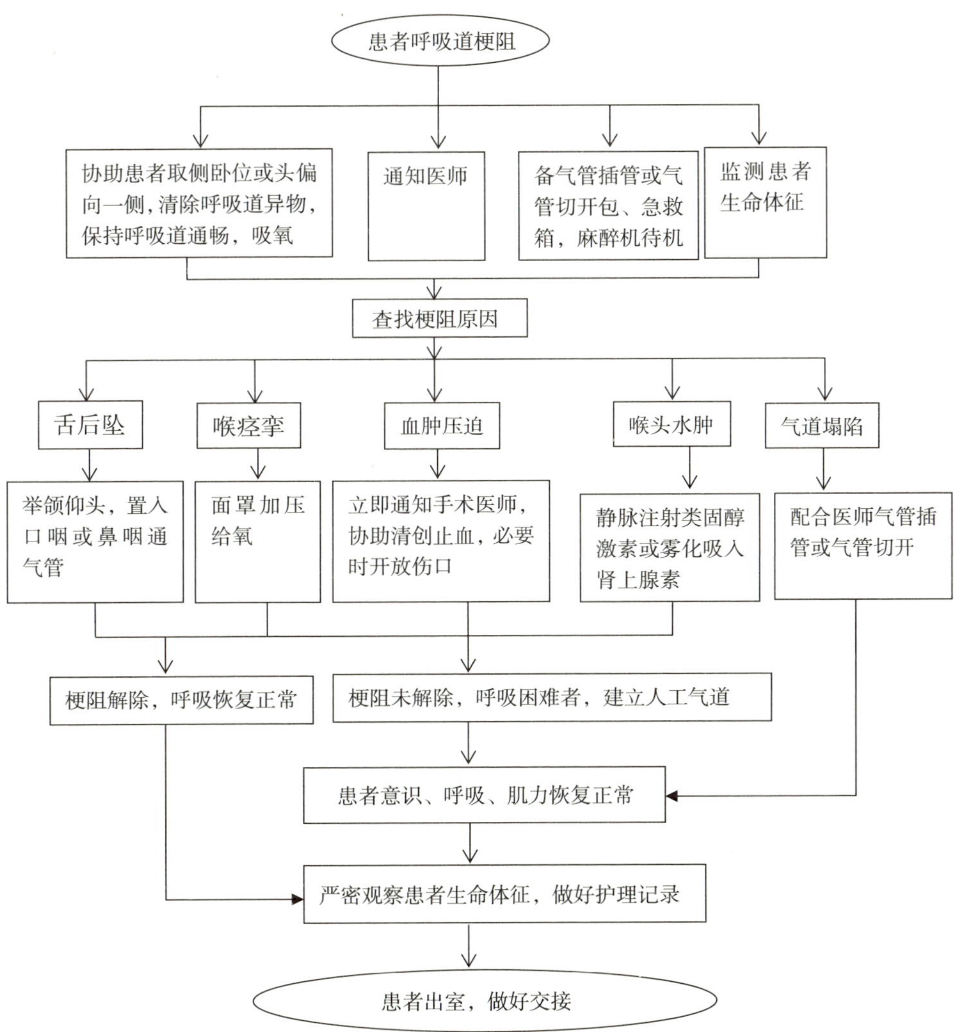

第五节　局麻药全身毒性反应

【概述】

局麻药的全身毒性反应（local anesthetic toxicity）主要表现为中枢神经系统和心血管系统异常，是由于局麻药误入血管、给药量过多以及作用部位加速吸收等因素导致药物血液浓度过高所引起。临床表现中的中枢神经系统毒性反应，常常早于心血管毒性反应，最初表现为头晕、耳鸣、目眩和口舌麻木，进一步发展为肌肉抽搐、意识消失、惊厥和深度昏迷；心血管系统毒性反应常表现为心肌收缩力下降、难治性心律失常和周围血管张力下降，最终导致循环衰竭。

一旦发生全身毒性反应，应立即停止用药，吸入氧气，症状轻者给予镇静类药物预防和控制抽搐；症状重者除给予对症药物外，必要时行气管插管术，呼吸心跳停止时，则应立即进行心肺复苏。

【应急处理流程】

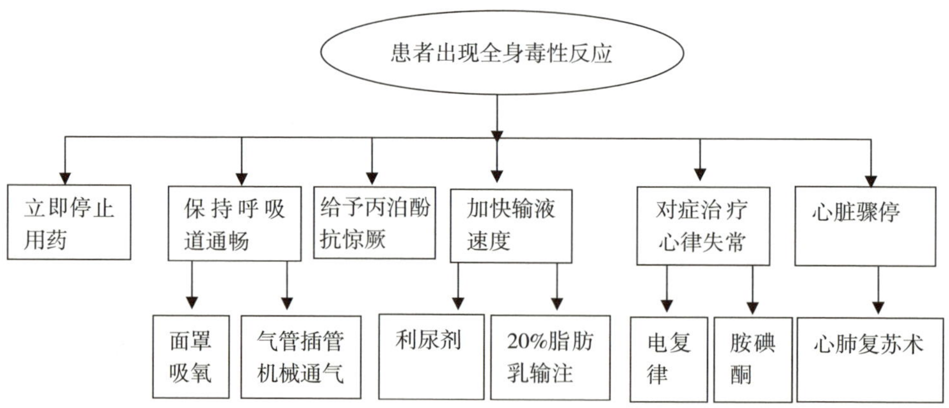

第六节　全脊髓麻醉

【概述】

全脊髓麻醉（total spinal anesthesia）是指硬脊膜外隙阻滞时局麻药意外注入蛛网膜下隙，致全部脊神经被阻滞，患者可在数分钟内发生呼吸困难、血压下降、意识模糊，甚至呼吸停止，甚至心脏骤停。

一旦发生全脊髓麻醉应立即给予呼吸支持，加快输液速度，并静注血管收缩药；若心搏骤停，立即进行心肺复苏。

【应急处理流程】

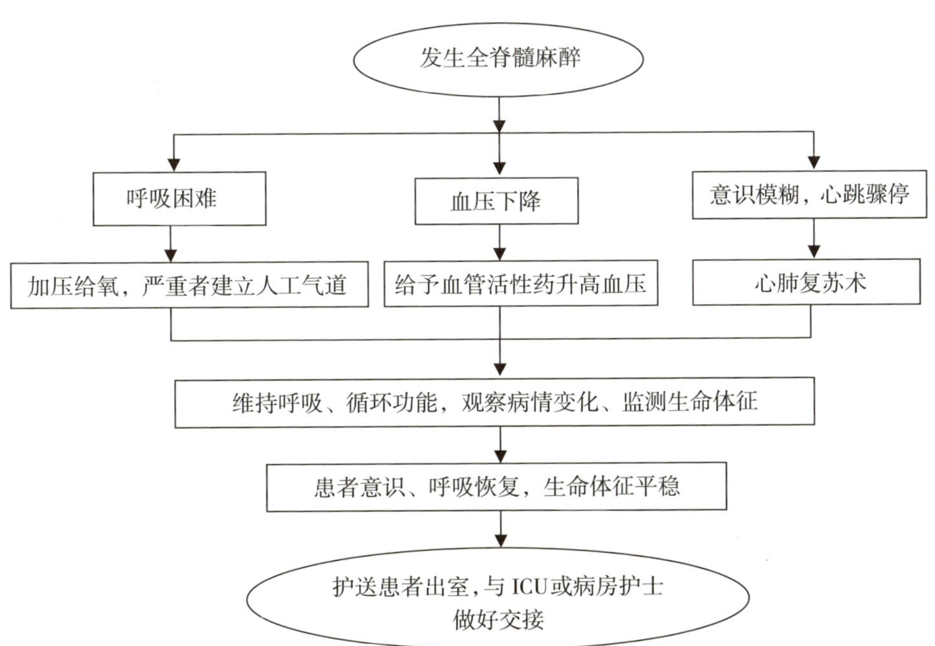

第七节 呼吸抑制

【概述】

呼吸抑制（respiratory depression）是由于通气不足，吸气突然中断，呼吸运动短暂地突然受到抑制。其具体临床征象表现为如下方面：

1. 呼吸节律不规则，频率减慢，有呼吸动作但无有效通气。

2. SpO_2≥91%无低氧血症；86%≤SpO_2≤90%为低氧血症；SpO_2≤85%为严重低氧血症。

3. $P_{et}CO_2$>5.3 kPa时，说明存在通气抑制，患者不同的通气障碍会有不同的波形表现。

4. PaO_2<8 kPa或$PaCO_2$>6.67 kPa。

5. 潮气量（Vt）、功能残气量（FRC）、第一秒用力呼气容积（FEV1）明显降低，无效腔与潮气量比率（Vd/Vt）大于0.3。

6. 心电图：可间歇性出现期前收缩、心律失常及ST段变化。

对任何原因造成的呼吸抑制，应立即进行有效人工通气，通气方式依呼吸抑制程度不同。如患者有自主呼吸，但频率慢或潮气量不足，可行辅助呼吸予以适当补偿。如患者无自主呼吸，必须行控制呼吸，成人呼吸频率为10～15次/min，小儿20～30次/min，婴儿30～40次/min，潮气量8～12 mL/kg。压力为0.7～1.5 kPa，呼吸比值保持在1∶1.5或1∶2。

【应急处理流程】

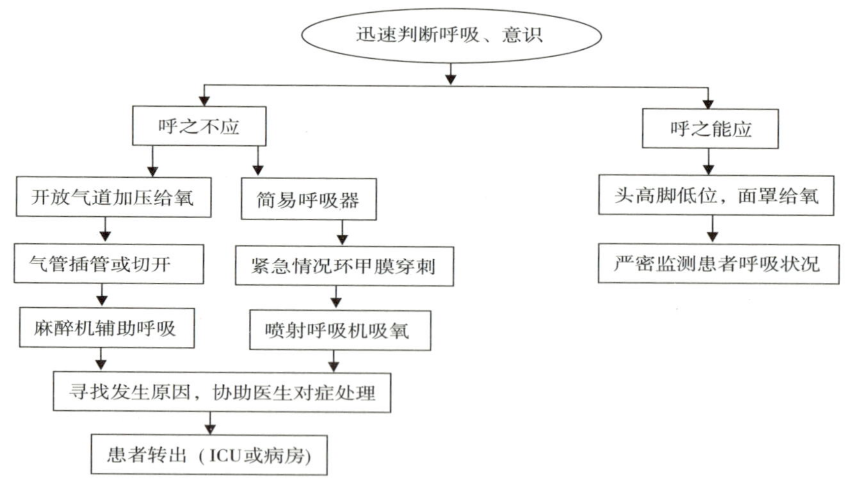

第八节 气管导管非计划拔管应急流程

【概述】

非计划性拔管（unplanned endotracheal extubation UEE）是指意外地拔除气管导管，包括患者自我拔管及意外脱管，是机械通气重症患者常见的不良事件，可引起支气管痉挛、吸入性肺炎等并发症，威胁患者生命安全。

【应急处理流程】

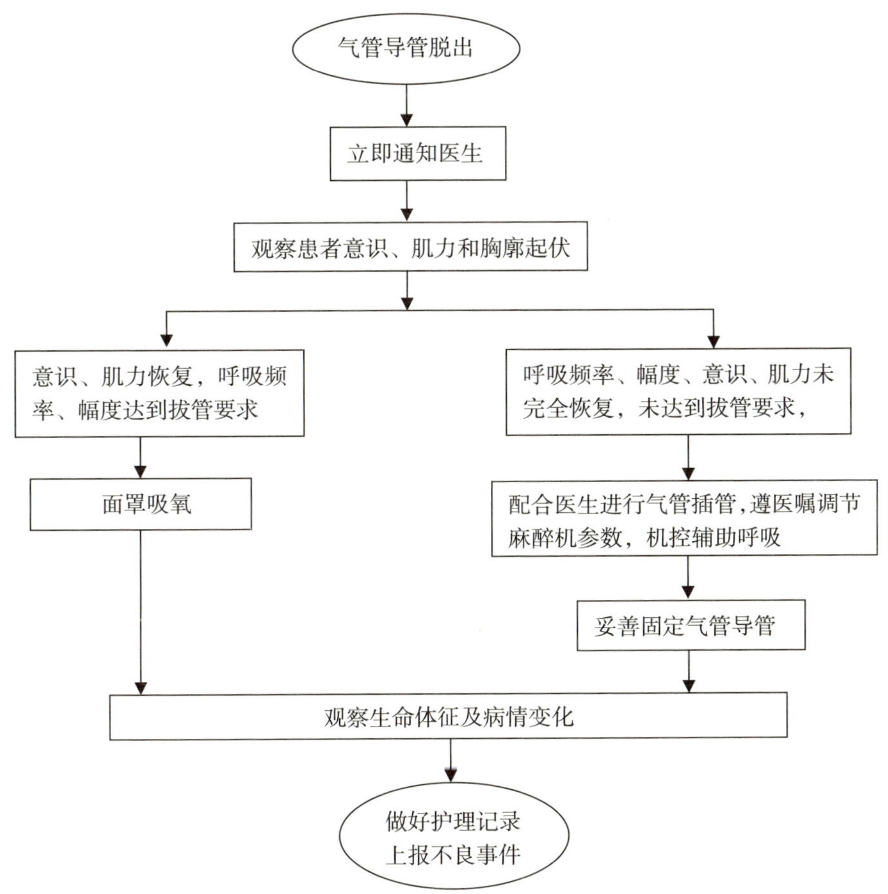

第九节 引流管路脱出应急流程

【概述】

伤口放置引流管的目的是排出局部或体腔内的积血、积液等，起到预防和治疗感染的作用。非计划拔管（unplanned extubation UE）是指患者未达到拔管指征而将各种管路自行拔除，或者由于医护人员操作不当导致管路意外脱落，是住院患者较容易发生的不良事件之一。对于非计划拔管，防范大于处置。

【应急处理流程】

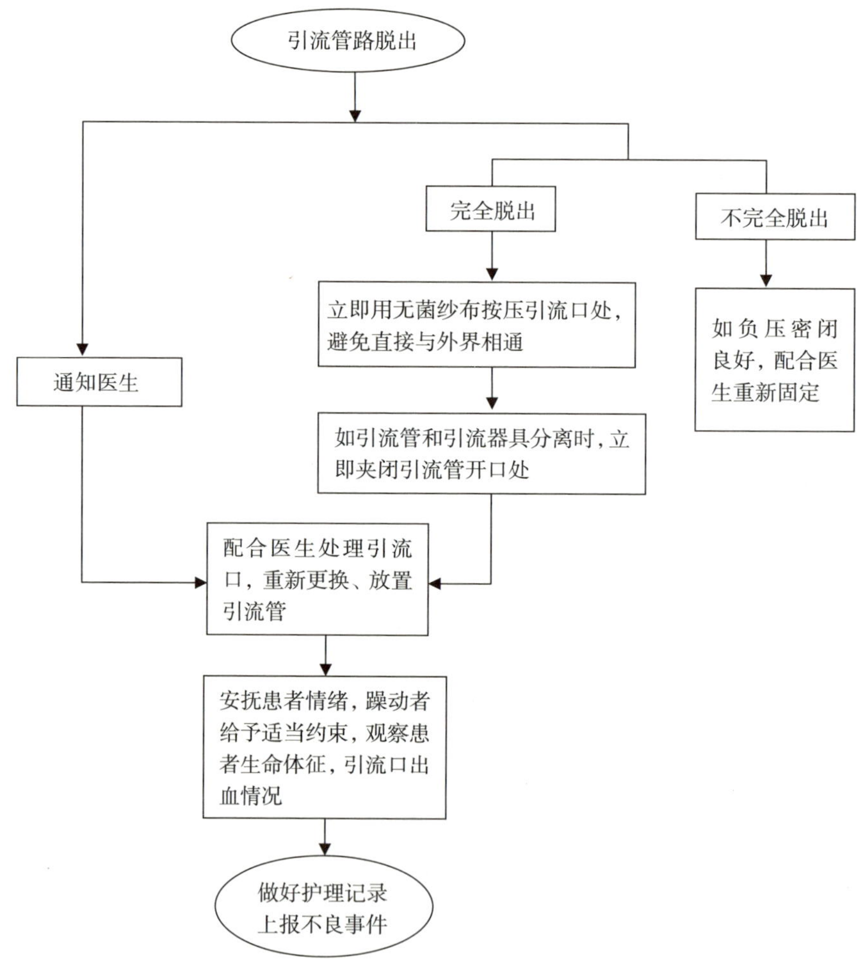

第十节 发生坠床的应急流程

【概述】

坠床是住院患者严重的意外事件，多发生于老年、小儿和烦躁、谵妄、行动不便及病情变化的患者。手术后患者坠床往往会导致进一步的身体损伤、骨折、功能障碍，甚至死亡。应对患者进行风险评估，加强防护，规避风险。

【应急处理流程】

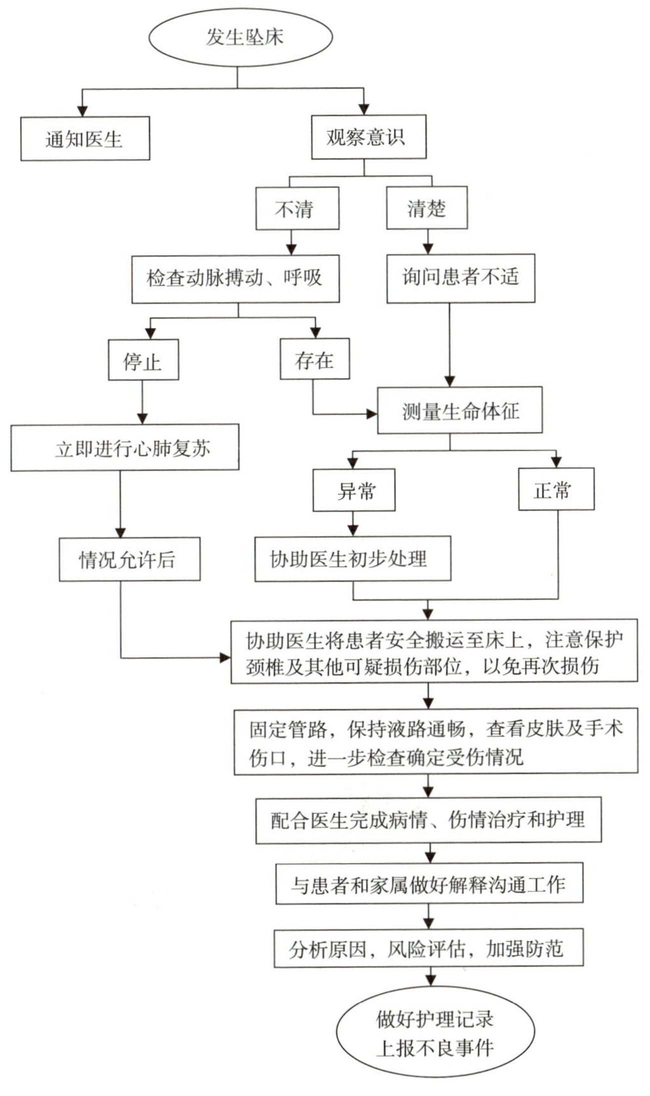

第六章　麻醉医师基本操作的医护配合

为加快手术台的周转，缩短接台时间，很大比例手术在预麻间开展麻醉准备工作，麻醉护士配合麻醉医师完成相关操作，可以提高医师无菌操作的规范性及工作效率；同时在保障患者安全，提高患者满意度方面有显著改善。

第一节　椎管内麻醉的医护配合

【医护配合】

（一）麻醉前准备

1. 患者身份识别：严格执行查对制度，至少同时使用姓名、年龄两项核对患者身份，确保对正确的患者实施正确的操作。

2. 监护：进行血压、血氧饱和度、心电监测，严密观察生命体征变化。

3. 用物准备：1%盐酸罗哌卡因注射液、一次性使用麻醉穿刺包（或一次性使用腰硬联合麻醉穿刺包）、0.9%氯化钠注射液100 mL（或10%葡萄糖注射液100 mL、灭菌注射用水）、碘伏、免洗手消毒液等（图6–1–1）。

准备好麻醉机、负压吸引系统、面罩、气管插管和复苏用具，并确保仪器性能完好，使其处于备用状态。遵医嘱准备盐酸麻黄碱注射液、硫酸阿托品注射液等药物。

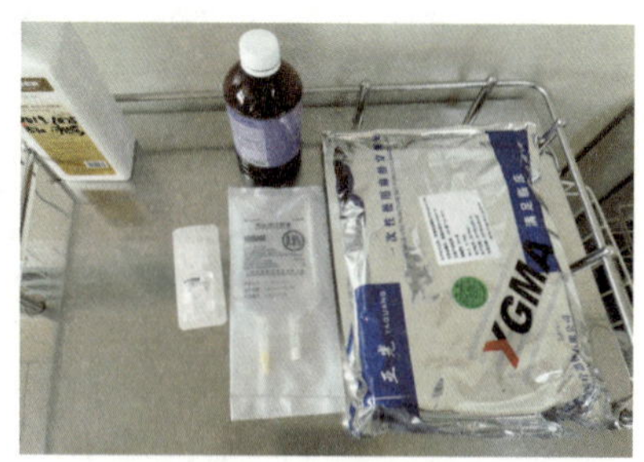

图6–1–1　蛛网膜下隙阻滞用物

4. 心理护理：患者在手术室陌生的环境里，易产生紧张、焦虑等不良情绪，要主动关心患者，亲切的问候与适当的称呼，使之有安全感。同时，有针对性地向患者介绍麻醉及手术有关知识，消除其紧张急躁的情绪。

5. 保证有效的静脉通路：椎管内麻醉使交感神经节前纤维被阻滞，血管扩张，有效循环血量相对减少，可导致血压下降，因此，要保证有效的静脉通路，便于补液用药。可静脉输入500～1000 mL平衡液，预防血压降低。

（二）麻醉过程中的医护配合

1. 体位：协助患者取侧卧位，护士一手置于患者颈部，另一手置于腘窝处，使患者大腿贴近腹壁，头尽量向胸部屈曲，腰背部向后弓成弧形，同时背部与床面垂直并平齐床边缘（图6-1-2）。如果患者下肢骨折，则需两人配合，一人站于床尾，牵引患肢；另一人站于患者前方，一手置于颈部，一手置于腘窝处，由站于患者上方的人发令翻转，使患者取侧卧位，健侧腿屈曲，患侧腿取功能位，背部向后屈曲，与床面尽可能垂直。站于患者前面的护士用自己的身体拦挡患者，避免发生坠床。

2. 麻醉医师定位，消毒，穿刺，注药。穿刺过程中护士告知患者不要扭动身体或用力咳嗽，以免增加腹压，造成硬膜外间隙变狭窄造成穿刺失败。操作过程中，监测生命体征，及时发现患者心律、血氧饱和度的异常。

3. 麻醉穿刺成功后，协助麻醉医生变动患者体位，调节麻醉平面。如果患者行蛛网膜下隙硬膜外联合阻滞，需妥善固定硬膜外导管，变动体位时，要防止导管扭折或脱出。

4. 严密观察患者血压，脉搏，呼吸的变化，血压每3 min测量一次，发现异常及时报告医生。

5. 用物根据《消毒技术规范》和《医疗废物管理条例》做相应的处理。

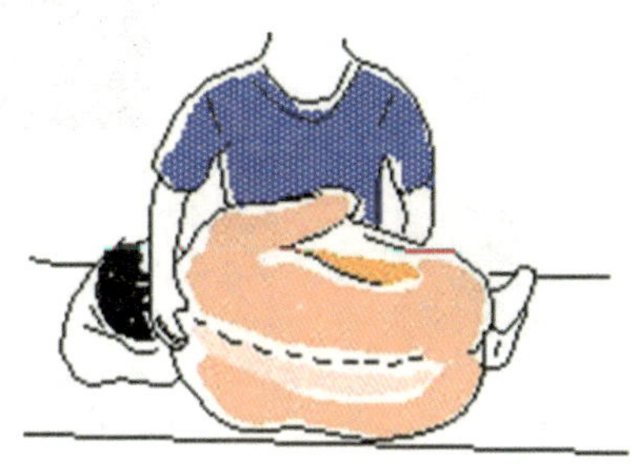

图6-1-2　配合摆放麻醉体位

（三）麻醉完成后的护理配合

1. 遵医嘱补液，监测并记录生命体征。

2. 倾听患者主诉，观察患者病情变化，及时发现并处理并发症。

3. 同巡回护士核对患者信息，携带患者影像资料等物品，送患者入手术间。

第二节　超声引导下周围神经阻滞的医护配合

【医护配合】

（一）麻醉前准备

1. 患者身份识别：严格执行查对制度，至少同时使用姓名、年龄两项核对患者身份，确保对正确的患者实施正确的操作。

2. 监护：为患者进行血压、血氧饱和度、心电监测，严密观察生命体征变化。

3. 用物准备：神经刺激针、20 mL注射器、1%盐酸罗哌卡因注射液、0.9%氯化钠注射液100 mL、神经刺激仪（必要时备）、透明贴膜、医用脱脂纱布块、消毒棉棒、超声机、无菌保护套、耦合剂及免洗手消毒液（图6-2-1、图6-2-2）。

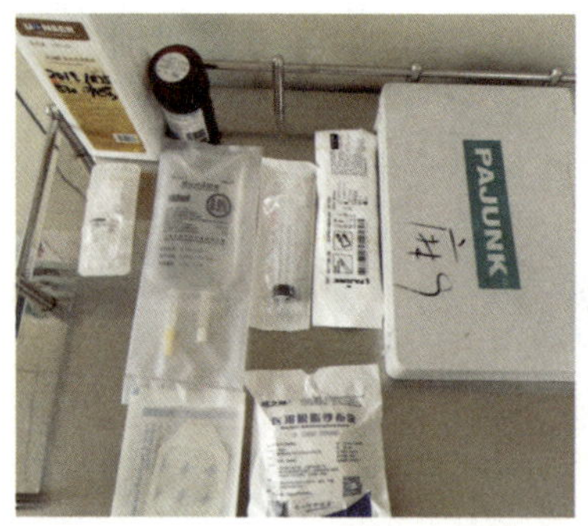

图6-2-1　用物准备

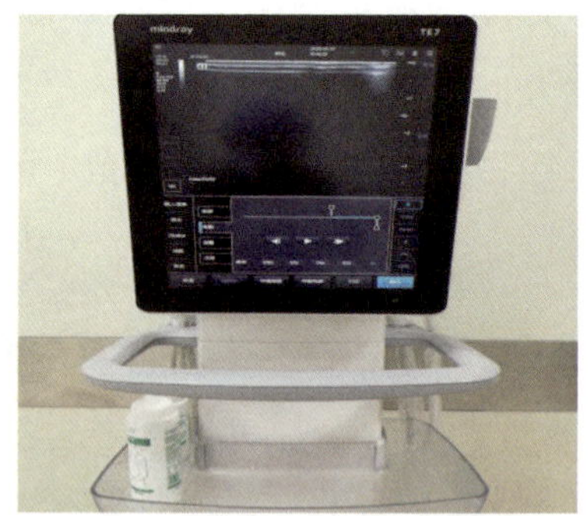

图6-2-2　超声仪准备

同时备好麻醉机、负压吸引系统、面罩、气管导管和复苏用具并保证性能完好；准备硫酸阿托品注射液、盐酸麻黄碱注射液和咪达唑仑注射液等药物。

5.心理护理：通常患者对手术及麻醉有关医学知识了解较少，可能会有恐惧、焦虑的情绪，适当向患者介绍手术室内的环境及与麻醉相关的准备工作，正确地引导患者了解手术及麻醉知识，减轻其思想负担，增加患者对手术及麻醉的自信心。

6.保证有效的静脉通路。

（二）麻醉过程中的医护配合

1.体位：协助患者取合适的体位。

（1）臂丛神经阻滞

1）肌间沟入路：患者仰卧，去枕，头偏向对侧，手臂紧贴身体（图6-2-3、图6-2-4）。

2）锁骨上入路：患者仰卧，去枕，头偏向对侧，患侧肩下垫一薄枕以充分暴露锁骨上窝和颈部肌肉（图6-2-5、图6-2-6）。

3）锁骨下入路：患者仰卧，去枕，头偏向对侧，患侧肩下垫一薄枕使肩关节充分外展。

4）腋径路：患者仰卧，患侧上肢肩部外展90°，肘部外旋屈曲，呈“举手礼”状（图6-2-7、图6-2-8）。

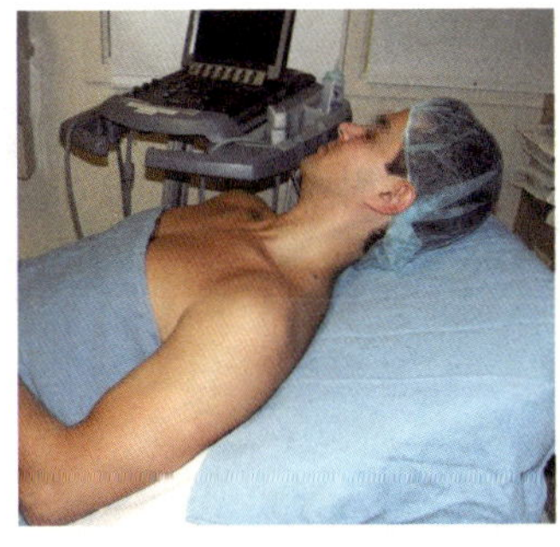

图6-2-3　肌间沟入路体位图

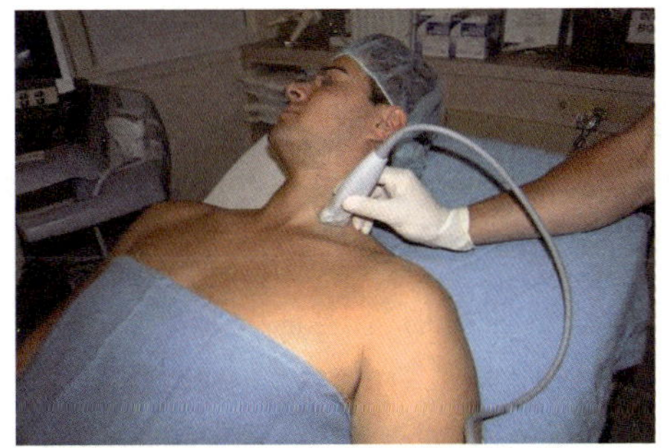

图6-2-4　肌间沟入路超声探头位置

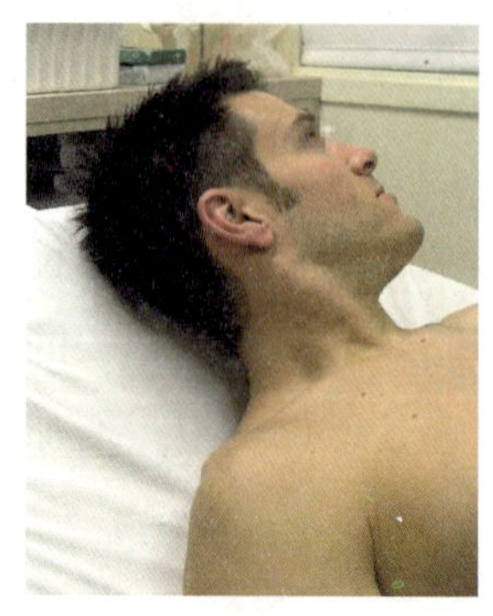

图6-2-5　锁骨上入路体位图

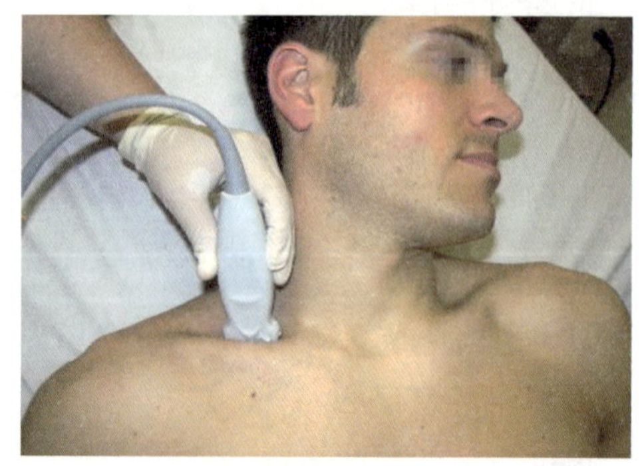

图6-2-6　锁骨上入路超声探头位置

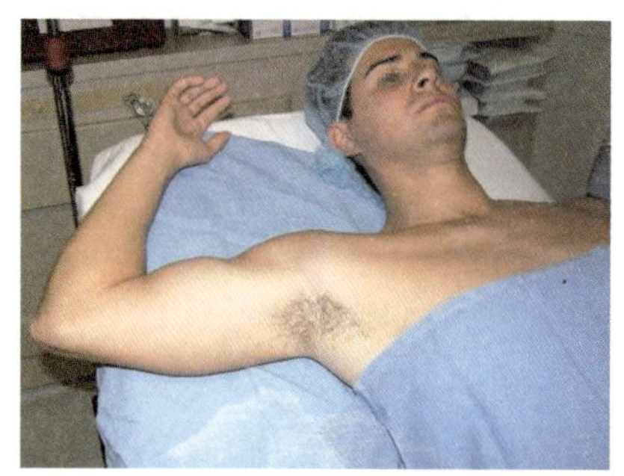

图6-2-7　腋径路体位

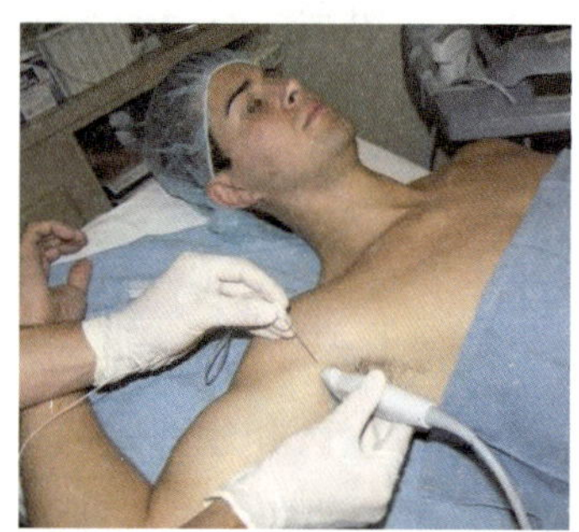

图6-2-8　腋径路超声探头位置

（2）颈丛神经阻滞：患者仰卧，去枕，头偏向对侧，双上肢自然平放于身体两侧。

2.协助麻醉医师定位、消毒，医师穿刺成功后固定穿刺针，护士回抽注射器确认无血、无气、无液，缓慢注射局麻药。注射药物时，要感受有无阻力，若有阻力，及时告知医师，并且医师每次改变针的位置或者方向后都要回抽，确保无血、无液、无气再注入麻药，注射药物过程中，保持和患者的交谈并观察各项生命体征。

3.局麻药注射完毕，医师拔出神经刺激针，用棉签压住针眼处至不出血，在针眼处垫一块纱布，用穿刺薄膜封闭穿刺部位。

4.协助患者取合适体位，整理床单位。密切观察生命体征，询问患者感受，如有异常，及时报告医生。

5.将超声机待机，用物根据《消毒技术规范》和《医疗废物管理条例》

做相应的处理。

（三）麻醉完成后的护理配合

1. 遵医嘱补液，监测并记录生命体征。

2. 倾听患者主诉，观察患者病情变化，及时发现并处理并发症。

3. 同巡回护士核对患者信息，携带患者影像资料等物品，送患者入手术间。

第三节 超声引导下中心静脉穿刺置管术的医护配合

【概述】

中心静脉穿刺置管术（Central Venous Catheterization）是把一种特制的导管经皮肤穿刺留置于中心静脉腔内（锁骨下静脉、颈内静脉、股静脉）（图6-3-1），利用其测定各种生理学参数并进行相关诊断及治疗，同时也可建立长期的输液途径。

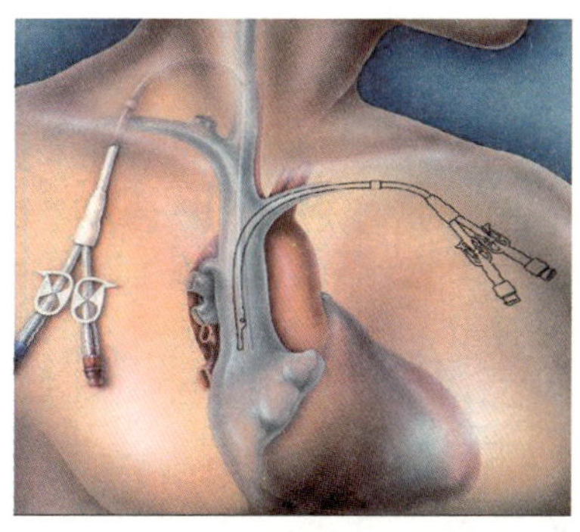

图6-3-1 经左锁骨下静脉与右颈内静脉置入

【适应证】

1. 监测中心静脉压（CVP）、肺动脉压（PAP）、肺小动脉楔压（PAWP）及心排出量（CO）。

2. 各种原因引起的创伤、休克、心力衰竭等危重患者。

3. 失血、脱水及血容量不足，需大量补液、输血或应用血管活性药物的患者。

4. 心脏直视手术、创伤失血多的手术。

5. 需要长期输液或接受完全静脉内营养治疗的患者。

【禁忌证】

1. 上腔静脉综合征者。

2. 穿刺部位有感染者。

3. 凝血功能障碍。

4. 长期放置心脏起搏器电极者。

【医护配合】

（一）置管前准备

1. 患者身份识别：严格执行查对制度，至少同时使用姓名、年龄两项核对患者身份，确保对正确的患者实施正确的操作。

2. 监护：为患者进行血压、血氧饱和度、心电监测，严密观察生命体征变化。

3. 保证有效的静脉通路。

4. 用物准备：一次性压力传感器套件、加压输血袋、0.9%氯化钠注射液500 mL（软包装袋）、一次性中心静脉导管包、盐酸利多卡因注射液、5 mL注射器、肝素钠注射液、碘伏、超声机、耦合剂、无菌保护套及免洗手消毒液。

5. 心理护理：告知患者操作的目的以及在操作过程中会产生疼痛感，切忌紧张与躲闪，以防造成穿刺失败。

（二）操作中的医护配合

1. 体位

（1）颈内静脉穿刺置管术：患者去枕平卧，头低位20°且后仰，垫高肩膀，头转向对侧（图6-3-2）。

（2）锁骨下静脉穿刺置管术：患者上肢垂于体侧并略外展，头低位15°，垫高肩膀，使锁肋间隙张开，头转向对侧。

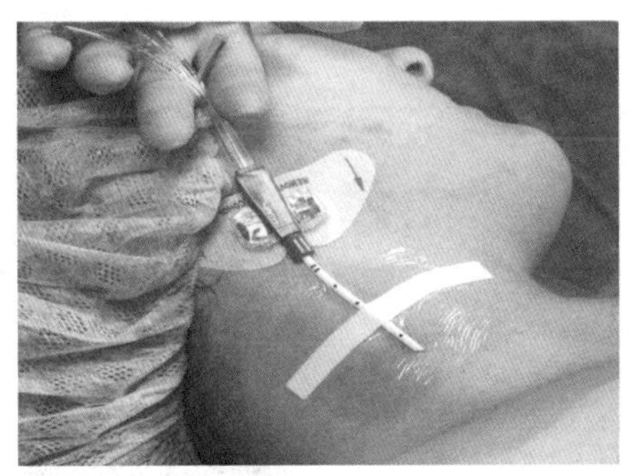

图6–3–2　颈内静脉穿刺置管术体位

2. 使用加压输血袋将内含肝素钠的0.9%氯化钠注射液挂在输液架上，打开换能器冲管开关，使小壶内液面超过1/2，继续向测压管内预充液体至最末端，向加压输血袋内注气至300 mmHg，关闭注气囊开关。

3. 将多参数监护仪缆线与一次性压力传感器套件内导线相连接，调节监护仪上CVP监测参数。

4. 医师打开中心静脉导管包，护士将碘伏倒入合适容器；医师行常规消毒铺巾，注意铺无菌单要达到最大无菌化，随后将中心静脉导管包中的各种组件准备好，护士协助医师定位。

5. 医师进行穿刺、置管、固定。置管结束后，护士将测压管充分排气，对光检查并确认导管内无气泡，协助医师将测压管与中心静脉导管主腔紧密连接。

6. 检查并确保测压通路通畅，观察多参数监护仪上是否出现CVP波形。

7. 打开换能器上冲管开关进行冲管，观察小壶内液体流速，判断导管通畅程度。将换能器置于患者心脏水平（平卧位时位于腋中线与第4肋间交叉处）（图6–3–3），妥善固定。

8. 校零：调整换能器上三通方向，使换能器与大气相通，按下多参数监护仪上“归零ABP”键，参数仪显示校零成功（图6–3–4）。

9. 调整换能器上三通方向，使换能器与动脉留置导管相通，待多参数监护仪上CVP出现清晰、正确的波形，读取值。

10. 医师将导管另一端抽回血、冲管后，护士协助医师将静脉端液体与导管另一侧紧密连接。

11. 用物根据《消毒技术规范》和《医疗废物管理条例》做相应的处理。

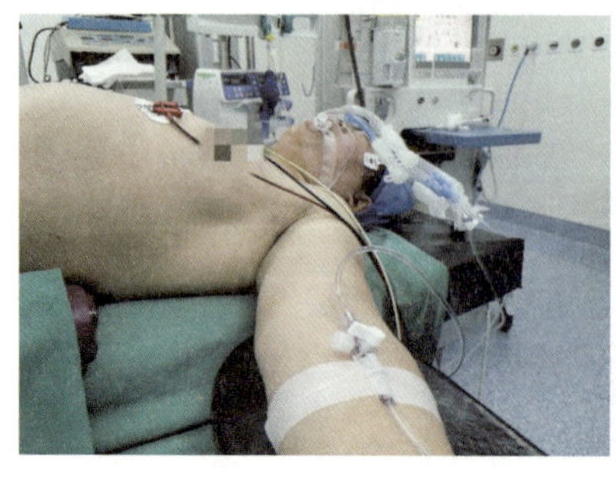

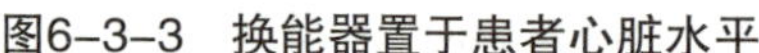

图6-3-3　换能器置于患者心脏水平

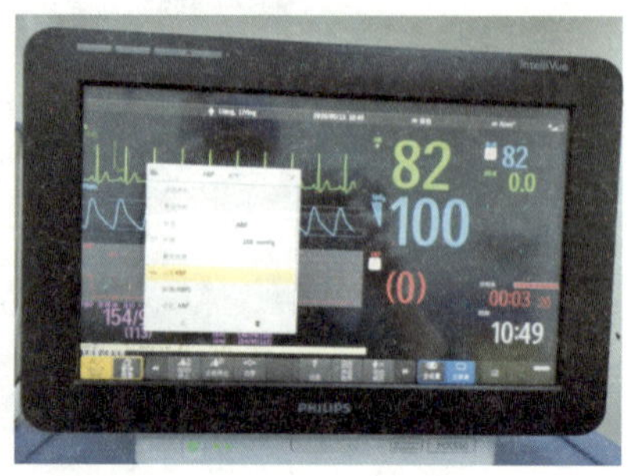

图6-3-4　监护仪调节归零

第四节　动脉穿刺置管术的医护配合

【概述】

动脉穿刺置管术（arterial puncture）是指经皮穿刺动脉并留置导管在动脉（如桡动脉、肱动脉、股动脉）腔内，经此通路进行治疗或监测的方法。

【适应证】

1. 各类危重患者和复杂的大手术及有大出血的手术。
2. 严重低血压、休克等需反复测量血压的患者。
3. 体外循环心内直视术、需行低温和控制性降压的手术。
4. 需反复采取动脉血样作血气分析等测量的患者。
5. 不能行无创测压者。
6. 要使用血管活性药物严格调控血压的患者。

【医护配合】

（一）操作前准备

1. 患者身份识别：严格执行查对制度，至少同时使用姓名、年龄两项核对患者身份，确保对正确的患者实施正确的操作。

2. 监护：为患者进行血压、血氧饱和度、心电监测，严密观察生命体征变化。

3. 维持有效的静脉通路。

4. 用物准备：一次性压力传感器套件、加压输血袋、0.9%氯化钠注射液500 mL（软袋）、一次性换药包、动脉留置针、肝素钠注射液、5 mL注射器、透明贴膜、免洗手消毒液、盐酸利多卡因注射液、托手板、小枕、胶布（图6–4–1）。

5. 心理护理：告知患者操作的目的以及在操作过程中会产生疼痛感，切忌紧张与躲闪，以防造成穿刺失败。

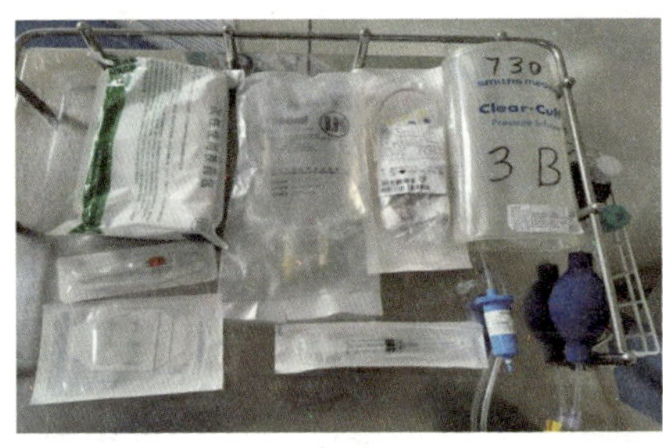

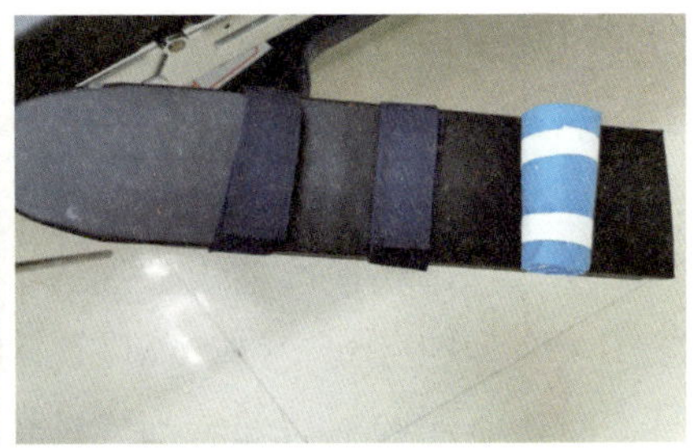

图6–4–1　用物准备

（二）操作中的医护配合

1. 体位：患者取平卧位，前臂伸直，掌心向上，在手臂下垫托手板，腕部垫小枕使手背屈曲，并将手指固定在拖手板上，使桡动脉尽量贴近皮肤。

2. 使用加压输血袋将内含肝素钠的0.9%氯化钠注射液挂在输液架上，打开换能器上冲管开关，使小壶内液面超过1/2，继续向测压管内预充液体至最末端导管，向加压输血袋内注气至300 mmHg，关闭注气囊开关。

3. 将多参数监护仪缆线与一次性压力传感器套件内导线相连接，调节监护仪上IABP监测参数。

4. 行桡动脉穿刺置管前，医师进行Allen试验。Allen试验方法步骤：①术者用双手同时按压桡动脉和尺动脉。②嘱患者反复用力握拳和张开手指5～7次至手掌变白。③松开对尺动脉的压迫，继续压迫桡动脉，观察手掌颜色变化。若手掌颜色10 s之内迅速变红或恢复正常，表明尺动脉和桡动脉间存在良好的侧支循环，即Allen试验阴性，可以经桡动脉进行置管；相反，若10 s手掌颜色恢复欠佳，Allen试验阳性，这表明手掌侧支循环不良，不应选择桡动脉穿刺置管。

5. 医师消毒皮肤、局部麻醉、定位、穿刺。在穿刺过程中，护士与患者的交谈，并告知患者不要躲闪，防止穿刺失败。

6. 穿刺成功，医师固定动脉留置针，护士将固定的胶布撕开，取掉小枕使手腕成自然位，协助医生固定留置针及导管。

7. 测压管充分排气，对光检查并确认导管内无气泡，协助医师将测压管与动脉留置针紧密连接连，妥善固定。

8. 检查并确保测压通路通畅，观察多参数监护仪上是否出现动脉压力波形。

9. 打开换能器上冲管开关进行冲管，观察小壶内液体流速，判断导管通畅程度。将换能器置于患者心脏水平（即腋中线与第4肋间交叉处），妥善固定。

10. 校零：调整换能器上三通方向，使换能器与大气相通，按下多参数监护仪上“零点”键，参数仪显示校零成功。

11. 调整换能器上三通方向，使换能器与动脉导管相通，待多参数监护仪上IABP出现清晰、正确的波形，读取数值。

12. 用物根据《消毒技术规范》和《医疗废物管理条例》做相应的处理。

【并发症的预防与护理】

1. 防止血栓形成：在进行桡动脉穿刺前进行Allen试验，用以判断尺动脉掌浅弓的血流是否充足；保证冲洗装置通畅，压力适宜；密切观察置管远端肢体血运情况，发现缺血征象如皮肤颜色苍白、发凉等异常情况，应立即拔管。包扎固定不宜过紧或环形包扎。

2. 预防空气栓塞：当冲洗液排气不彻底，管道连接不紧密，抽取血标本时容易进入空气，因此在操作时管路连接要紧密，并注意冲洗液的量，防止滴空。

第七章　麻醉科基本护理技术操作

第一节　麻醉机操作流程

【概述】

麻醉机（anaesthesia machine）是能将麻醉药物和非麻醉性气体提供给患者，并能对全身麻醉或危重患者进行呼吸管理的一种医疗设备。目前，临床上使用的多功能麻醉机结构复杂、功能齐全，具有电子和电脑控制的呼吸管理系统、监测仪器及安全报警系统，可更好地保障患者的医疗安全。

【适应证】

供临床对成人、小儿及新生儿进行全身麻醉和呼吸管理。

【操作步骤】

以谊安7400A麻醉机为例（表7–1–1）。

表7–1–1　麻醉机操作步骤

程　序	序　号	步　骤
仪　表	1	仪表端庄、着装整洁、符合职业要求
核　对	1	双人核对医嘱单与治疗单
	2	环境：安静整洁、光线充足
操作前准备	1	用物 治疗车下层：麻醉机、呼吸回路、气囊、简易呼吸器、心电监护仪、电极片5～7个、生理盐水、吸引器、吸氧面罩、一次性吸氧装置、吸痰管、纱布数块、弯盘、笔、麻醉恢复室护理记录单、免洗手消毒液、听诊器； 治疗车下层：医用废物收集袋、生活废物收集袋
操作过程	1	核对医嘱单与治疗单
	2	备麻醉机，连接电源气源，备监护仪及吸引装置

续表

程　序	序　号	步　骤
操作过程	3	（1）评估麻醉机各项性能，检查是否漏气； （2）确保呼吸回路、气囊、流量传感器及压力采样管安装正确； （3）检查吸气呼气阀、APL阀、风箱、呼吸回路和气囊等； （4）检查流量旋钮、机控手控开关，确保压力表指针在0位、挥发罐处于关闭状态，钠石灰量、色及质正常； （5）封闭呼吸管路，关闭APL阀，手控，堵住呼吸螺纹管Y形接头患者端，快速充氧，确认回路内压力保持稳定不少于10 s
	4	开电源，麻醉机调为机控状态
	5	遵医嘱调节各参数（氧流量、潮气量、吸呼比及呼吸频率等），检查气路密闭性
	6	口述：成人氧流量1～2 L/min，潮气量6～8 mL/kg，吸呼比1：（1.5～2），呼吸频率10～16次/min（小儿16～20次/min），压力上限30～35 cmH_2O
	7	【注】至少做2～3 min的模拟呼吸循环
	8	护士：洗手、戴口罩
	9	患者带气管导管入恢复室
	10	将患者安置在麻醉机监护仪一侧，核对
	11	根据病情取合适体位
	12	评估患者 （1）病情、手术名称、麻醉方式、年龄、意识、呼吸、肌力、生命体征、面色、肢体活动、情绪状态、合作程度、是否耐受气管导管； （2）气管导管固定、导管气囊压力及气道情况，伤口敷料，引流管、尿管及液体，皮肤温度及全身皮肤情况； （3）心肺肝肾功能、既往史、过敏史等
	13	口述：患者带气管导管，意识未恢复，无自主呼吸，四肢无活动
	14	将麻醉机调节至机控状态并将患者气管导管与麻醉机呼吸管路相连接
	15	进行血氧、心电、血压等监护
	16	查看麻醉机运转情况，观察患者胸廓起伏，听诊双肺呼吸音，观察患者生命体征
	17	洗手、记录
	18	口述：密切观察患者病情、生命体征及麻醉机运转情况
	19	口述：患者意识恢复，自主呼吸恢复，肌力恢复
	20	遵医嘱麻醉机调为手控，打开APL阀 【注】可按“快速充氧键”为气囊充气，便于观察呼吸

续表

程　序	序　号	步　骤
操作过程	21	指导患者呼吸，适时唤醒，必要时利用麻醉机手控辅助患者呼吸。如患者自主呼吸差，潮气量少可遵医嘱再将呼吸模式转为机控
	22	密切观察呼吸及肌力恢复情况，注意潮气量及呼吸频率的变化，做好监护及与患者的沟通，做好心理护理
	23	口述：患者意识恢复、定位准确，呼吸有力，保护性反射恢复，血氧饱和度为95%以上；肌力恢复好，四肢活动好，握拳有力，抬头大于5 s，达到拔管条件
	24	向患者告知，指导拔管注意事项，取得合作
	25	备齐用物，将气管导管与麻醉机呼吸管路分离
	26	在麻醉医师指导下拔管
	27	拔管后遵医嘱给予面罩吸氧或鼻塞吸氧，必要时利用麻醉机给予纯氧吸入
	28	关闭麻醉机氧流量，关麻醉机
	29	整理床单位，根据病情取合适体位
	30	密切观察病情及生命体征，如有异常及时通知医师给予相应处理
	31	再次核对患者
	32	整理用物
操作后处理	1	根据《医疗废物处理条例》和《消毒技术规范》进行处理
	2	洗手，记录：在恢复室护理记录单上记录病情与处置、时间、生命体征，麻醉机调节的相关参数，签全名

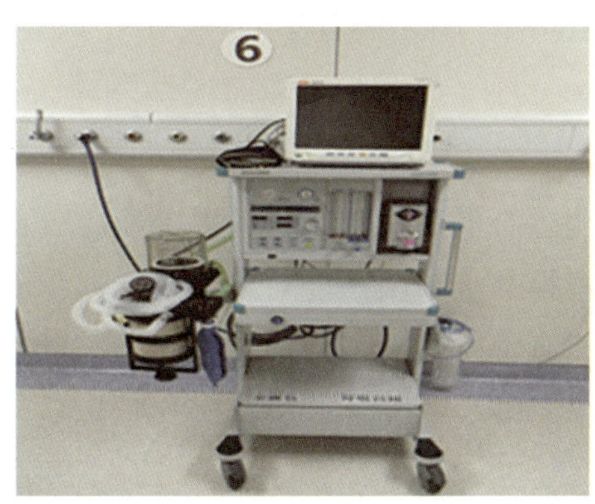

图7–1–1　谊安7400A麻醉机

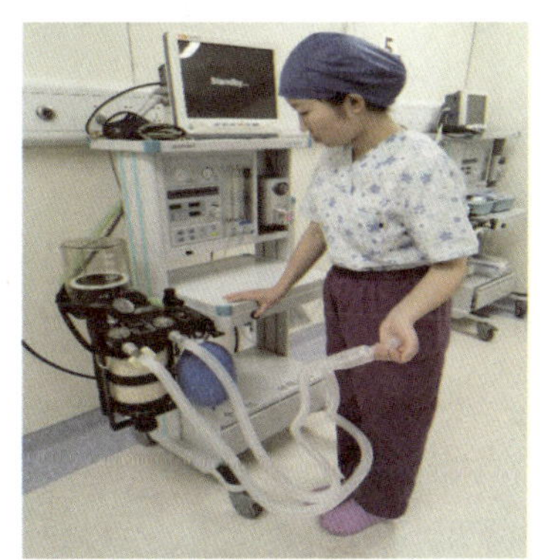

图7–1–2　封闭呼吸管路，关闭APL阀，手控堵住呼吸螺纹管Y形接头患者端，快速充氧

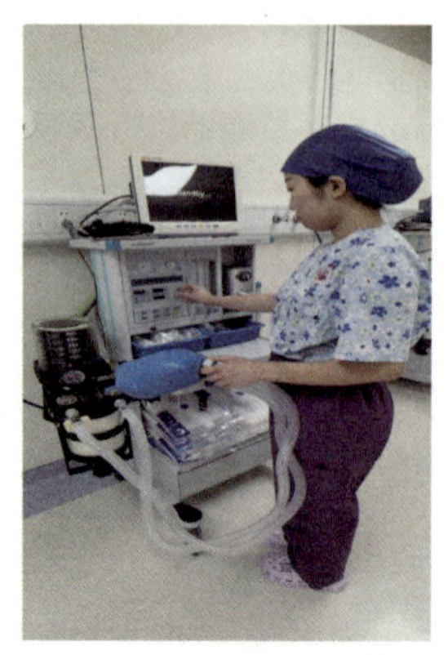

图7-1-3 遵医嘱调节各参数

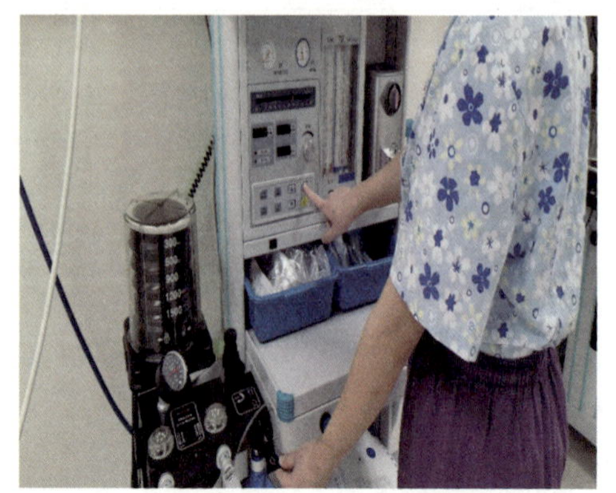

图7-1-4 麻醉机调为手控并使APL阀处于打开状态

【注意事项】

1. 整个系统必须连接正确。

2. 使用前检查麻醉机供氧压力是否正常，中心供氧管道供气正常工作压力为0.3～0.4 MPa。

3. 将机器用于人之前，必须做2～3 min的模拟呼吸循环，以检测机器的工作状态，若有报警，应分析原因，及时排除报警因素。

4. 钠石灰吸收剂按需更换。

第二节 心电监护仪的使用

【概述】

心电监护仪能同时监测患者的动态心电图、呼吸、体温、血压、血氧饱和度和脉率等生理参数，还可设置报警上下限。能对患者进行连续的监测，及时发现医务人员感觉器官一时不能察觉或来不及察觉的危急情况，使患者得到及时抢救，在降低死亡率、减少并发症、提高医疗护理质量上发挥了确切的功效。

【适应证】

1. 心肺复苏。

2. 心律失常的高危患者。

3. 危重症需心电监护的患者。

4. 需心电监护的某些诊断和治疗性操作。

【禁忌证】

无绝对禁忌证。

【并发症】

皮肤发红、破损。

【操作步骤】

表7-2-1　心电监护仪操作步骤

程　序	序　号	步　骤
仪　表	1	仪表端庄、着装整洁、符合职业要求
核　对	1	双人核对医嘱单与治疗单
评　估	1	患者：病情、年龄、意识、生命体征、心肺肝肾功能、用药史、酒精过敏史
	2	操作部位：皮肤有无破损、炎症等，有无心脏起搏器、动静脉瘘，以及上肢活动度、末梢循环等情况
	3	仪器：检查监护仪各性能是否良好，根据患者年龄选择合适的袖带
	4	心理状态：情绪反应、心理需求
	5	合作程度：患者对此项操作的认识及配合程度
	6	环境：安静、整洁、光线充足
操作前准备	1	护士：洗手、戴口罩
	2	用物 治疗车上层：治疗单、心电监护仪、电极片5～7个、75%酒精或生理盐水、纱布数块、弯盘、笔、记录单、免洗手消毒液，必要时备备皮包、屏风；治疗车下层：医用废物收集袋、生活废物收集袋
	3	患者：根据病情取合适的体位
操作过程	1	携用物至床旁，查对患者及腕带信息（2个以上查对点），告知患者，取得合作
	2	协助患者取舒适体位
	3	妥善固定导线，连接电源
	4	按开机键开机

续表

<table>
<tr><th>程　序</th><th>序　号</th><th colspan="2">步　骤</th></tr>
<tr><td rowspan="23">操作过程</td><td>5</td><td colspan="2">在电极片空白处标注“放置时间”</td></tr>
<tr><td>6</td><td colspan="2">血氧饱和度监测</td></tr>
<tr><td>7</td><td colspan="2">血氧饱和度监测指套套在患者指端，确保指甲遮住探头光线（建议食指）</td></tr>
<tr><td>8</td><td colspan="2">口述：不得在同一侧肢体行血压和血氧测量</td></tr>
<tr><td>9</td><td colspan="2">心电监测</td></tr>
<tr><td>10</td><td colspan="2">解开患者衣扣，暴露胸部</td></tr>
<tr><td>11</td><td colspan="2">口述：胸部多毛者给予备皮</td></tr>
<tr><td>12</td><td colspan="2">操作部位：用磨砂片（或用75%酒精或生理盐水纱布）擦拭贴电极片部位的皮肤</td></tr>
<tr><td>13</td><td colspan="2">口述：电极片位置应避开除颤部位</td></tr>
<tr><td>14</td><td colspan="2">口述：长期应用者建议每48 h更换一次电极片</td></tr>
<tr><td rowspan="2">15</td><td rowspan="2">导联连接</td><td>五导联
1. 右上（RA）：右锁骨中线第1肋间（或锁骨下靠近右肩）；
2. 左上（LA）：左锁骨中线第1肋间（或锁骨下靠近左肩）；
3. 右下（RL）：右锁骨中线剑突水平处（或右下腹）；
4. 左下（LL）：左锁骨中线剑突水平处（左下腹）；
5. 中间（C）：胸骨左缘第四肋间</td></tr>
<tr><td>三导联
1. 右上（RA）：右锁骨中线第1肋间（或锁骨下靠近右肩）；
2. 左上（LA）：左锁骨中线第1肋间（或锁骨下靠近左肩）；
3. 左下（LL）：左锁骨中线剑突水平处（左下腹）</td></tr>
<tr><td>16</td><td colspan="2">血压监测</td></tr>
<tr><td>17</td><td colspan="2">血压计袖带缠绕于患者上臂中部，下缘距离肘窝2～3 cm，袖带上动脉标识在肱动脉搏动处，以伸入一指为宜</td></tr>
<tr><td>18</td><td colspan="2">参数设置：正确设定监护导联，调节振幅</td></tr>
<tr><td>19</td><td colspan="2">边操作边口述：选择监护导联，一般选择Ⅱ导联进行监护</td></tr>
<tr><td rowspan="3">20</td><td rowspan="3">报警设置</td><td>根据患者实际监测数值及病情调整报警上下限</td></tr>
<tr><td>口述：设置报警范围为当前值±20%</td></tr>
<tr><td>根据医嘱设置血压测定时间，并调整报警范围</td></tr>
<tr><td>21</td><td colspan="2">口述：监护过程中严密观察并记录心电监护各参数的变化，发现异常及时报告医生，观察局部皮肤情况，如有问题及时处理</td></tr>
<tr><td>22</td><td colspan="2">整理固定导联线，观察生命体征，确认波形正确</td></tr>
<tr><td>23</td><td colspan="2">再次核对治疗单、患者及腕带信息（2个以上查对点）</td></tr>
</table>

续表

<table>
<tr><th>程　序</th><th>序　号</th><th colspan="2">步　骤</th></tr>
<tr><td rowspan="10">操作过程</td><td>24</td><td colspan="2">告知注意事项，进行健康指导。</td></tr>
<tr><td>25</td><td colspan="2">洗手，记录</td></tr>
<tr><td>26</td><td colspan="2">停止监护</td></tr>
<tr><td>27</td><td colspan="2">携用物至床旁，查对患者及腕带信息（2个以上查对点），告知患者，取得合作</td></tr>
<tr><td>28</td><td colspan="2">进行测量，并记录停止监测时间及数值</td></tr>
<tr><td>29</td><td colspan="2">将各导联线连同电极片与患者分离</td></tr>
<tr><td>30</td><td colspan="2">关闭监护仪，切断电源</td></tr>
<tr><td>31</td><td colspan="2">用生理盐水纱布擦净电极片处皮肤</td></tr>
<tr><td>32</td><td colspan="2">整理床单位，根据病情协助患者取合适体位</td></tr>
<tr><td>33</td><td colspan="2">将仪器带回，清洁擦拭，导线与仪器分离，充足电，袖带清洁备用</td></tr>
<tr><td rowspan="5">操作后处理</td><td>1</td><td colspan="2">用物：依据《消毒技术规范》和《医疗废物管理条例》做相应处理</td></tr>
<tr><td>2</td><td colspan="2">护士：洗手</td></tr>
<tr><td>3</td><td rowspan="3">记　录</td><td>在治疗单上打钩、记录时间、签全名</td></tr>
<tr><td>4</td><td>在记录单上记录监测时间、数值，签全名</td></tr>
<tr><td>5</td><td>如系危重患者，在危重护理记录单上记录监测时间、数值、心电波形、局部皮肤情况，签全名</td></tr>
</table>

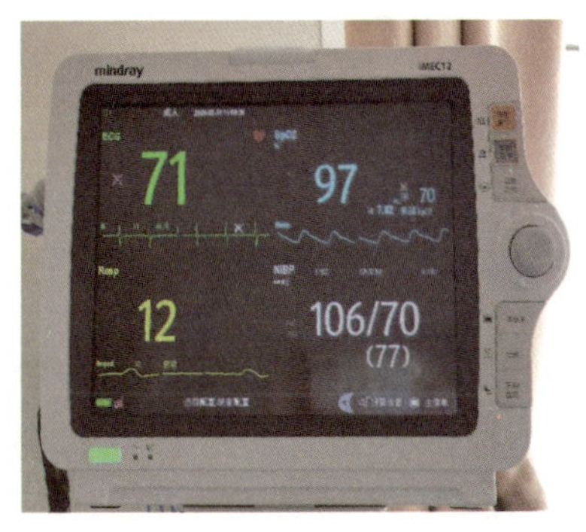

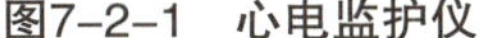

图7-2-1　心电监护仪

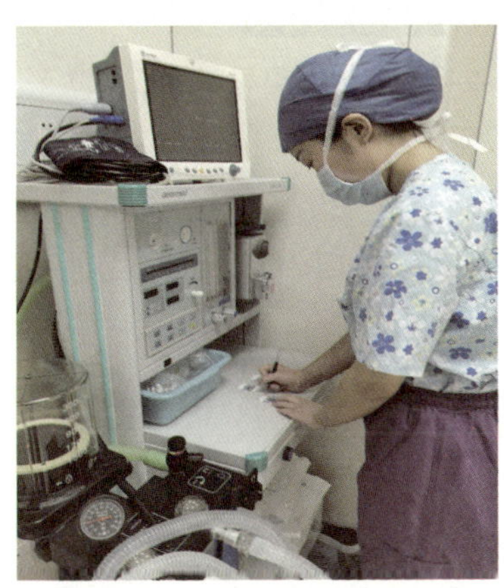

图7-2-2　在电极片空白处标注“放置时间”

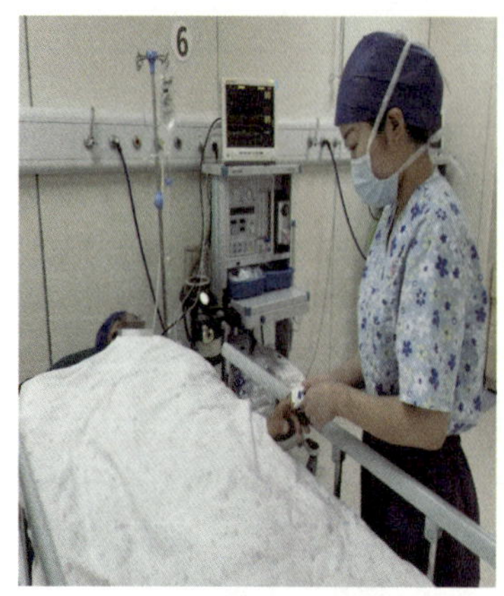

图7-2-3　连接血氧饱和度指套

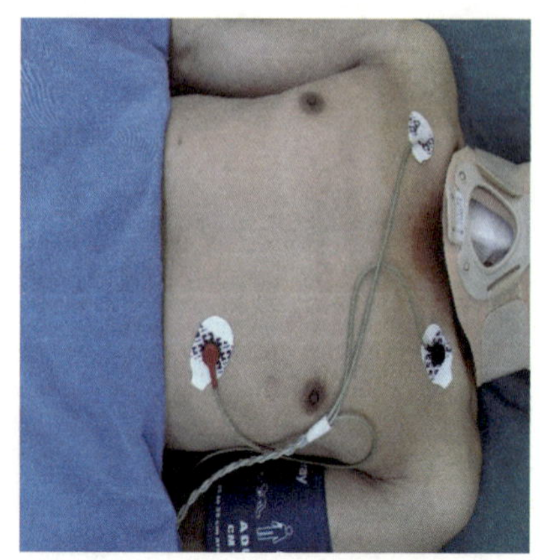

图7-2-4　连接心电导联（三导联）

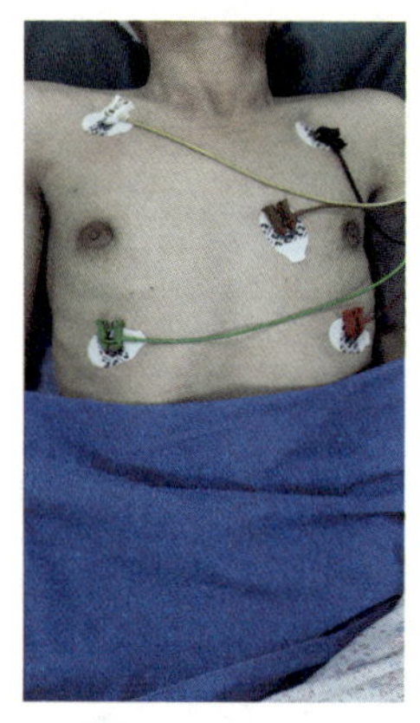

图7-2-5　连接心电导联（五导联）

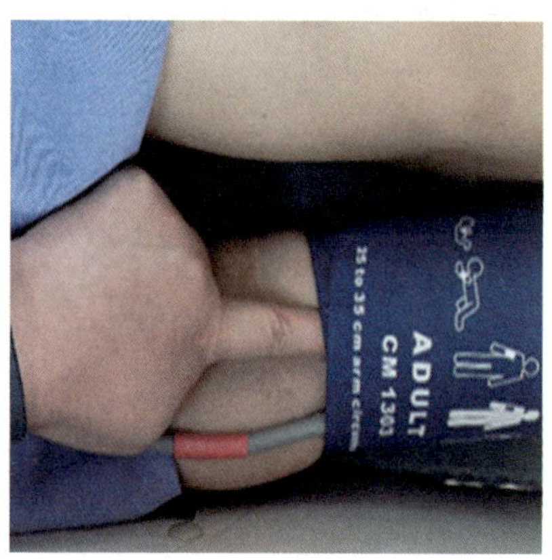

图7-2-6　正确连接血压计袖带

【注意事项】

1. 监测过程中，患者和医护人员不要拉扯电极线和导联线，监护仪附近避免电磁干扰。

2. 对酒精过敏者用盐水湿纱布代替，胸部多毛者放置电极片处应剃毛，电极应与皮肤密切接触，48～72 h更换一次电极片，破损或出汗时随时更换，定期更换电极片的位置，防止皮肤过敏或破溃。

3. 导联部位准确，一般选Ⅱ导联，放置电极时留出心前区，以备除颤时放置电极板。

4. 监测血氧饱和度过程中患者指甲不能过长，不能有任何染色物、污垢或是灰指甲。如果监测时间过长应更换手指。

5. 血氧探头放置位置应与测血压手臂分开，因为在测血压时阻断血流，此时测不出血氧饱和度，屏幕显示血氧饱和度数据不准确。

6. 成人、儿童和新生儿的测量袖带是有区别的，必须使用不同规格的袖带，而且测压时应注意以下问题。

（1）血压袖带专人专用，成人、儿童袖带分开。

（2）袖带展开后应缠绕在患者肘关节上2～3 cm处，松紧程度以能够插入一指为宜。

（3）手臂应和心脏保持平齐，袖带充气时应嘱患者不要讲话或活动肢体。

（4）测压手臂不宜同时用来测量体温，会影响体温数值的准确性。

（5）不应在静脉滴注或有严重创伤处测量血压，否则会造成血液回流或伤口出血。

（6）连续监测的患者，必须做到每班放松袖带1～2次，病情允许时最好间隔6～8 h更换一次监测部位，防止连续监测同一部位，给患者造成不必要的皮肤损伤。

（7）躁动、肢体痉挛时有很大误差，严重休克、心率小于40次/min，或大于200次/min时需与人工测量结果相比较。

7. 对角安放白色和红色电极以便获得最佳呼吸波。

【维护及保养】

1. 设备定期清洁（清洁剂可用75%酒精），使用后清洁消毒。

清洁步骤如下。

（1）关闭电源并断开电源线。

（2）使用柔软的棉球吸附适量的清洁剂擦拭显示屏。

（3）使用柔软的布吸附适量的清洁剂擦拭设备表面。

（4）必要时使用干布擦去多余的清洁剂。

（6）若有患者分泌物污染可先用含氯消毒液擦拭再用清水擦拭晾干。

（7）将设备放置在通风阴凉处风干。

2. 如果导线上有胶布等残留物使用胶带去污剂擦拭效果较好，用后将导线妥善放置好。血压袖带应拆卸下来之后用含氯消毒液浸泡15～20 min，再用清水冲洗晾干备用。

3. 监护仪导线勿折叠、受压，过长的导线可绕成较大的圆圈扎起，妥善放置备用筐内。一次性使用的物品必须丢弃。

4. 切勿对心电监护仪及附件进行高温、高压及浸泡消毒，避免接触酸碱等腐蚀性气体和液体。

5. 处于备用状态的监护仪应放在通风干燥处，避免潮湿，定期充电，一般每周一次，由专人负责保管。

6. 避免频繁开关仪器，暂停使用仪器时按“待机”即可，不必关机。

7. 工作人员操作前洗手、修剪指甲，以免损坏触摸按键或荧光屏。

8. 专人管理，定期检查、消毒、维修和保养。

第三节　中心供氧装置吸氧法

【概述】

氧气吸入术（oxygen inhalation）是常用的改善呼吸的技术之一。通过给氧增加吸入空气中氧的浓度，以提高动脉血氧分压和动脉血氧饱和度，增加动脉血氧含量，从而预防和纠正各种原因所造成的组织缺氧。

【适应证】

1. 肺活量减少：因呼吸系统疾患而影响肺活量者，如哮喘、支气管肺炎或气胸等。

2. 心肺功能不全：使肺部充血而致呼吸困难者，如心力衰竭。

3. 各种中毒引起的呼吸困难者：氧不能由毛细血管渗入组织而缺氧，如巴比妥类药物中毒、麻醉剂中毒或CO中毒等。

4. 昏迷患者：如脑血管意外或颅脑损伤。

5. 其他：如某些外科手术前后患者、大出血休克患者、分娩时产程过长或胎心异常患者等。

【并发症】

并发症包括无效吸氧、气道黏膜干燥、氧中毒、晶体后纤维组织增生、腹胀、感染、鼻衄、肺组织损伤、烧伤、过敏反应以及二氧化碳麻痹。

【操作步骤】

以鼻塞式中心供氧装置吸氧为例（表7-3-1）。

表7-3-1　中心供氧装置操作步骤

程　序	序　号	步　骤
仪　表	1	仪表端庄、着装整洁及符合职业要求
核　对	1	双人核对医嘱与治疗单
评　估	1	患者：病情、年龄、意识、生命体征、呼吸状况及缺氧程度
	2	操作部位：患者鼻腔有无出血或分泌物阻塞，有无鼻息肉、鼻中隔偏曲等
	3	心理状态：情绪反应和心理需求
	4	合作程度：患者对此项操作的认识及配合程度
	5	环境：安静、整洁及光线充足
操作前准备	1	护士：洗手和戴口罩
	2	用物 治疗车上层：治疗单、氧流量表、一次性吸氧装置1套、用氧记录单、手电筒、笔、棉签、弯盘、免洗手消毒液及治疗碗内盛清水、上盖纱布、纱布2块； 治疗车下层：医用废物收集袋和生活废物收集袋
	3	患者：根据病情取合适体位，嘱排尿
操作过程	1	携用物至床旁，查对患者及腕带信息（2个以上查对点），告知患者，取得合作
	2	协助患者取舒适体位
	3	检查鼻孔，用湿棉签清洁鼻腔
	4	先关闭氧流量开关再安装于中心供氧装置上
	5	检查有无漏气，打开流量表开关，检查氧气流出是否通畅
	6	关闭流量表开关
	7	检查一次性吸氧装置有效期及外包装有无破损
	8	打开一次性吸氧装置，在标签上填写相关内容及签名，贴于吸氧装置
	9	连接一次性吸氧装置与流量表
	10	连接吸氧管与一次性吸氧装置

续表

<table>
<tr><th>程　序</th><th>序　号</th><th colspan="2">步　骤</th></tr>
<tr><td rowspan="19">操作过程</td><td>11</td><td colspan="2">打开流量表开关，遵医嘱调节氧流量</td></tr>
<tr><td>12</td><td colspan="2">检查鼻导管是否通畅
方法1：将鼻导管口靠近面部或手背，感觉有无气流溢出；
方法2：将鼻导管放入清水中，看是否有气泡溢出</td></tr>
<tr><td>13</td><td colspan="2">口述：遵医嘱调节氧流量，一般小儿1～2 L/min；成人2～4 L/min；严重缺氧者4～6 L/min</td></tr>
<tr><td>14</td><td colspan="2">将吸氧管轻轻插入患者清洁鼻腔内</td></tr>
<tr><td>15</td><td colspan="2">进行有效固定</td></tr>
<tr><td>16</td><td colspan="2">再次核对治疗单、患者及腕带信息（2个以上查对点）</td></tr>
<tr><td>17</td><td colspan="2">洗手</td></tr>
<tr><td>18</td><td colspan="2">在治疗单上打钩，记录日期、时间，签全名</td></tr>
<tr><td>19</td><td colspan="2">告知吸氧注意事项及用氧安全</td></tr>
<tr><td>20</td><td colspan="2">口述：吸氧过程中密切观察患者氧气治疗的效果，询问患者感受，发现异常及时报告医生处理</td></tr>
<tr><td>21</td><td colspan="2">遵医嘱，停止吸氧</td></tr>
<tr><td>22</td><td colspan="2">双人核对医嘱单与治疗单</td></tr>
<tr><td>23</td><td colspan="2">携用物至床旁，核对患者及腕带信息（2个以上查对点），告知患者，取得合作。</td></tr>
<tr><td>24</td><td colspan="2">拔出吸氧管，关闭流量表开关</td></tr>
<tr><td>25</td><td colspan="2">将氧流量表与一次性吸氧装置一同取下</td></tr>
<tr><td>26</td><td colspan="2">一次性吸氧装置与流量表分离并弃于医用废物收集袋中</td></tr>
<tr><td>27</td><td colspan="2">取下流量表，放于治疗车下层</td></tr>
<tr><td>28</td><td colspan="2">用纱布为患者擦净口鼻</td></tr>
<tr><td>29</td><td colspan="2">整理病床单位，根据病情协助患者取合适体位</td></tr>
<tr><td rowspan="5">操作后处理</td><td>1</td><td colspan="2">用物：依据《消毒技术规范》和《医疗废物管理条例》做相应处理</td></tr>
<tr><td>2</td><td colspan="2">护士：洗手</td></tr>
<tr><td>3</td><td colspan="2">清洁流量表</td></tr>
<tr><td>4</td><td rowspan="2">记录</td><td>在治疗单上打钩，记录时间，签全名</td></tr>
<tr><td>5</td><td>如系危重患者，则在危重护理记录单上按要求记录</td></tr>
</table>

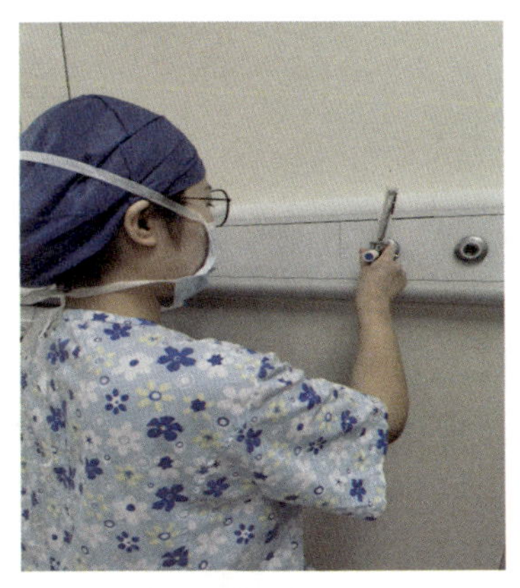

图7-3-1 关闭氧流量开关，安装于中心供氧装置上

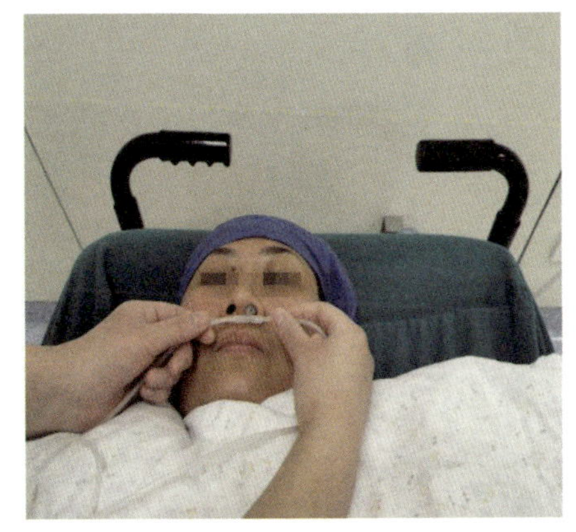

图7-3-2 将吸氧管轻轻插入患者清洁鼻腔内

【注意事项】

1. 严格遵守操作规程，做到防震、防火、防热和防油。

2. 根据医嘱吸氧，不要随意改变氧气流量。

3. 用氧前检查氧气装置有无漏气，是否通畅。

4. 吸氧前检查鼻孔有无肿痛或生理性异常及通气情况。

5. 一般鼻塞置于鼻前庭，切勿塞入过深。

6. 固定导管不宜过紧，以免引起皮肤破损。

7. 氧气必须经过湿化后再吸入，防止吸入干燥氧气损伤鼻黏膜，常用的湿化液有冷开水、蒸馏水，严禁使用生理盐水湿化。

8. 及时清除鼻腔分泌物，防止阻塞，持续给氧者8～12 h更换鼻腔另一侧，双侧鼻腔交替吸氧，减少对鼻黏膜的刺激。

9. 使用氧气时应先调节流量后再插入导管，停用时先拔出导管，再关闭氧气开关。中途改变流量时先将患者与鼻导管分离，调节好流量后再为患者吸氧。

10. 鼻导管应专人专用，防止交叉感染。

11. 用氧过程中应加强监测。根据患者脉搏、血压、精神状态、皮肤颜色及温度及呼吸方式等进行调整，同时可测定动脉血气分析来判断疗效。

第四节　中心负压装置经口（鼻）腔吸痰术

【概述】

吸痰术是指利用负压作用，用导管经口、鼻腔或人工气道将呼吸道分泌物吸出，以保持呼吸道通畅的一种方法。

【适应证】

适用于年老体弱、新生儿、危重及麻醉未醒等不能进行有效咳嗽者。

【并发症】

并发症包括低氧血症、呼吸道黏膜损伤、感染、心律失常、阻塞性肺不张及气道痉挛等。

【操作步骤】

表7-4-1　吸痰操作流程

程　序	序　号	步　骤
仪　表	1	仪表端庄、着装整洁及符合职业要求
核　对	1	双人核对医嘱与治疗单
评　估	1	患者：病情、年龄、意识、生命体征、缺氧程度和吸氧状况，以及痰液的性状，咳嗽、咳痰能力，并听诊呼吸音
	2	操作部位：口腔及鼻腔黏膜有无溃疡，有无鼻咽部手术及疾病，牙齿有无松动、有无活动的假牙
	3	心理状态：情绪反应、心理需求
	4	合作程度：患者对此项操作的认识及配合程度
	5	环境：安静、整洁及光线充足
操作前准备	1	护士：洗手和戴口罩
	2	用物 治疗车上层：壁挂式负压吸引器1套（内盛100 mL含氯消毒液）、治疗单、0.9%氯化钠溶液500 mL、手电筒、一次性吸痰包数个（内含吸痰管1根、无菌纸巾1张、无菌手套1只）、纱布、弯盘、听诊器、免洗手消毒液、治疗巾及一次性吸引管，必要时备张口器和压舌板； 治疗车下层：医疗废物收集袋和生活废物收集袋
	3	患者：根据病情取合适体位

续表

程 序	序 号	步 骤
操作过程	1	携用物至床旁，查对患者及腕带信息（2个以上查对点），告知患者，取得合作
	2	吸氧患者将氧流量调至4～6 L/min
	3	安装壁挂式负压吸引器于中心负压装置上
	4	打开并取出吸引管，连接负压吸引器
	5	调节负压为0.02～0.04 MPa，挂于床旁备用
	6	边操作边口述：根据患者情况及痰液黏稠情况调节负压，一般成人调至0.02～0.04 MPa；儿童<0.02 MPa；压力过大可引起呼吸道黏膜的损伤
	7	患者头部略向后仰，偏向操作者，颌下铺治疗巾
	8	用无菌方式打开吸痰包，右手戴无菌手套取出吸痰管并保持无菌
	9	将吸痰管与吸引管相连接，检查管道是否畅通
	10	**口咽吸引法**
	11	嘱患者张口
	12	口述：昏迷患者可用压舌板、张口器协助开口
	13	打开吸痰管侧孔，右手持吸痰管，从口腔的一侧插入咽喉，同时鼓励患者咳嗽
	14	左手拇指封堵吸痰管侧孔，吸净口咽部分泌物
	15	更换吸痰管，在患者吸气时将吸痰管插入气管适宜深度，封堵吸痰管侧孔开始吸引，左右旋转，自深部向上提拉吸净痰液
	16	吸净痰液后，抽吸0.9%氯化钠溶液冲洗吸引管
	17	**鼻咽和经鼻气管吸引**
	18	用拇指和食指将吸痰管轻而快地插入鼻腔，并在患者吸气时沿着鼻腔壁向深处插入，操作方法同口咽吸痰法
	19	边操作边口述：吸痰过程中，观察患者的面色、呼吸是否改善，以及吸出物的性状等
	20	口述：患者出现发绀、烦躁等情况时停止吸痰
	21	吸痰后分离吸痰管，翻脱下手套包裹吸痰管弃去
	22	用0.9%氯化钠溶液冲洗吸引管
	23	纱布擦净吸引管接口处，挂于床旁备用
	24	擦净患者面部，将氧流量调至吸痰前水平，撤去治疗巾
	25	进行肺部听诊：痰鸣音有无减少或消失
	26	观察口腔黏膜有无损伤

续表

程 序	序 号	步 骤	
操作过程	27	口述：必要时行口腔护理	
	28	整理床单位，根据病情协助患者取合适体位	
	29	再次查对治疗单、患者及腕带信息（2个以上查对点）	
	20	告知注意事项，进行健康指导	
操作后处理	1	用物：依据《消毒技术规范》和《医疗废物管理条例》做相应处理	
	2	护士：洗手	
	3	记录	在治疗单上打钩、记录时间、签全名
	4		如危重患者则需在护理记录单上记录吸痰的时间、吸痰的路径，痰液的颜色、性质和量，吸痰前后的呼吸状况有无改善、肺部听诊痰鸣音有无减少，签全名

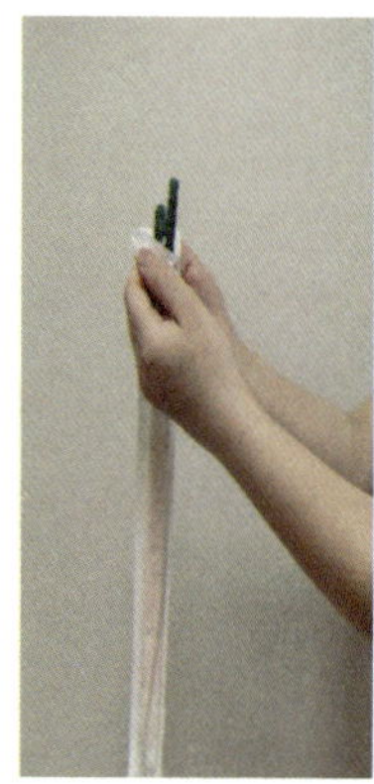
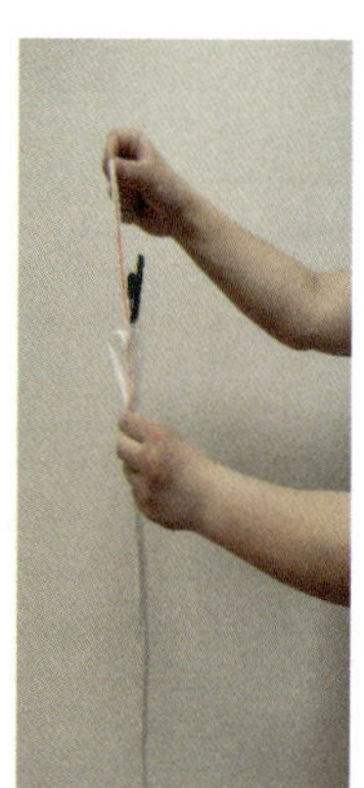

图7–4–1　用正确的方法打开吸痰包

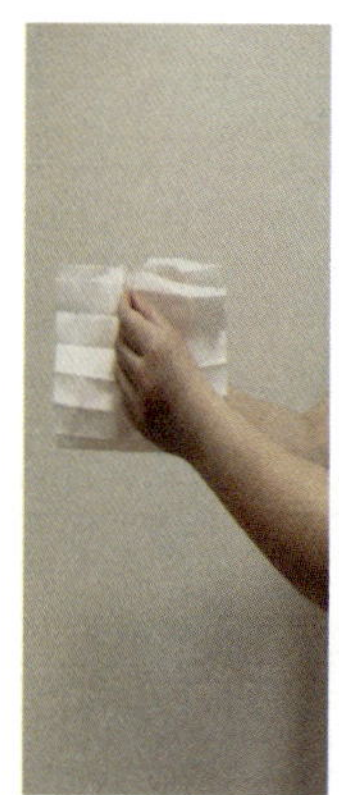
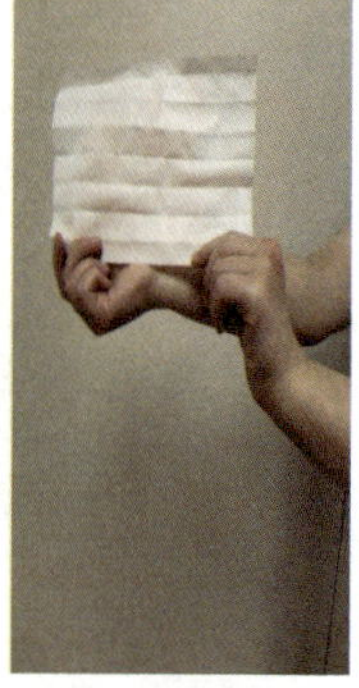

图7–4–2　用正确的方法取出无菌手套

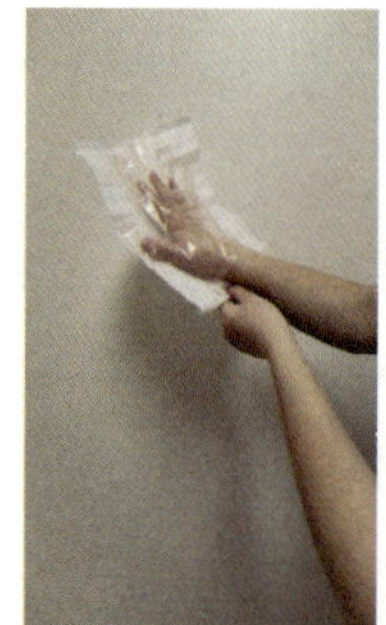
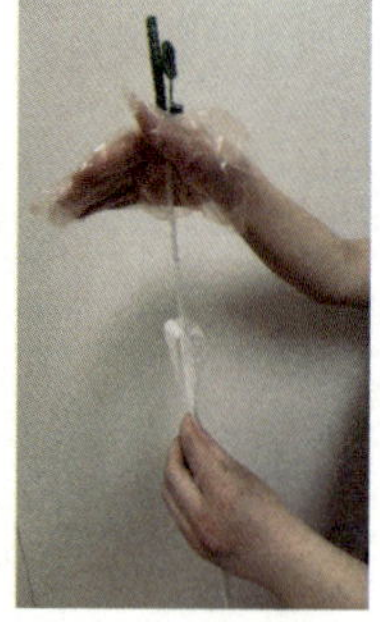

图7–4–3　右手戴无菌手套，取出吸痰管并保持无菌

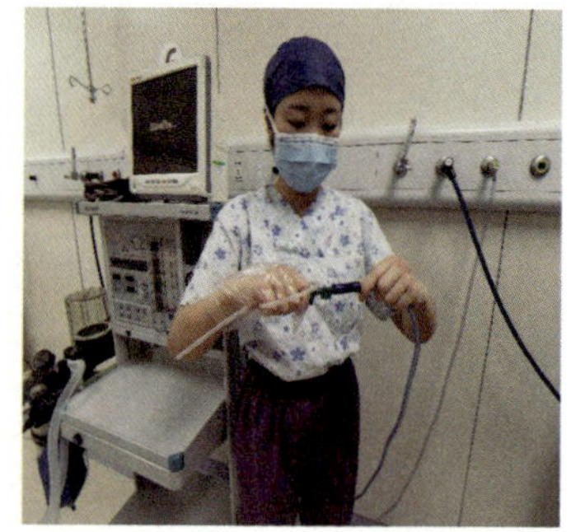

图7–4–4　连接吸痰管与吸引管

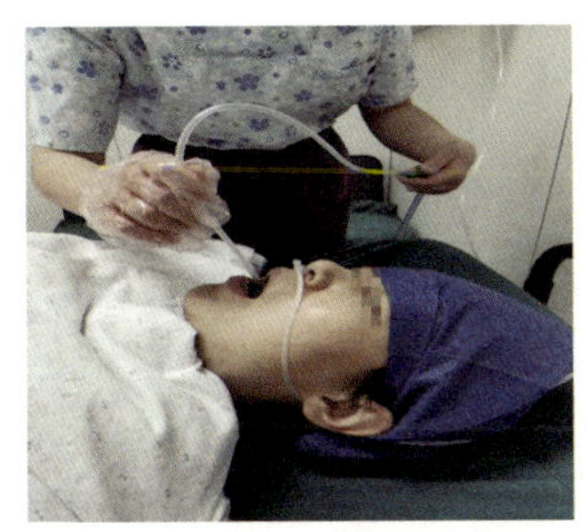

图7–4–5　左手拇指封堵吸痰管侧孔，吸净口咽部分泌物

【注意事项】

1. 吸痰动作轻柔，边吸边旋转并上提，切勿反复上下提插或固定于一处抽吸，插管时不可产生负压，防止损伤呼吸道黏膜。

2. 严格遵守无菌操作原则，每根吸痰管只用一次。

3. 每次吸痰时间不超过15 s。

4. 插入深度：经鼻20～25 cm，经口14～16 cm。

5. 吸引压力：成人0.02～0.04 MPa，小儿<0.02 MPa。

6. 观察患者痰液颜色、性状和量。

7. 痰液黏稠，吸痰前可先稀释痰液，如配合叩拍胸背部，通过振动促使痰液被吸出，或使用雾化吸入稀释痰液后再行吸痰。

8. 吸痰过程中应注意观察患者血压、心率、呼吸及血氧饱和度。痰未吸尽时，隔3～5 min，血氧饱和度回升后再吸，以免影响患者的呼吸，加重呼吸困难。

9. 吸引装置专人管理，定期检查其性能，做好清洁保养工作。

10. 听诊顺序：肺尖开始，自上而下，前胸、侧胸和背部，两侧对称部位进行对照比较。

第五节　血糖监测技术

【概述】

血液中的糖分称为血糖，绝大多数情况下都是葡萄糖。通过监测患者血糖水平，评价代谢指标，可为临床诊断和治疗提供依据。

【操作步骤】

程　序	序　号	步　骤
仪　表	1	仪表端庄、着装整洁及符合职业要求
核　对	1	双人核对医嘱单与治疗单
评　估	1	患者：病情、年龄、意识、生命体征、手指及饮食情况；既往有无晕针、晕血、酒精过敏史
	2	操作部位：手指皮肤是否清洁、有无破损、皮肤厚薄及温度
	3	心理状态：情绪反应、心理需求
	4	合作程度：患者对此项操作的认识及配合程度
	5	环境：安静、整洁和光线充足
操作前准备	1	护士：洗手、戴口罩
	2	用物 治疗车上层：治疗单、治疗盘内放75%的酒精、棉签、血糖仪、试纸、采血针、笔、记录单及免洗手消毒液； 治疗车下层：医用废物收集袋、生活废物收集袋及利器盒
	3	患者：清洁测试部位皮肤。
操作过程	1	携用物至床旁，查对患者及腕带信息（2个以上查对点），告知患者，取得合作
	2	询问患者饮食情况
	3	选择合适针刺部位
	4	口述：针刺部位应选在手指两侧，避开指尖、指腹及甲沟处
	5	75%酒精有效消毒针刺部位两次，待干
	6	准备无菌棉签于易取之处
	7	正确拿取试纸，严禁触摸吸血区
	8	正确安装试纸
	9	自动开机、出现滴血信号，备好采血针
	10	一手轻扶采血部位，一手持采血器紧贴针刺部位，快速刺破皮肤
	11	将第一滴血弃去
	12	将试纸与皮肤呈45°角，进行血液吸附
	13	吸附足量血液直至听到“嘀”声
	14	平放血糖仪，等待5～10 s显示数值

续表

程　序	序　号	步　骤
操作过程	15	用干棉签按压穿刺处至不出血
	16	血糖数值结果显示后弃去试纸条，仪器自动关机
	17	询问患者感受
	18	核对治疗单、患者及腕带信息（2个以上查对点）
	19	告知患者及家属本次血糖测试结果以及监测血糖的意义
	20	血糖过高或者过低时，及时报告医生，并处理
	21	整理床单位，根据病情协助患者取合适体位
操作后处理	1	用物：依据《消毒技术规范》和《医疗废物管理条例》做相应处理
	2	护士：洗手
	3	记录测量时间、血糖数值，签全名。如系危重患者，在危重患者记录单上按要求记录

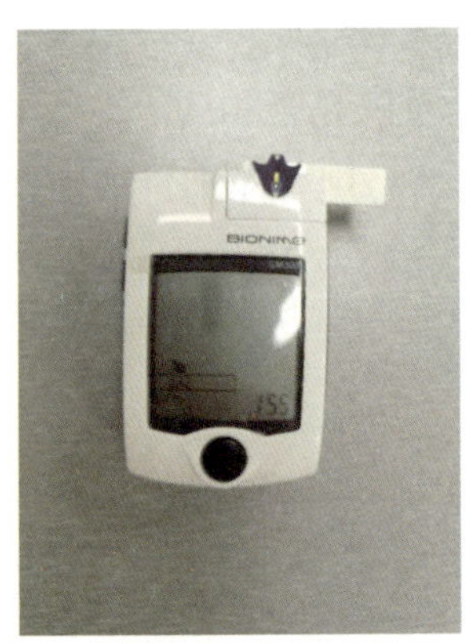

图7-5-1　自动开机，出现滴血信号

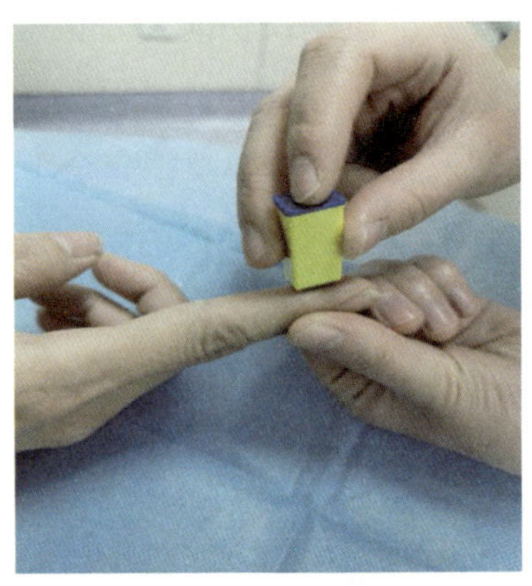

图7-5-2　一手轻扶采血部位，一手持采血器紧贴针刺部位

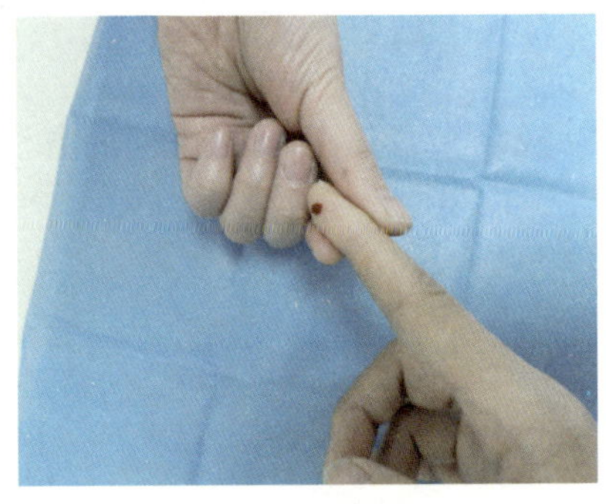

图7-5-3　快速刺破皮肤

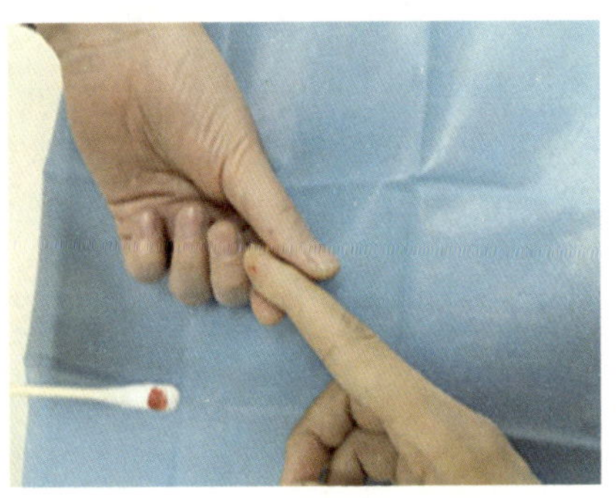

图7-5-4　弃去第一滴血

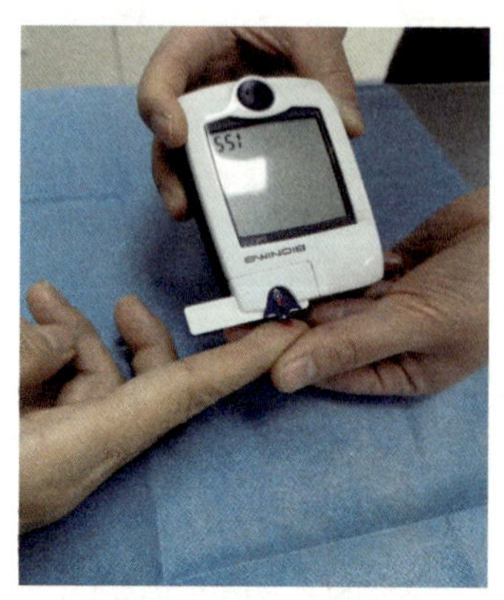

图7–5–5 试纸与皮肤呈45° 角，进行血液吸附

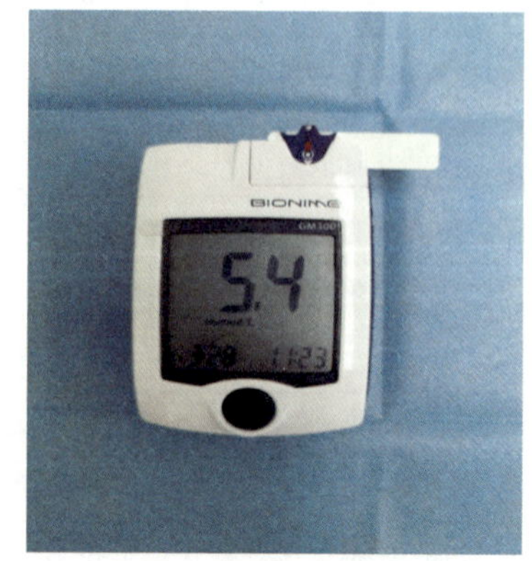

图7–5–6 平放血糖仪，等待5 ~ 10 s显示数值

【注意事项】

1. 检查微量血糖仪功能是否正常，检查试纸有效期。

2. 检查微量血糖仪的试纸号码与所用试纸号码是否相同。

3. 确认患者手指75%酒精完全干后采血，禁忌用含碘消毒液消毒手指。

4. 针刺部位应选在手指两侧，避开指尖、指腹及甲沟处。

5. 第一滴血不可用于测试，应弃去。

6. 吸附足量的血于试纸吸血区内。

7. 避免试纸发生污染。

8. 及时记录血糖值。

9. 正常人血糖值的参考范围：空腹血糖3.9 ~ 6.1 mmol/L；餐后1 h 7.8 ~ 9.0 mmol/L；餐后2 h，3.9 ~ 7.8 mmol/L。

确诊糖尿病患者的血糖值标准为：空腹血糖≥7.0 mmol/L；餐后血糖≥11.1 mmol/L。

10. 对需要长期监测血糖的患者，可以教会患者正确监测血糖的方法，测量手指及部位应交替使用。

第六节　一次性镇痛泵的配置

【概述】

患者自控镇痛泵（patient controlled analgesia，PCA）是为疼痛患者特制的储药泵。将镇痛药物注入储药囊，以特定的速度持续将药物泵入人体，量小且均匀，使药物在体内保持稳定的血药浓度，从而起到镇痛作用，患者感到疼痛时可以自行按压自控按键，增加药物剂量，达到最佳镇痛效果。

【适应证】

1. 术后急性疼痛的治疗。
2. 慢性疼痛治疗，如癌性疼痛等。
3. 椎管内阻滞分娩镇痛持续给药。

【并发症】

PCA泵使用期间常有恶心、呕吐、皮肤瘙痒及尿潴留等并发症。

【操作步骤】

以一次性硅胶囊镇痛泵（100 mL）为例配置流程（表7-6-1）。

表7-6-1　一次性硅胶囊镇痛泵的配置流程

程　序	序　号	步　骤
仪　表	1	仪表端庄、着装整洁及符合职业要求
核　对	1	双人核对医嘱单
操作前准备	1	护士：洗手、戴口罩
	2	用物：注射器（5 mL/50 mL）、0.9%氯化钠注射液100 mL、泵入药物（根据科室统一配方准备）、一次性镇痛泵、医嘱单、治疗盘和手术通知单
	3	核对：收到医嘱后，护士与病历核对信息，无误后按医嘱准备药物（双人核对）。检查药液和生理盐水有效期及质量。检查一次性镇痛泵、注射器以及相关无菌物品的有效期及包装是否完整
操作过程	1	取一次性镇痛泵，再次检查包装无破损、漏气及过期后打开，取出过滤器、回抽针和治疗卡等配件

续表

程　序	序　号	步　骤
操作过程	2	将止流夹移至加液口下端，关闭止流夹，取50 mL注射器先抽取药物（医嘱中药物有不足一支的剂量要求时，使用5 mL注射器抽取），再抽取0.9%氯化钠注射液至60 mL，混匀药液，通过过滤器从加药口注入储液囊，再次抽取0.9%氯化钠溶液40 mL注入储液囊内。注药过程中观察储液囊是否漏液
	3	【注】医生也可通过追加药入口临时推注药物，请注意药物的兼容性并插入追加药卡片
	4	根据医嘱再次查对（医嘱单及药物空安瓿），无误后逐项填写治疗卡贴在镇痛泵上
	5	排气：打开止流夹，液体自动从储液囊内排出至管路内，反复按压几次PCA（自控给药装置）键，有助于排出管内空气；或在追加药口注入1 mL药液以便快速排出PCA储液袋及管道内气体 【注】排气时追加药卡片应装在PCA按键上，至管路中无气体时，将追加药卡片拔出
	6	排气完成后，关闭止流夹
	7	【注】在使用前，再次核对患者信息无误，并检查追加药卡片已拔出方可交给医生使用
	8	根据医嘱，与患者静脉通路连接，打开止流夹，并确保三通等连接装置打开，确保液路通畅
	9	向患者做好宣教工作，教会其镇痛泵的使用方法及注意事项
操作后处理	1	护士：洗手
	2	记录：在医嘱单上签全名，在手术通知单上打钩、做记录

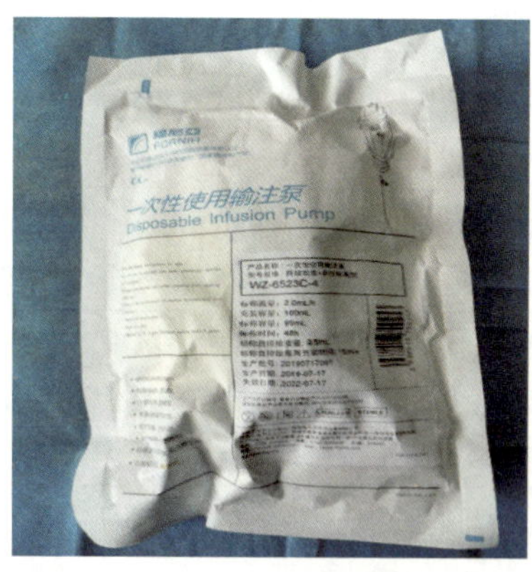

图7-6-1　一次性镇痛泵外包装

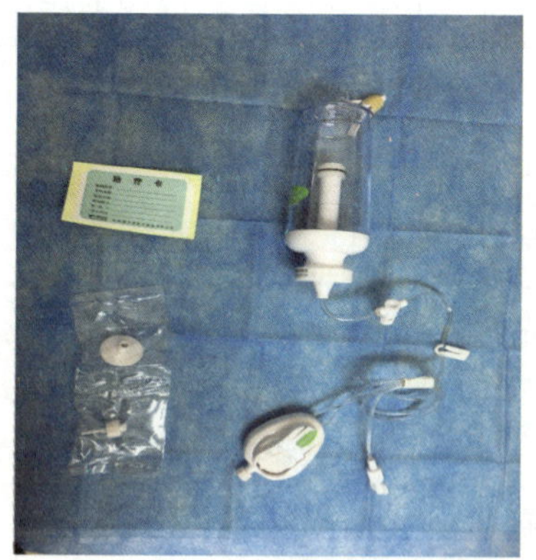

图7-6-2　一次性镇痛泵各部件

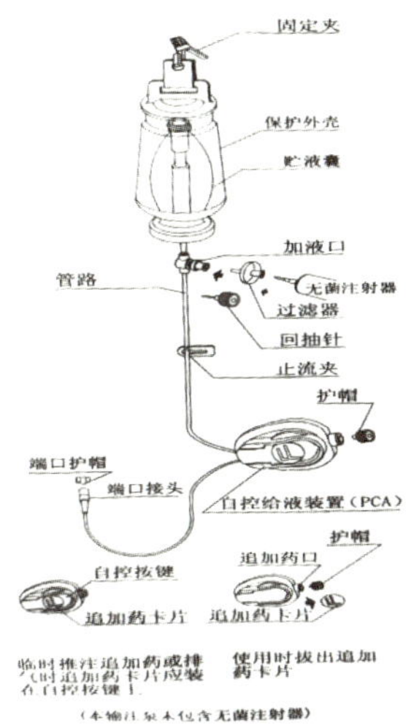

图7–6–3　结构示意图

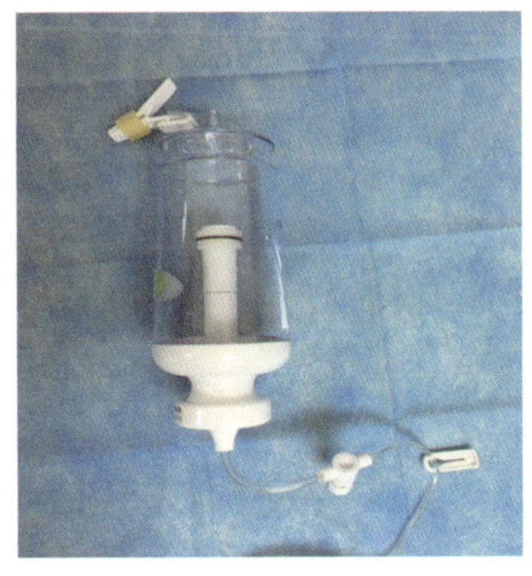

图7–6–4　镇痛泵泵体

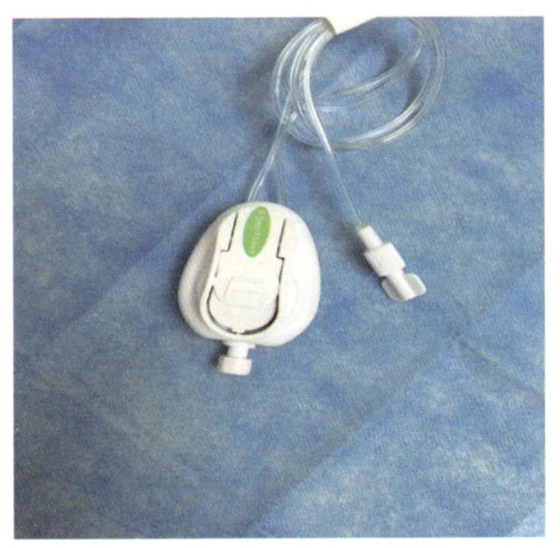

图7–6–5　自控给液键及追加药卡片

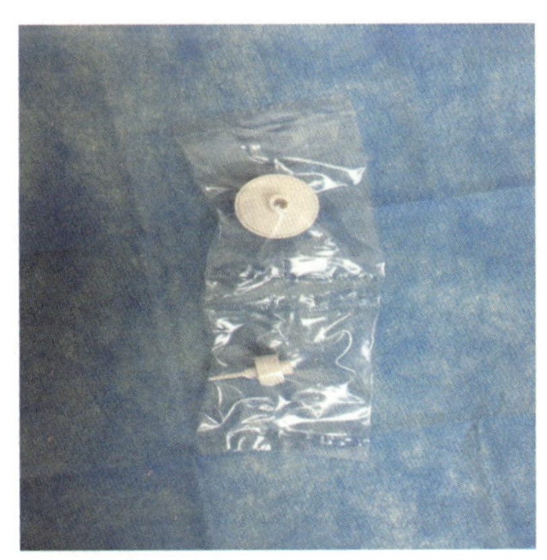

图7–6–6　过滤器及回抽针

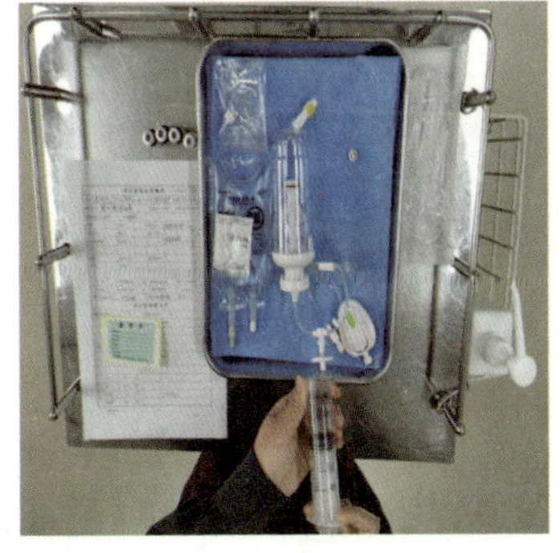

图7–6–7　向镇痛泵内注入药物

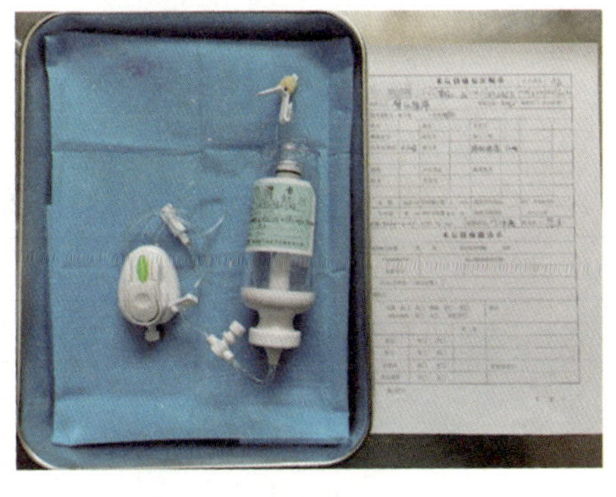

图7–6–8　配置完成的镇痛泵

【注意事项】

1. 根据镇痛泵医嘱正确配置（医嘱需符合科室统一的配方），配置过程注意无菌操作，注射器、溶媒一人一用。如需加入药液必须稀释至所需浓度再注入储液囊，禁止未经稀释的药液直接进入连接管道，避免发生事故。

2. 使用前核对镇痛泵药物及相关设置是否与医嘱一致，掌握其药理作用及可能发生的副作用，静脉同时输入其它药物时应注意与镇痛泵内药物之间的配伍禁忌。

3. 保证管路的通畅性，注意止流夹及三通是否处于打开畅通状态，检查追加药卡片是否拔掉。

第七节　微量注射泵的使用

【概述】

微量注射泵（microinjector）是可以将少量药液精确、微量、匀速和持续泵入人体内，操作便捷、定时定量，能根据病情需要随时调整药物剂量，使药物在体内能保持有效血药浓度的泵力仪器。

【适应证】

1. 用于需要微量精确注射的患者，如重症监护病房（intensive care unit，ICU）或冠心病监护病室（coronary care unit，CCU）作心血管功能药物的连续微量注射。

2. 连续注射麻醉剂、抗癌剂或抗凝剂。

3. 用于早产儿或新生儿生理维持量输液、微量泵入药物等。

【操作步骤】

表7-7-1　微量注射泵的操作流程

程　序	序　号	步　骤
仪　表	1	仪表端庄、着装整洁、符合职业要求
核　对	1	双人核对医嘱单与治疗单
评　估	1	患者：病情、年龄、意识、生命体征、心肺肝肾功能、用药史、过敏史、用药效果及不良反应

续表

程　序	序　号	步　骤
评估	2	操作部位：静脉通路及皮肤穿刺点部位情况
	3	仪器：性能是否完好
	4	心理状态：情绪反应、心理需求
	5	合作程度：患者对此项操作的认识及配合程度
	6	环境：安静、整洁和光线充足
操作前准备	1	护士：洗手、戴口罩
	2	用物 治疗车上层：治疗单、微量注射泵、基础治疗盘（内有复合碘消毒液、棉签）、20 mL或50 mL注射器、一次性延长管、泵入药物、酒精棉片、无菌治疗巾及免洗手消毒液； 治疗车下层：医疗废物收集袋、生活废物收集袋及利器盒； 另备：输液架
	3	患者：根据病情协助患者取舒适体位
	4	双人核对治疗单与泵入药物
操作过程	1	遵医嘱抽吸药物，在注射器上贴好药物标识
	2	口述：药液应现用现配
	3	携用物至床旁，查对患者及腕带信息（2个以上查对点），告知患者，取得合作
	4	微量注射泵固定于输液架或置于床旁合适位置
	5	接通电源，打开开关，微量泵自检
	6	再次确认静脉输液通路通畅
	7	用力擦拭分隔膜接头至少15 s（横切面及外周），待干
	8	连接注射器与延长管
	9	将注射器安装于微量泵上，确认匹配的注射器型号
	10	排气：长按“快进”键直至有液体排出
	11	根据医嘱设定药物输注速度（mL/h）
	12	一次性延长管与静脉输液通路相连
	13	按“启动”键，开始泵入
	14	确认微量注射泵运行正常
	15	边操作边口述：若更改输液速度，按“暂停”键停止输液，再按“︽︾”键或“︿﹀”键，重新设置后再按“启动”键改变输液速度
	16	口述：使用硝普钠等避光药物时应注意避光
	17	口述：使用微量注射泵过程中，随时观察病情及药物输注情况，报警时及时处理，以免影响治疗及微量注射泵的运行
	18	再次核对治疗单、患者及腕带信息（2个以上查对点）

续表

<table>
<tr><th>程　序</th><th>序　号</th><th colspan="2">步　骤</th></tr>
<tr><td rowspan="11">操作过程</td><td>19</td><td colspan="2">整理床单位，根据病情协助患者取合适体位</td></tr>
<tr><td>20</td><td colspan="2">告知注意事项，进行健康指导</td></tr>
<tr><td>21</td><td colspan="2">停止泵入</td></tr>
<tr><td>22</td><td colspan="2">确认药物输注完毕</td></tr>
<tr><td>23</td><td colspan="2">核对治疗单、患者及腕带信息（2个以上查对点）</td></tr>
<tr><td>24</td><td colspan="2">按“暂停”键</td></tr>
<tr><td>25</td><td colspan="2">分离延长管与液体</td></tr>
<tr><td>26</td><td colspan="2">关机</td></tr>
<tr><td>27</td><td colspan="2">将注射器从注射泵槽内取出，卡槽及注射器固定夹及时归位</td></tr>
<tr><td>28</td><td colspan="2">整理床单位，根据病情协助患者取合适体位</td></tr>
<tr><td>29</td><td colspan="2">仪器清洁擦拭，充电备用</td></tr>
<tr><td rowspan="4">操作后处理</td><td>1</td><td colspan="2">用物：依据《消毒技术规范》和《医疗废物管理条例》做相应处理</td></tr>
<tr><td>2</td><td colspan="2">护士：洗手</td></tr>
<tr><td rowspan="2">3</td><td rowspan="2">记录</td><td>在治疗单上打钩、记录时间及签全名</td></tr>
<tr><td>如系危重患者，在危重护理记录单上按要求记录</td></tr>
</table>

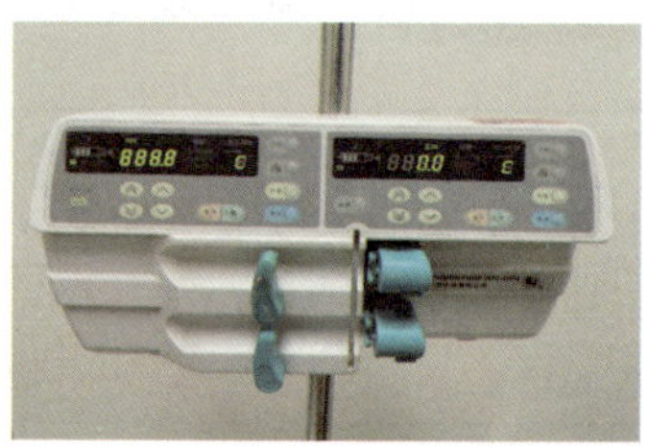

图7-7-1　微量注射泵

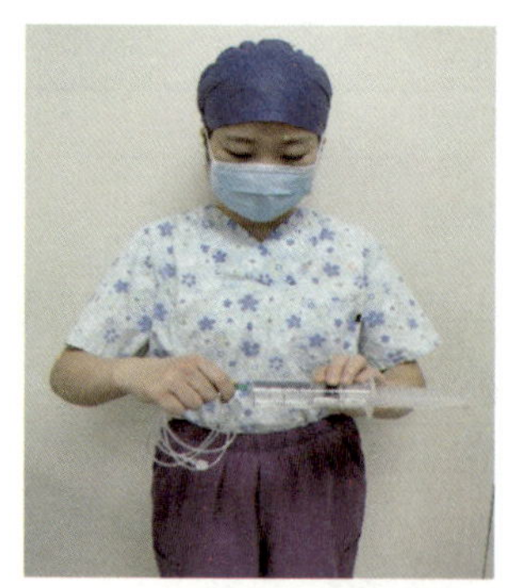

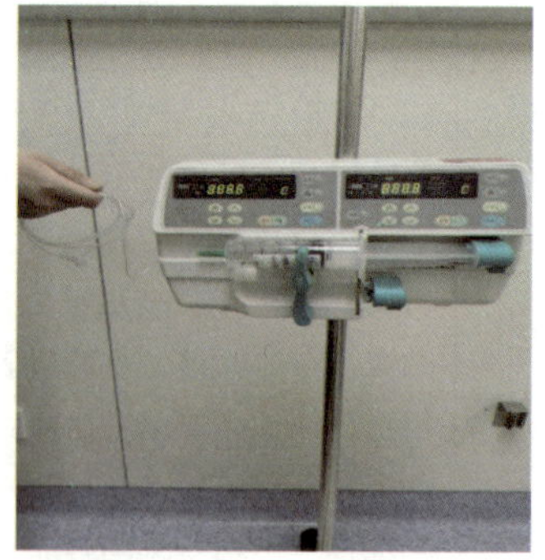

图7-7-2　连接注射器与延长管，并将注射器安装于微量注射泵上

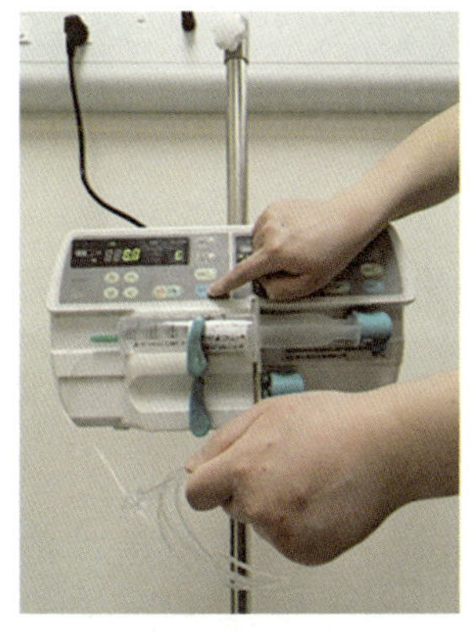
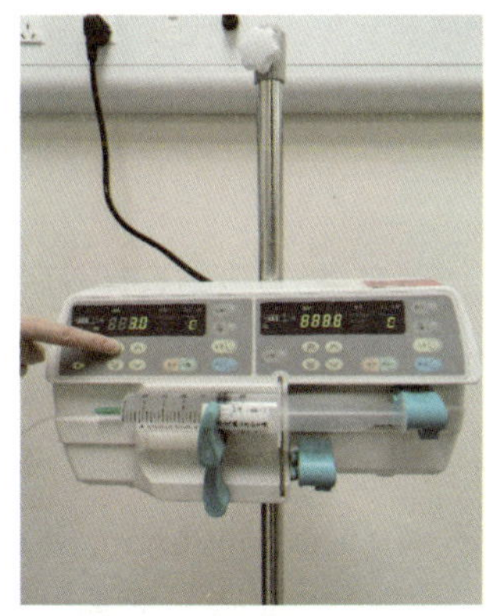

图7–7–3　排气，设定药物输注速度

【注意事项】

1. 使用微量注射泵的过程中，随时观察病情及药物输入情况。

2. 发现报警及时处理，以免影响治疗及注射泵的运行。

3. 注射硝普钠等避光药物时，使用专用避光注射器及延长管。

4. 注射泵泵入药物最好有载液，且用相对独立的静脉通路，可避免药物进入体内速度异常波动。

5. 血管活性药物（如多巴胺、肾上腺素和去甲肾上腺素等）要从中心静脉导管单独泵入。

6. 更换泵管、药液时，要严格无菌操作，使用24 h需更换注射器及注射泵管。

7. 需要更换药物及改变速率时应及时记录，并做好交接班。

8. 告知患者输液肢体不要进行剧烈活动，以防止药液外渗。使用微量注射泵时应加强巡视，观察输液部位有无肿胀、药液外渗，以及穿刺局部皮肤颜色和温度，血管走向有无条索状发红或异常等，若出现以上情况，应立即停止药物泵入，及时更换穿刺部位。

【维修及保养】

1. 运行中的微量注射泵应每日由专人用75%酒精擦拭。

2. 微量注射泵使用后应清洁除尘，每次用75%酒精擦拭；有胶布污渍用汽油擦净，特别是推进器和导轨摩擦处，以免影响微量注射泵速度的准确性。

3. 定期请工程技术人员监测输液泵的速度是否准确。

第八节　使用简易呼吸器心肺复苏技术

【概述】

心肺复苏术（cardiopulmonary resusitation，CPR）就是对心跳、呼吸骤停所采用的最初急救措施。心跳、呼吸骤停大多发生在意外场合，抢救复苏时，时间就是生命，尽早进行心肺复苏术能够有效地挽救患者的生命。

简易呼吸器（simple respirator）是维持和增加机体通气量、纠正威胁生命的低氧血症的简易工具。

【适应证】

1. 呼吸骤停：很多原因可造成呼吸骤停，包括溺水、卒中、气道异物阻塞、吸入烟雾、会厌炎、药物过量、电击伤、窒息、创伤以及各种原因引起的昏迷。

2. 心搏骤停：除上述能引起呼吸骤停并进而引起心搏骤停的原因外，还包括急性心肌梗死、严重的心律失常（如室颤）、重型颅脑损伤、心脏或大血管破裂引起的大失血、药物或毒物中毒，以及严重的电解质紊乱（如高血钾或低血钾）等。

【操作步骤】

表7-8-1　心肺复苏的操作流程

<table>
<tr><th>程　序</th><th>序　号</th><th>步　骤</th></tr>
<tr><td>仪　表</td><td>1</td><td>仪表端庄、着装整洁及符合职业要求</td></tr>
<tr><td rowspan="3">评　估</td><td>1</td><td>患者：确认患者无意识，无运动、无脉搏和无呼吸（终末叹气应看作无呼吸）</td></tr>
<tr><td>2</td><td>设施：就地抢救，地面或硬板床</td></tr>
<tr><td>3</td><td>环境：确认现场环境安全</td></tr>
</table>

续表

程　序	序　号	步　骤
操作前准备	1	用物 治疗车上层：简易呼吸器、笔、抢救记录单、瞳孔笔和快速手消毒剂； 治疗车下层：医用废物收集袋、生活废物收集袋； 必要时：睡软床时准备一块长木板
	2	患者：卧位有利于抢救
	3	环境：安静、安全及有利于抢救
操作过程	1	巡视病房与××床患者正在沟通时突然出现意识丧失，立即轻拍双肩，分别在两侧耳旁大声呼唤："××，你怎么了？" 口述：患者意识丧失
	2	按呼叫器："××床患者需要抢救，通知医生，推抢救车，拿监护仪、除颤仪"
	3	看表计时：报具体时间
	4	去枕，充分暴露胸部，松解腰带
	5	触摸颈动脉（建议近侧）同时目视胸部有无起伏：时间不超过10 s
	6	口述：颈动脉无搏动，无自主呼吸
	7	评估床铺为硬板床 口述：如为软床应垫背板，除颤器到位，直接除颤。
	8	胸外按压部位：胸部正中乳头连线水平中点处
	9	按压方法：一手重叠于另一手上，双手指交叉、翘起，掌根部置于按压部位上
	10	肘关节伸直，垂直向下用力（双臂直立不能弯曲，身体要尽量靠近患者）
	11	胸外心脏按压：按压30次； 深度：5～6 cm； 频率：100～120次/min
	12	按压与放松时间1∶1
	13	按压时注意观察患者有无复苏的迹象
	14	边操作边口述：检查口腔（注意手法，保护颈椎），取下活动的义齿，如有异物和分泌物，应立即清除
	15	后撤床单位，操作者位于床头，卸掉床头护栏
	16	仰头举颏法：一手小鱼际肌压于患者前额发际，另一手三指托起下颌，使头后仰
	17	取出并连接简易呼吸器与氧气，调节氧流量8～10 L/min
	18	充分开放气道，CE手法固定好面罩

续表

程　序	序　号	步　骤
操作过程	19	手捏球囊通气两次，确保胸廓起伏好
	20	如此胸外按压与辅助呼吸交替进行，共做5个循环
	21	复苏效果评价 呼吸检查：目视胸廓再次检查呼吸，时间不超过10 s
	22	循环检查：触摸颈动脉搏动，时间不超过10 s
	23	观察双侧瞳孔、口唇和面色
	24	触摸肢端温度； 观察甲床颜色
	25	复苏成功看表计时，报出具体时间
	26	口述：复苏成功，遵医嘱改为鼻塞吸氧
	27	调节氧流量为4～6 L/min
	28	检查吸氧管是否通畅
	29	为患者吸氧并妥善固定吸氧管
	30	整理衣裤，为患者取复苏体位
	31	安装床头护栏
	32	洗手
	33	口述：再次观察病情变化，观察生命体征
	34	记录：抢救时间、抢救过程、护理措施和生命体征，签全名
操作后处理	1	口述：密切观察病情变化，配合医师给予进一步生命支持，抢救记录于6 h内补记

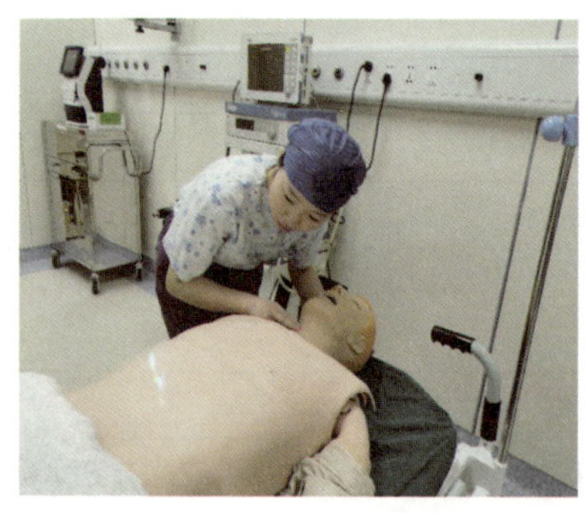

图7-8-1　触摸近侧颈动脉同时视胸部有无起伏

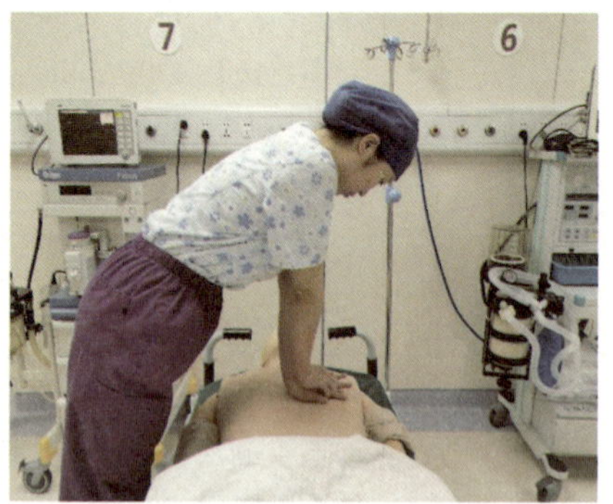

图7-8-2　进行胸外按压

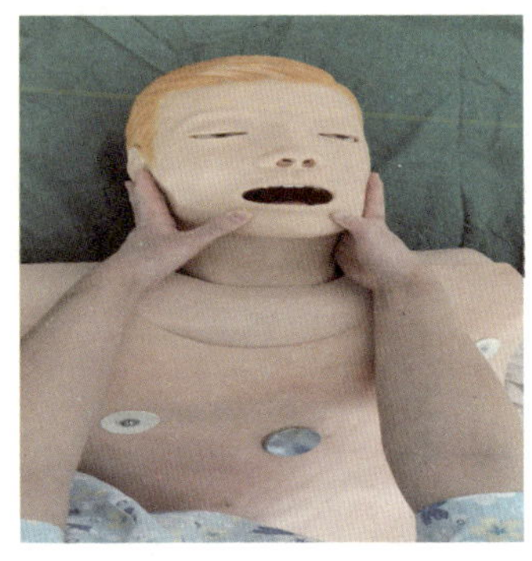

图7-8-3 检查口腔

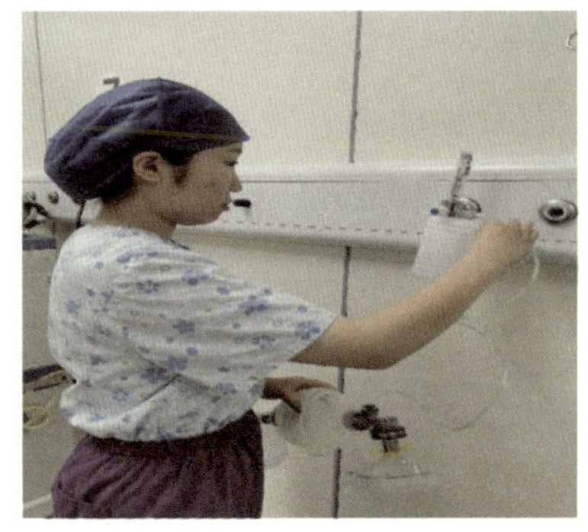

图7-8-4 取出并连接简易呼吸器与氧气，调节氧流量8～10 L/min

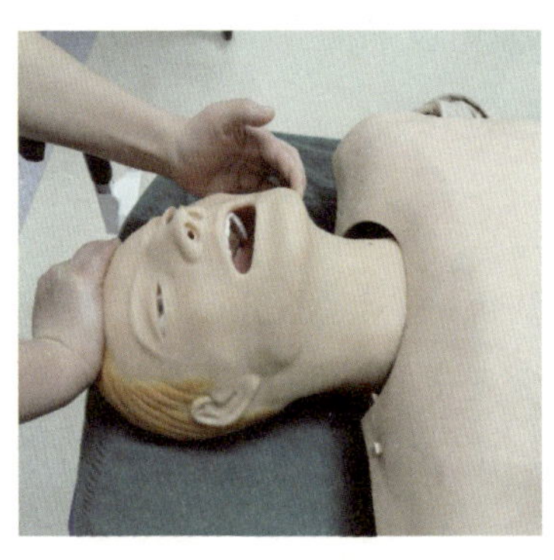

图7-8-5 开放气道

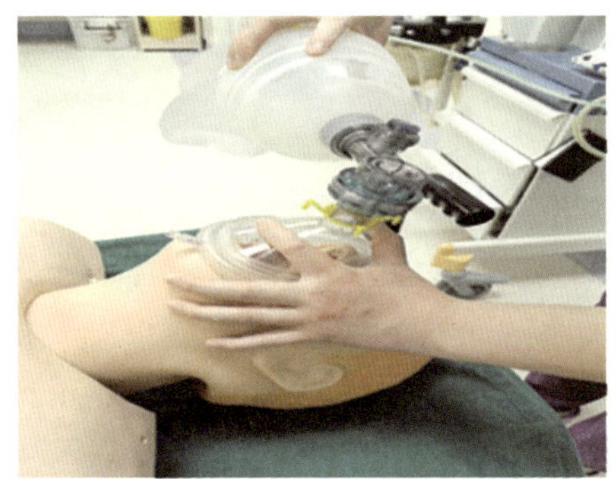

图7-8-6 CE手法固定好面罩，手捏球囊，通气两次

【注意事项】

1. 抢救环境应安全。

2. 患者应躺在平地或硬床板上。

3. 按压的部位和方法要正确，如有失误不但使抢救失败，还可能发生骨折、气胸、内脏损伤及胃内容物反流。

4. 按压时注意肘关节伸直，按压放松时手掌根部不能离开原按压部位，一旦离开，必须重新定位。

5. 患者口腔、咽部有分泌物应及时清除，以免阻塞呼吸道。

6. 密切观察病情，保持呼吸道通畅。

7. 挤捏呼吸囊时压力不可过大，约挤捏呼吸囊1/3～1/2为宜，不可时大时小，以免损伤肺组织，造成呼吸中枢紊乱，影响呼吸功能恢复。

【心肺复苏的有效指征】

1. 能扪及颈动脉、股动脉搏动。

2. 收缩压在60 mmHg以上。

3. 患者的面色、口唇、甲床和皮肤等色泽转红。

4. 扩大的瞳孔缩小。

5. 呼吸改善，出现自主呼吸。

6. 昏迷变浅，出现反射或挣扎。

7. 心电图可见波形改善。

第九节　心电图机的使用

【概述】

心电图是利用心电图机从体表记录心脏每一心动周期所产生的电活动变化图形的技术。为患者做心电图，可用于观察和诊断各种心律失常、心肌病及冠状动脉供血情况，了解某些药理作用、电解质紊乱对心肌的影响，从而指导临床治疗。

【适应证】

1. 记录人体正常心脏的电活动。

2. 帮助诊断心律失常。

3. 帮助诊断心肌缺血、心肌梗死，判断心肌梗死的部位。

4. 诊断心脏扩大、肥厚。

5. 判断药物或电解质对心脏的影响。

6. 判断人工心脏起搏状况。

【禁忌证】

无绝对禁忌证

【操作步骤】

程　序	序　号	步　骤
仪　表	1	仪表端庄、着装整洁、符合职业要求
核　对	1	双人核对医嘱单与检查单
评估	1	患者：病情、年龄、意识、生命体征、用药、检查前活动和进食情况
	2	操作部位：皮肤完整性，有无破损、炎症等，肢体活动度
	3	仪器：性能是否良好
	4	心理状态：情绪反应、心理需求
	5	合作程度：患者和（或）家属对此项操作的认识及配合程度
	6	环境：安静、整洁、光线充足、温度适宜，用屏风或帷幔遮挡
操作前准备	1	护士：洗手、戴口罩
	2	用物 治疗车上层：检查单、记录单、心电图机、导电糊、纱布数块、免洗手消毒液； 治疗车下层：医用废物收集袋、生活废物收集袋 必要时备：备皮包
	3	患者：根据病情取合适体位
操作过程	1	携用物至床旁，查对患者及腕带信息（2个以上查对点），告知患者，取得合作
	2	去除金属物品（手机、手表等）
	3	接心电图机地线
	4	接通电源，打开开关
	5	录入姓名、性别、年龄、住院号、诊断
	6	设置参数：走纸速度为25 mm/s，定标电压为1 mv
	7	协助患者取仰卧位，暴露胸部、双腕部及双踝部
	8	受检者胸部、双腕及双踝上涂导电糊，连接电极
	9	正确连接各导联线 1.肢体导联电极位置 （1）红：右腕关节上3 cm处； （2）黄：左腕关节上3 cm处； （3）绿：左踝关节上3 cm处； （4）黑：右踝关节上3 cm处

续表

程　序	序　号	步　骤	
操作过程	9	正确连接各导联线	2. 胸部导联电极位置 （1）V_1导联：胸骨右缘第4肋间； （2）V_2导联：胸骨左缘第4肋间； （3）V_3导联：V_2与V_4连线的中点； （4）V_4导联：左锁骨中线平第5肋间； （5）V_5导联：左腋前线与V_4同一水平处； （6）V_6导联：左腋中线与V_4同一水平处
	10	口述：临床诊断后壁心梗，需加做$V_7 \sim V_9$导联，临床判断右室心梗，需加做$V_{3R} \sim V_{5R}$导联 （1）V_7导联：左腋后线V_4水平处； （2）V_8导联：左肩胛线V_4水平处； （3）V_9导联：左脊椎旁线V_4水平处； （4）V_{3R}导联：右胸部V_3对称处； （5）V_{4R}导联：右锁骨中线平第5肋间； （6）V_{5R}导联：右腋前线与V_{4R}同一水平处	
	11	描记心电图：观察基线，如果稳定开始进行描记	
	12	描记完毕，将导联线取下	
	13	关闭开关，拔除电源	
	14	再次核对检查单、患者及腕带信息（2个以上查对点）	
	15	用纱布擦净患者电极连接处皮肤	
	16	协助患者穿好衣服，整理床单位，取合适体位	
	17	心电图机清洁、擦拭后备用	
操作后处理	1	用物：依据《消毒技术规范》和《医疗废物管理条例》做相应处理	
	2	护士：洗手	
	3	记录	必要时在记录单上记录心电图心率及心律，签全名
			如系危重患者，在危重护理记录单上按要求记录

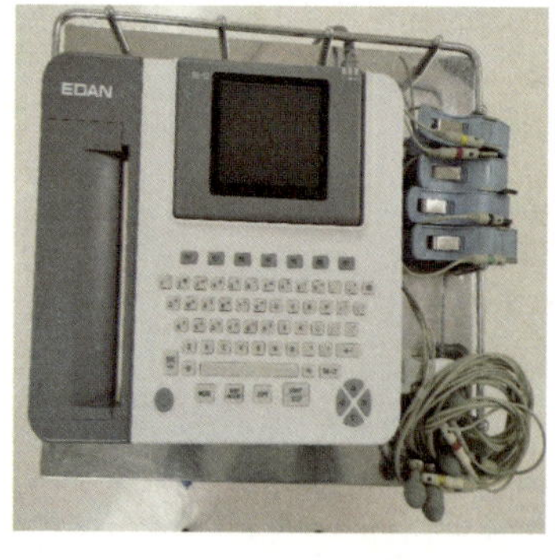

图7-9-1　心电图机

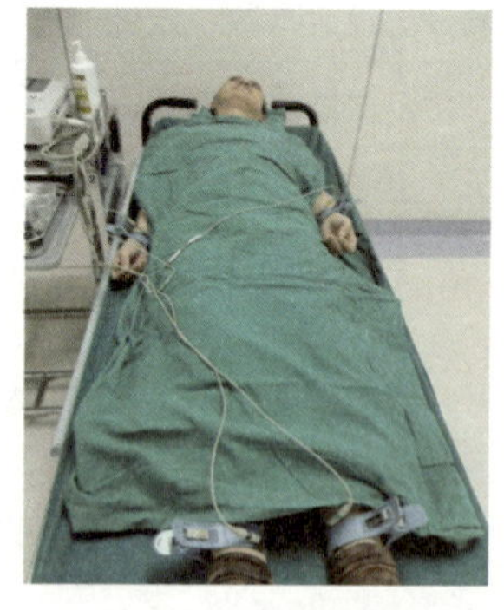

图7-9-2　连接肢体导联

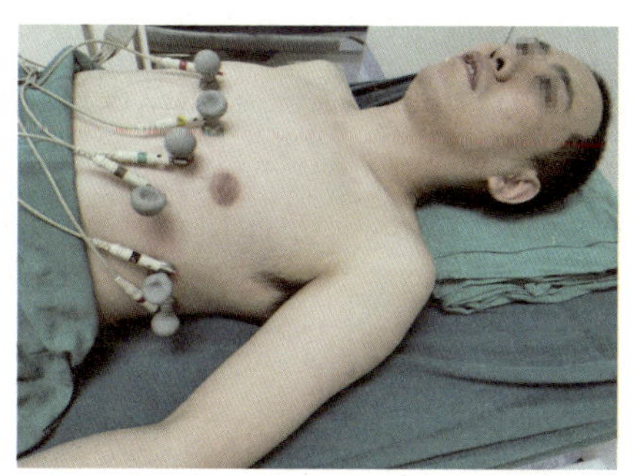

图7-9-3　连接胸导联（十二导联）

【注意事项】

1. 心电图机应放于稳固的平面，在移动时避免剧烈震动。

2. 确认各导联与肢体连接正确及性能良好。

3. 做心电图时，如出现振幅超出心电图纸范围和心率过慢过快时及时调整电压至合理范围。设定走纸速度为25 mm/s，设定电压一般定标为1 mv，高电压一般定标0.5 mv，低电压一般定标2 mv，电压必须准确。

4. 如进行除颤时，应注意除颤电极不要直接碰到心电图机的电极，防止产生火花烧坏设备，灼伤患者。

5. 心电图机及导联线应与外界电流隔绝。

6. 使用导电糊时应注意保持导联线吸球及电极的清洁。

7. 躁动患者做心电图时，由助手协助，改用手动模式进行描记。

8. 各导联必须安置准确。

9. 如为三项插座则不必准备地线。

【维护及保养】

1. 心电图机需定期清洁。清洁步骤如下。

（1）关闭电源，并断开电源线。

（2）使用柔软的棉球，吸附适量的清洁剂，擦拭心电图机显示屏。

（3）使用柔软的布，吸附适量的清洁剂，擦拭心电图机表面。

（4）如为感染患者，使用75%酒精擦拭心电图机。

（5）将心电图机放置在通风阴凉处风干。

2. 如果导线上有胶布等残留物，应使用胶带去污剂擦拭；导线勿反折，受压，用后将导线整理好，妥善放置并保持清洁、整齐。

3. 切勿对心电图机及附件进行高温、高压及浸泡消毒，避免接触酸碱等腐蚀性气体和液体。

4. 处于备用状态的心电图机应放在通风干燥处，避免潮湿，应定期充电，一般每周一次，由专人负责保管。

5. 避免频繁开关仪器。

6. 工作人员操作前修剪指甲，以免损坏触摸按键及荧光屏。

第十节　动脉血标本采集

【概述】

动脉采血术（arterial blood sampling）是自动脉内抽取血标本的技术。抽取动脉血进行血气分析是临床一种常见的诊断检查。通过血气分析可以帮助我们判断患者的氧合情况及酸碱平衡状况，为治疗提供依据。

【并发症】

并发症包括感染、皮下气肿、血肿、桡神经损伤、假性动脉瘤形成、动脉痉挛、血栓形成、穿刺处大出血等。

【操作步骤】

表7-10-1　动脉血采集操作流程

程　序	序　号	步　骤
仪　表	1	仪表端庄、着装整洁、符合职业要求
核　对	1	双人核对医嘱单与检验单
评　估	1	患者：病情、年龄、意识、生命体征、吸氧状况或者呼吸机参数的设置
	2	操作部位：桡动脉、肱动脉、股动脉、足背动脉或颈动脉
	3	心理状态：情绪反应、心理需求
	4	合作程度：患者和（或）家属对此项操作的认识及配合程度
	5	环境：安静、整洁、光线充足
操作前准备	1	护士：洗手、戴口罩

续表

程　序	序　号	步　骤
操作前准备	2	用物 治疗车上层：检验单、基础治疗盘（内有棉签、复合碘消毒液）、动脉采血器、无菌手套、治疗巾、免洗手消毒液、弯盘、小枕 治疗车下层：利器盒、医用废物收集袋、生活废物收集袋
	3	患者：根据病情取合适体位
操作过程	1	携用物至床旁，查对患者及腕带信息（2个以上查对点），告知患者，取得合作
	2	协助患者取合适体位，充分暴露穿刺部位
	3	在穿刺部位下方垫小枕，并铺治疗巾
	4	定位：操作者用一手食指和中指触及动脉搏动最明显处
	5	有效消毒穿刺部位皮肤两次，待干
	6	消毒范围大于5 × 5 cm
	7	将干棉签置于易取之处
	8	消毒操作者一手的食指和（或）中指两次，待干，或戴无菌手套
	9	检查并打开动脉采血器包装，取出配件（无菌胶塞和安全针座帽）置于治疗盘内，将采血器取出
	10	进行预设：将采血器针栓推至底部，再按需回拉到预设位置
	11	核对患者信息及检验单
	12	消毒后的食指和（或）中指触及动脉搏动最明显处
	13	另一手持动脉采血器，以45° ~ 90° 角快速刺入皮肤
	14	缓缓进针直至出现鲜红色回血
	15	等待针筒内血液到达预设位置
	16	迅速拔出动脉采血器，用棉签按压穿刺针眼处至不出血
	17	同时立即将动脉采血器针头斜面刺入无菌胶塞
	18	去除针头弃入锐器盒，检查血标本有无气泡
	19	及时更换安全针座帽
	20	轻柔颠倒混匀，上下各5次
	21	双手搓动动脉采血器5 s，使血液与抗凝剂充分混匀
	22	再次核对动脉血标本、检验单、患者及腕带信息
	23	在检验单上注明患者的体温、吸氧流量或吸氧浓度
	24	脱手套，撤治疗巾
	25	口述：标本立即送检

续表

程　序	序　号	步　骤
操作过程	26	整理床单位，根据病情协助患者取合适体位
	27	告知注意事项，进行健康指导
操作后处理	1	用物：依据《消毒技术规范》和《医疗废物管理条例》做相应处理
	2	洗手、记录

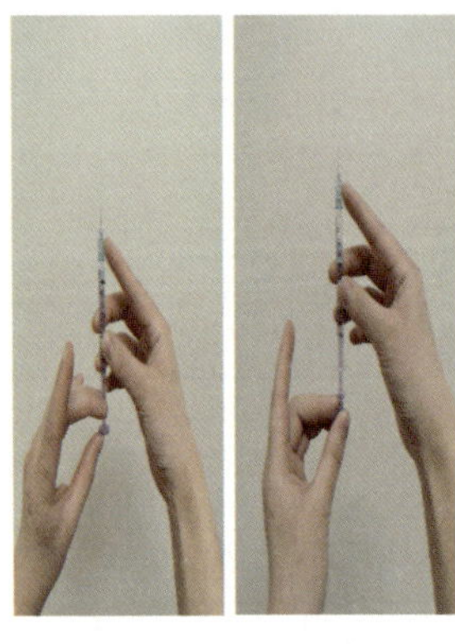

图7-10-1　进行预设：将采血器针栓推至底部，再回拉到预设位置

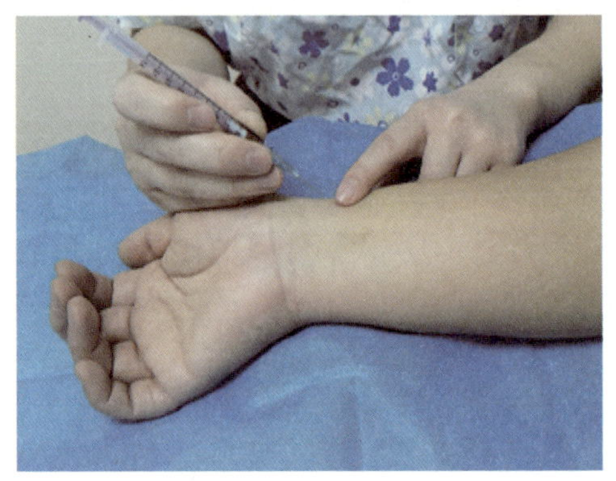

图7-10-2　一手持动脉采血器，以45°角快速刺入皮肤

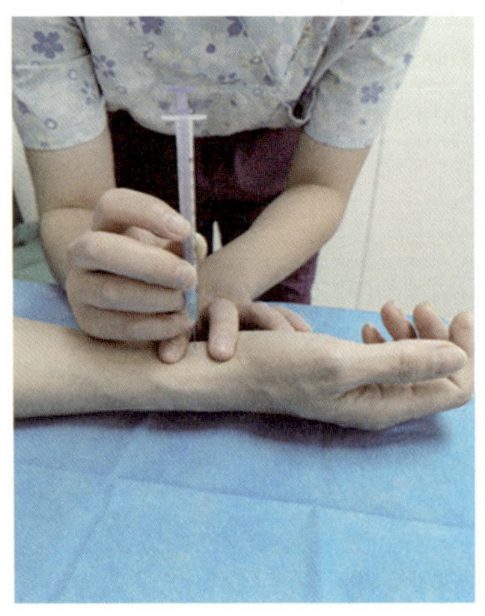

图7-10-3　一手持动脉采血器

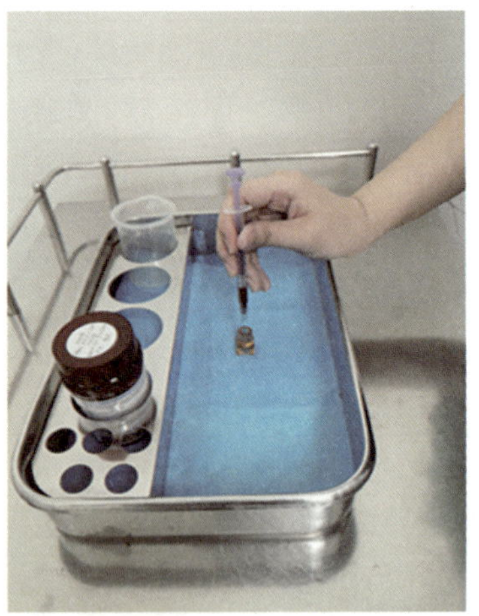

图7-10-4　立即将动脉采血器针头斜面刺入无菌胶塞

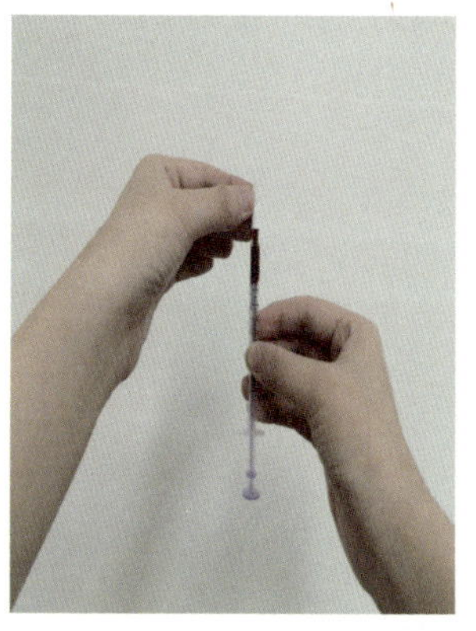

图7–10–5　更换安全针帽

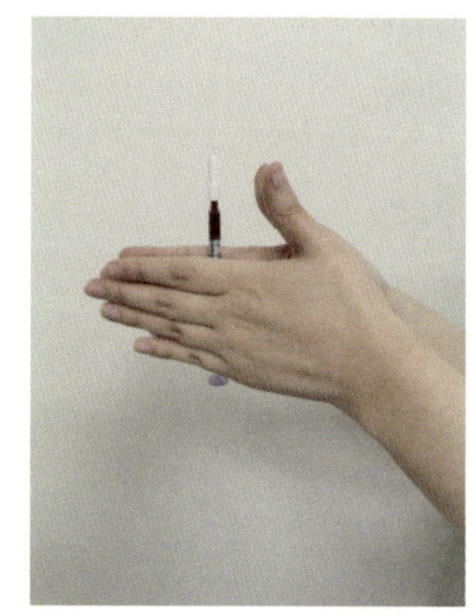

图7–10–6　双手搓动动脉采血器5 s

【注意事项】

1. 穿刺点应选择表浅易于触及，穿刺方便，远离静脉和神经的动脉。临床首选桡动脉，其次是肱动脉、股动脉、足背动脉和颈动脉。

2. 清毒面积应较静脉穿刺消毒面积大，严格无菌操作，预防感染。

3. 穿刺部位应沿血管走行压迫止血至不出血为止。

4. 若饮热水、洗澡或运动，需休息30 min后再采血，避免影响结果。

5. 采血时采用标枪姿势。

6. 有出血倾向者慎用。

7. 采血后需隔绝空气，及时送检，保证检验效果。

8. 不能立即送检时可放置在4℃的冰箱内保存，但不能超过2 h。

9. 穿刺点按压5 min以上，凝血功能障碍者按压延长至10 min以上。

10. 新生儿禁用股动脉采集血标本。

11. 尽量避免在患者循环不良部位或在输液侧采血。

第十一节　口咽通气管置入术

【概述】

口咽通气管是一种非气管导管性通气管道，在上呼吸道梗阻时使用可迅速获得有效的通气，具有器具单一、操作简单、放置容易、刺激轻、无口腔黏膜损伤的优点。放置口咽通气道能较好地纠正舌后坠，防止舌咬伤，保持呼吸道通畅。

【适应证】

1. 全身麻醉术后舌后坠等原因导致的上呼吸道梗阻。
2. 需要引流上呼吸道分泌物。
3. 抽搐发作时充当压舌板。
4. 同时有气管插管时，取代牙垫作用。

【禁忌证】

1. 喉头水肿、气道内异物、哮喘、咽反射亢进。
2. 口腔内4颗门齿有折断或脱落危险的患者。
3. 有误吸危险的患者。
4. 心脑血管疾病患者不适合长时间使用。

【结构及特点】

口咽通气道是一种由弹性橡胶或塑料制成的硬性扁管形人工气道，呈弯曲状，其弯曲度与舌及软腭相似。主要包括翼缘、牙垫、咽弯曲三部分。口咽通气道经口腔插入咽部，使舌根前移，有助于对患者口咽部进行吸引，达到解除呼吸道梗阻的目的。

【并发症】

1. 恶心、呕吐、误吸。
2. 唇、咽部黏膜及舌体损伤，面部皮肤损伤。
3. 窒息。
4. 喉痉挛。
5. 牙齿折断或脱落。

【操作步骤】

表7-11-1　置入口咽通气道的操作步骤

程　序	序　号	步　骤
仪　表	1	仪表端庄、着装整洁、符合职业要求
核　对	1	双人核对医嘱单、治疗单

续表

程　序	序　号	步　骤
评　估	1	患者：病情、手术名称、麻醉方式、年龄、意识、生命体征、呼吸情况、心肺肝肾功能、既往史、用药史、过敏史、心理状态
	2	操作部位：口腔、舌、口唇黏膜有无破损，有无口腔、咽部疾病及手术、牙齿有无松动，有无活动的义齿、有无张口受限情况
	3	合作程度：患者对此项操作的认识及配合程度
	4	环境：安静、整洁
操作前准备	1	护士：洗手、戴口罩
	2	用物：一次性口咽通气管、舌钳、开口器、10 cm × 2 cm胶布2条、手电筒、免洗手消毒液、吸氧管、手套、医用废物收集袋、生活废物收集袋
	3	患者：根据病情取合适的体位
操作过程	1	携用物至床旁，核对患者。告知患者，取得合作
	2	操作者站于患者头侧，使患者处于仰卧位，头后仰
	3	开放气道，清除口、鼻分泌物
	4	根据患者选择型号合适的口咽通气道 【注】口咽通气道宁长勿短、宁大勿小。长度相当于从门齿至耳垂或下颌角的距离，宽度以能接触上颌和下颌的2～3颗牙齿为佳
	5	检查口咽通气道的有效期及包装有无破损，并打开备用
	6	操作者戴手套，左手拇指、示指撑开患者上下唇，使患者张口
	7	口述：牙关紧闭者可用开口器和舌钳协助
	8	右手持口咽通气管，弧面向上颚方向进入口腔，再旋转弧面，顺舌背下滑，尖端直至舌后根，置入咽部
	9	双手托起患者下颌，将双手拇指放于口咽通气道外口边缘上，向下推进至边缘抵口唇上，放下下颌
	10	检查口唇，防止舌与口唇夹于牙齿和口咽通气管之间
	11	操作者摘掉手套，用胶布固定口咽通气管
	12	遵医嘱调节合适的氧流量，将吸氧管放于通气管中间孔内为患者吸氧，或采用面罩吸氧
	13	整理床单位，根据病情协助患者取合适的体位
	14	核对患者
	15	告知注意事项，进行健康指导
	16	整理用物
操作后处理	1	用物：根据《消毒技术规范》和《医疗废物管理条例》做相应处理
	2	护士：洗手，记录

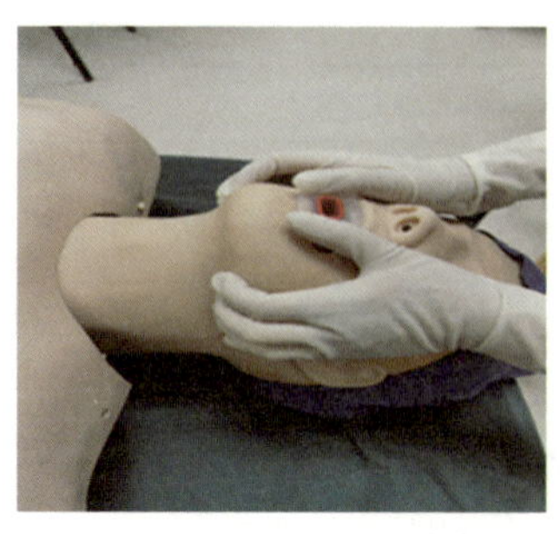

图7-11-1　双拇指向下推进口咽通气管

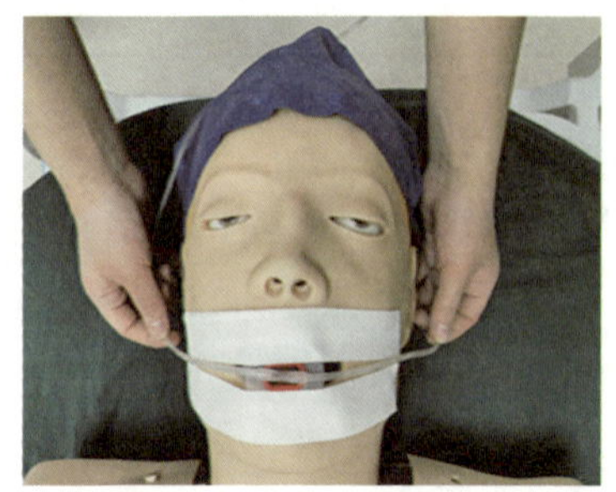

图7-11-2　为患者吸氧

【注意事项】

1. 置入口咽通气管时动作应轻柔，避免暴力操作，注意检查口咽通气管置入后是否通畅，防止舌或唇夹于牙齿和口咽通气道之间造成损伤。

2. 不恰当地安置口咽通气管不仅不能将舌与咽后壁分离，还会将舌根推至咽腔，加重梗阻，或可能导致牙、舌及咽腔损伤。正确的口咽通气管置入长度为门齿到耳垂或下颌角的距离。

3. 选择合适的口咽通气管型号，妥善固定，防止脱出。躁动的患者适当给予约束。

4. 保持呼吸道通畅，及时清除口腔及咽部分泌物，防止误吸。密切观察病情变化，并做好记录。

5. 将1～2层纱布覆盖于口咽通气管外口，可起到湿化作用，还可以防止异物掉落。

6. 牙齿松动者，置入时应观察有无牙齿脱落，若有义齿及时取下。

7. 更换或去除固定胶布时，动作应轻柔，防止面部皮肤损伤。

8. 患者呼吸道通畅和呼吸功能恢复满意后，将口咽通气管及时拔除。

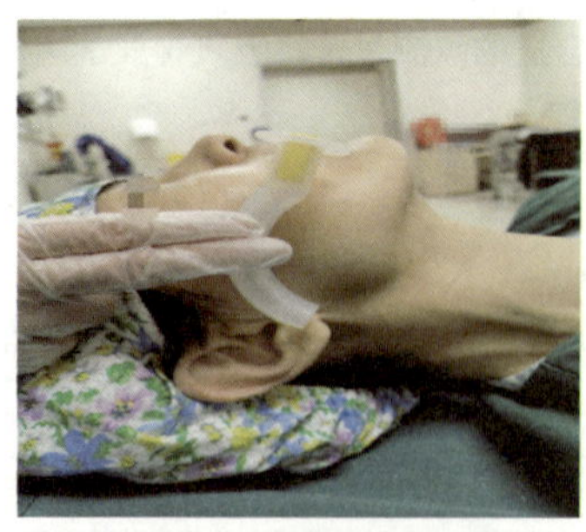

图7-11-3　口咽通气管置入长度

第十二节　自体血液回收机的使用

回收式自体输血是指患者手术过程中将手术野出血经回收、抗凝、过滤、洗涤（去除各种异物、组织碎片、溶血等）、浓缩等处理后再回输给患者本人的一种输血方法。

【适应证】

广泛应用于失血量大于400～600 mL、无自体输血禁忌证，需要常规备血的无菌手术；患者为稀有血型或有多种抗体，难以获得异体血；因道教、宗教或其他原因拒绝异体输血、同意术中自体血回输者。适用于心脏、血管手术，胸外科、骨科（脊柱、关节置换等）、整形外科、器官移植（肝脏移植等）、神经外科、妇科、产科、儿科以及泌尿外科等手术。

【禁忌证】

1. 恶性肿瘤禁回输。
2. 混有胎粪、尿、脓液、胆汁、羊水及胃肠内容物等禁回输。
3. 发生败血症禁回输。
4. 碘伏、过氧化氢、蒸馏水、水或基于胶原质止血剂污染的血液禁回输。

【并发症】

1. 一过性血红蛋白尿。
2. 存在细菌感染的可能，其原因包括伤口因素和医源性因素。
3. 微栓塞。

【操作步骤】

以费森尤斯卡比连续式自体血回收机（C.A.T.S）为例（表7–12–1）。

表7-12-1　自体血回收机的操作流程

程　序	序　号	步　骤
仪　表	1	仪表端庄、着装整洁、符合职业要求
核　对	1	双人核对医嘱单、治疗单
评　估	1	患者：病情、手术名称、麻醉方式、年龄、意识、生命体征、心肺肝肾功能、用药史、过敏史、心理状态
	2	合作程度：患者和（或）家属对此项操作的认识及配合程度
	3	仪器：设备常规检查
	4	环境：安静、整洁
操作前准备	1	护士：洗手、戴口罩
	2	用物：自体血回收机、输血器、抗凝药品、0.9%氯化钠注射液若干、吸引器管、血液回收耗材一套（储血罐、双腔吸管、AT1套件）
操作过程	1	携用物至床旁，核对患者，对清醒患者告知，取得合作
	2	从无菌包装中取出血液收集滤过器（储血罐）。保存好管路保护帽，在使用后丢弃耗材时，用于防止发生渗漏。将血液收集滤过器放在I.V架上的黄色固定装置上
	3	关闭血液收集滤过器下方出血口的白色夹子。打开负压吸引管连接口上黄色保护帽，将负压吸引管连接到血液收集滤过器的负压吸引管连接口
	4	配置比例为12 500 U肝素×2支/500 mL盐水的抗凝剂。配置完毕后的液体挂在I.V输液架的左上方（建议抗凝剂宁多勿少，C.A.T.S的抗凝剂清除率>99%）
	5	取出和准备双腔吸管（ATS双腔吸管）时必须在无菌环境中进行。先打开外包装，再由经过无菌准备的护士打开内层无菌包装。在无菌区打开ATS吸引管路，将ATS双腔吸管上0.6 cm的接口与血液收集滤过器上的带蓝色帽接口其中之一相连接，将带有滴壶的塑针与抗凝液袋子相连接。另一端接口留在手术台术野
	6	使用外接真空泵时将负压调节至100 mmHg或-0.2 Pa。如使用医院负压吸引系统时，负压要求已在此范围，无须调节
	7	当开始收集血液时，打开抗凝剂管路调节器，快速预充血液收集管路及血液储存器，需要约250 mL的抗凝液体
	8	预充结束后将抗凝剂的流速调至每100 mL血液/15 mL抗凝液/min（约60滴/min） 【注】若遇紧急超大流量出血时根据实际出血量按比例增加抗凝剂流速，甚至可由储血罐上白色帽加药口追加抗凝剂摇匀预防抗凝

续表

程　序	序　号	步　骤
操作过程	9	开机按开始键“｜”约2 s，启动C.A.T.S（按“○”键约2 s为关机）。选择需要的清洗程序，通常建议选择标准清洗（紧急清洗程序提供紧急情况下默认的最快速度清洗，处理超大流量失血选择超大流量清洗程序，需高质量处理大流量失血选择大流量清洗，处理可能被污染的血液选择高质量清洗程序），然后按“确认”键
	10	按“打开离心舱盖”键，打开离心舱盖，推放在向上的位置
	11	去掉AT1套件的塑料包装，放置包装托盒时将装有“废液袋”端靠近离心舱的右侧。洗涤套件安装次序为泵管、离心盘、适配器。从包装盒中取出红细胞“回输袋”悬挂在输液架的右上臂端。从包装盒中取出“废液袋”，悬挂在设备右侧的固定挂钩上
	12	从包装盒中取出盐水连接管路—白色夹子和血液管路—红色夹子，可将其放在设备的手推杆上
	13	从包装盒中取出泵适配管路，将固定器中间孔对准放入泵床固定柱中，使适配器管路卡放在泵床中间的导槽中。按“装/卸泵管”键，留意泵管自动安装过程（警告：不要将手放在泵床中）
	14	转动离心转子，使开口朝向正前方（转子静止时）
	15	用右手将AT1离心清洗腔与管路装置一起从包装盒中取出，离心盘顺势放在离心机转轴上
	16	按“锁紧清洗腔”键，并手动检查离心腔是否确保锁定
	17	将离心管路方形适配器从上方插入到固定支架上，位置进入正确时（缺口朝前）会听到“咔”一声
	18	用力关好离心舱盖，关紧时会听到“咔”一声
	19	关闭盐水连接管路上不准备使用的另一个白色夹子。用塑针穿刺，将AT1装置中盐水管路与盐水袋连接
	20	将AT1装置中血液管路红色夹子塑针与储血罐连接（注意无菌），然后按“预冲”键，自动预冲。保存好管路端保护帽
	21	在洗涤套件安装完毕并连接盐水后，按“灌注”键，设备自动用盐水预充整个套件。盐水预充可排掉管路中的空气，多余的盐水排入到废液袋中。浓缩红细胞管路也被预充。洗涤程序的准备工作完成
	22	开始洗涤：（1）在血液收集到血液储存器中后，按“开始”键可开始连续性血液回收处理过程（建议血液收集800 mL后开始洗涤） （2）机器自动运行，直到血液储存器流空时为止。显示屏显示截止当前时间的流速以及已处理术野血的容量 （3）血液泵持续从血液储存器中泵出术野血 （4）当机器的红细胞界面探测器检测到其触发点时，浓缩红细胞被泵入回输袋中

续表

程 序	序 号	步 骤
操作过程	23	调整参数：（1）改变处理速度。每个程序中，按向上和向下键，可在一定范围内调节浓缩红细胞流速以及处理速度。如希望增加流速，按“↑”键调节，然后按“确认”键；如希望减慢流速，按向“↓”键调节，然后按“确认”键。 （2）改变洗涤程序。按“选择程序”键。使用向下的箭头选择待选程序，然后按“确认”键确认要选的程序。在运行状态中，选择切换为另外一个洗涤程序不会中断正在处理中的程序。 （3）处理程序中断。当盐水袋为空时，报警启动，更换新的盐水，然后按“开始”键，程序继续。当废液袋满了时，会被监测并发出报警，该报警可以通过按“静音”键消除报警音，同时打开废液袋下方的开关排空废液袋，该开关在废液袋排空后须再次关闭。当废液袋排空处理完毕后，按“开始”键，程序继续。当血液储存器为空时，会发出报警，该报警可以通过按“静音”键消除报警音。如果有术野血再次被收集到储存器时，可以按“开始”键继续处理
	24	洗涤结束：如果血液处理结束，同时预计无新鲜出血时，按“收集剩余红细胞”键，使红细胞以一个固定的速率泵入浓缩红细胞袋中
	25	使用带滴壶的输血器，用塑针连接AT1套件上的回输袋。使用重力回输。切勿加压回输（避免产生气泡）
	26	完成收集残余的浓缩红细胞处理后，即可以拆除AT1套件。关闭浓缩红细胞管路上的蓝色夹子，在螺旋接口处断开浓缩红细胞袋与AT1红细胞管路的连接。使用管路上自带的保护帽封闭管路，以免漏液
	27	断开AT1血液管路与血液储存器的连接，使用自带的保护帽封闭各接口及出口。断开血液收集管路和负压管路
	28	从支架上取下血液储存器并丢弃。关闭盐水管路夹子，丢弃盐水袋
	29	按“打开离心舱”键，打开离心舱，推放在向上的位置上
	30	打开废液袋的黄色螺旋接头，使用自带的保护帽关闭开放的管路，丢弃废液袋
	31	拆卸离心管路，按“装/卸泵管”键，向上提起离心适配器，拉动泵管直到泵管脱离泵转子中的泵针。将离心腔管路适配器从管路支架中拔出
	32	按“松开清洗腔”键，打开清洗腔的锁定装置。从离心舱中取出清洗腔后丢弃
	33	按“清除程序”键结束本次程序，关闭离心舱盖。关机，拔掉电源
	34	整理用物
操作后处理	1	用物：根据《消毒技术规范》和《医疗废物管理条例》做相应处理
	2	护士：洗手，记录

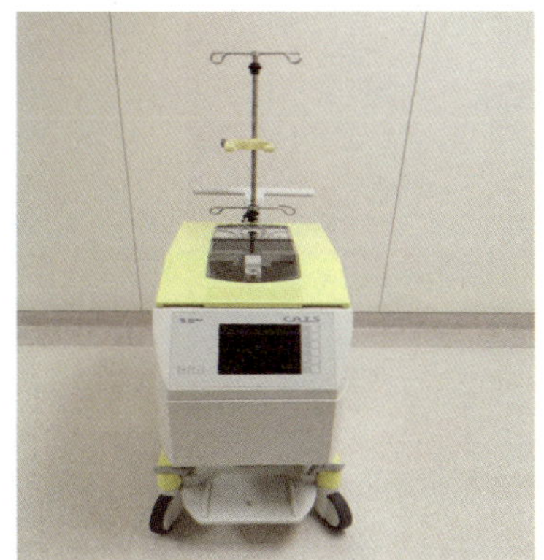

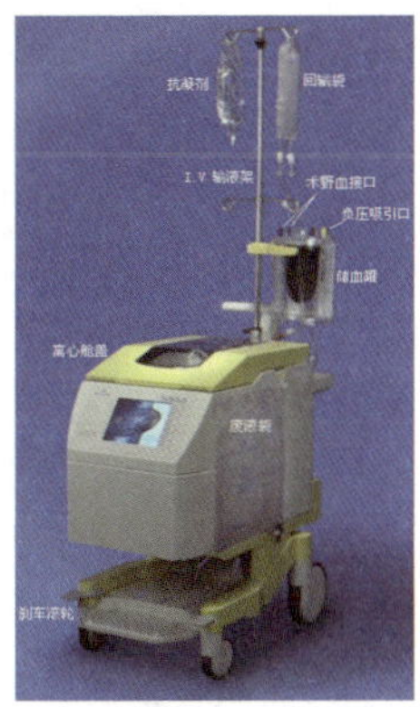

图7-12-1　费森尤斯卡比连续式自体血回收机

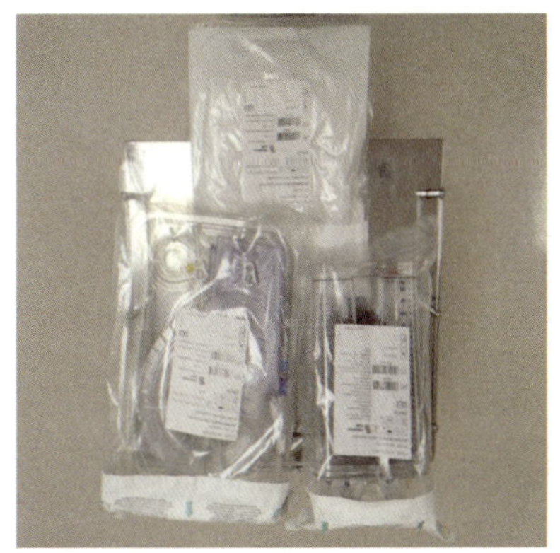

图7-12-2　血液回收耗材一套（储血罐、双腔吸管、AT1套件）

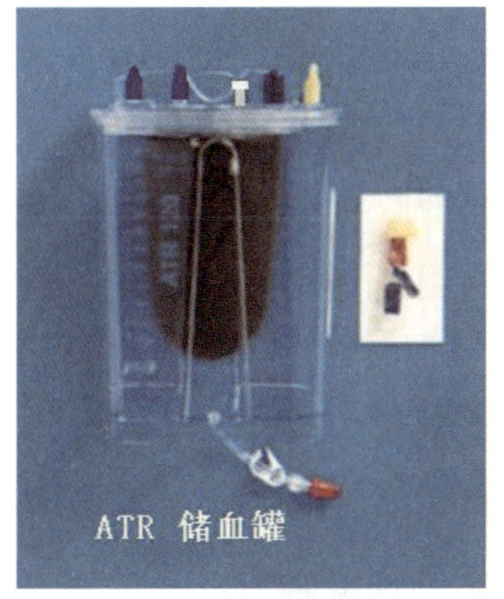

图7-12-3　储血罐

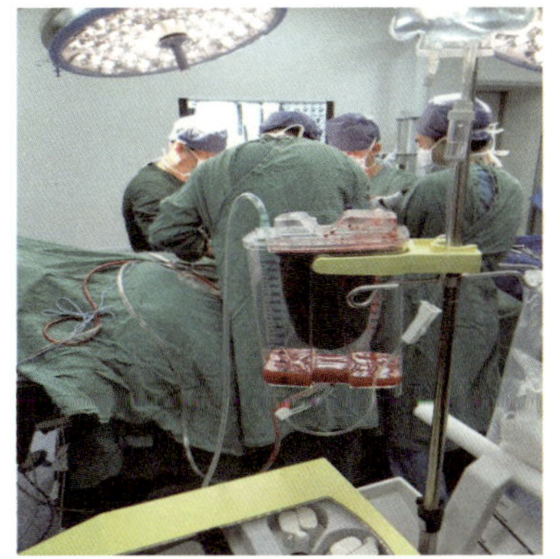

图7-12-4　血液收集

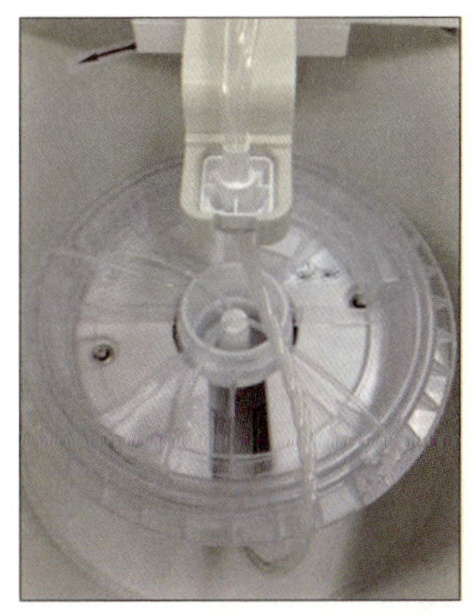

图7-12-5　将AT1离心清洗腔与管路装置一起从包装盒中取出，离心盘顺势放在离心机转轴上

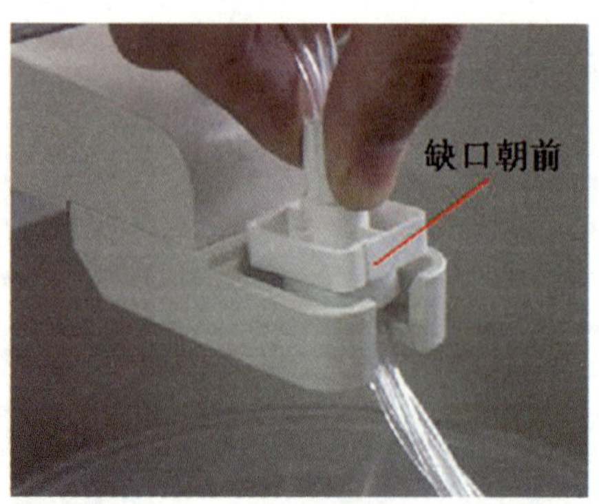

图7-12-6　离心管路方形适配器从上方插入固定支架上，位置进入正确时（缺口朝前）会听到“咔”一声

【注意事项】

1. 需由接受过系统培训的人员操作机器，并严格执行无菌操作。

2. 血液收集系统和压积红细胞应在开始收集的6 h内使用。

3. 使用肝素的抗凝处理采用500 mL生理盐水+12 500 IU肝素2支，60～80滴/min。

4. 真空压力应设置为尽可能低：-100 mmHg。

5. 自体血回输机对血小板的回收率较低，与回收时负压吸引破坏、活化及洗涤丢失较多有关。

6. 回输自体血量超过15 IU即约3000 mL时，应常规监测凝血指标和残余肝素水平，及时补充血浆，必要时加输血小板或凝血因子。

第八章　麻醉科专科仪器

第一节　床旁心电监测仪

床旁监护仪置于患者床边，由主机和插入件组成，主机由电源、屏幕显示和操作指令系统组成。插件为各种不同监测项目放大器，可根据监测需要选用。有波形显示、冻结和若干时间的记忆储存功能，可同时监测多项生理参数，如心电、呼吸、创伤性或非创伤性血压，以及体温等指标的波形，并以数字表明其数值。

【ECG与心率】

监护仪可以计算心率、检测心律失常情况和显示ECG数据（图8–1–1）。

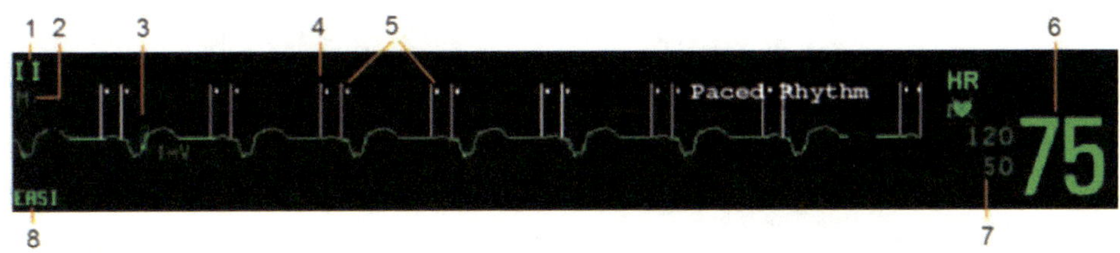

1. 显示的波形导联名称；2. ECG滤波标名；3. 1 mV校准条；4. 起搏钉样标；5. 起搏脉冲标记；6. 当前心率；7. 当前心率报警限值和起搏模式符号；8. EASI或Hexad导联放置标名

图8–1–1　ECG显示

1. 心电图电缆的连接

（1）选择皮肤完好，无任何破损的部位。

（2）如必要，刮净相应部位的体毛。

（3）用肥皂和水彻底清洁相应部位，不要残留（不建议使用乙醚或纯酒精，因使皮肤干燥而增加电阻）。

（4）等待皮肤完全晾干。

（5）在电极片上安夹子或按扣。

（6）按照所选导联位置方案，将电极片贴在患者身上。

（7）将电极电缆与患者电缆相连。

（8）将患者电缆插入白色ECG接口。监护仪显示器上将出现ECG波形和数值。

各种导联的放置（图8-1-2）。

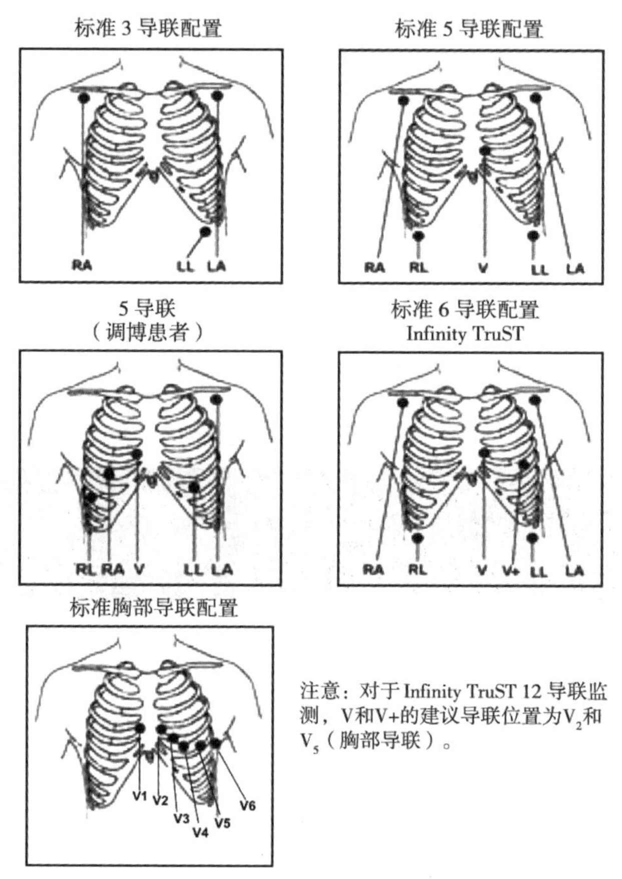

图8-1-2　各种导联位置

注意事项：生命体存在自发或诱发的生物电活动，这些电活动产生的电信号可以用电极直接采集，电极长时间的直流电压作用会导致在电极周围聚集有毒离子，引起皮肤灼伤或组织坏死，建议使用48 h更换。

【呼吸监测】

测量呼吸（Resp）时，监护仪会测量患者胸前的两个ECG电极之间的胸壁阻抗，胸部运动引起的抗阻变化会在监护仪屏幕上产“呼吸”波形，监护仪通过计算波形周期以计算呼吸频率（RR）。

参数框中显示波形与数值图（图8-1-3）。

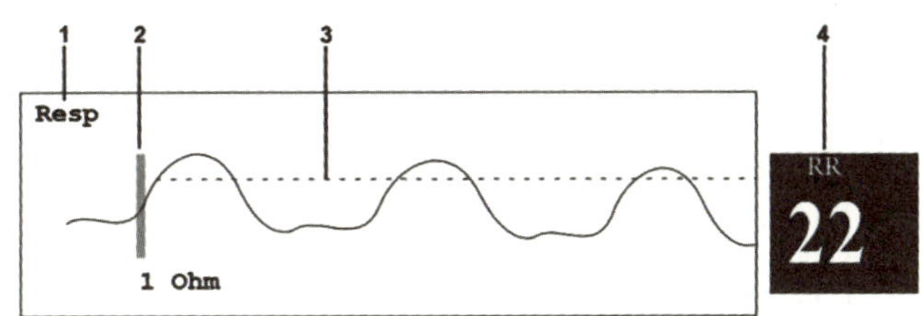

1.“呼吸”波形标名；2.一个OHM校准条；3.手动设定“呼吸”监测水平；4.“呼吸”数值与标名

图8-1-3　呼吸监测参数框

【脉搏血氧饱和度（SpO_2）监测】

脉搏血氧饱和度（SpO_2）监测是一种连续、无创监测脉搏波和动脉血氧饱和度的方法，是通过对动脉脉搏搏动的分析，测定血液在一定的氧分压下，氧合血红蛋白（HbO_2）占全部血红蛋白的百分比值。其基本原理是采用Lambert-Beer定律，利用氧合血红蛋白和还原血红蛋白（Hb）对特定波长的红光、红外线的不同吸收特性，以反映血红蛋白与氧结合的程度。

参数框中显示Pleth波形和SpO_2值和脉率（图8-1-4）。

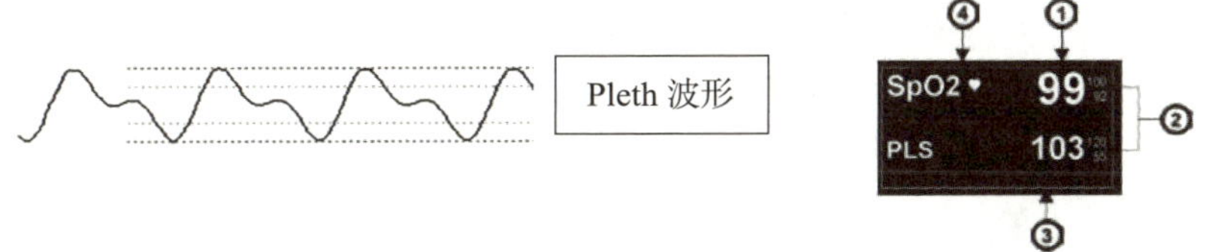

1. SpO_2值；2. 报警限值（如果关闭报警，将显示带斜线的铃图标），3. 来源于SpO_2的脉率；4. 心脏符号将随脉搏闪烁（符号只有在SpO_2选择为脉搏音源时才显示）。

图8-1-4　脉搏血氧饱和度参数框

注意：血氧饱和度监测仪在光传导的途径上，除了动脉血内血红蛋白外，还有其它可吸收光的物质，如皮肤、软组织、骨骼、静脉血和毛细血管（图8–1–5）。

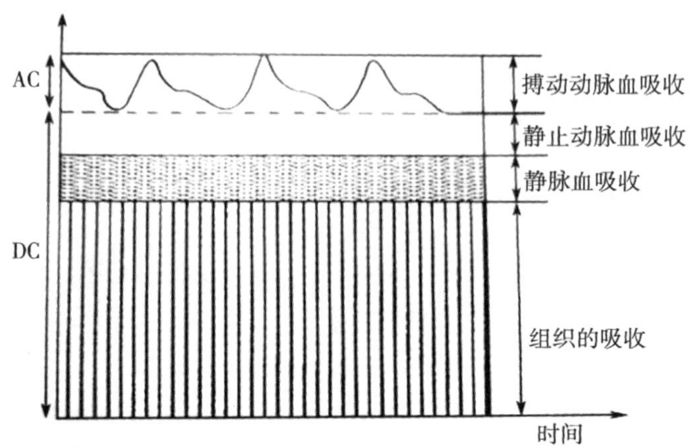

图8–1–5　搏动组织（AC）和非搏动组织（DC）对光的吸收

1. SpO_2传感器的使用

（1）选择正确的患者类别（成人/儿童/新生儿）。

（2）去掉佩戴部位的彩色指甲油。

（3）根据SpO_2传感器的型号正确佩戴和粘贴（核实发光管和光检测器直接互相对准，发光管发出的所有光必须全部通过患者的组织）。

（4）注意事项：

1）确保测量部位有搏动的血流，最好灌注指标超过1.0。

2）有良好的脉搏搏动的血管部位可作为测量部位，如手指、脚趾、耳垂、鼻梁和额部。婴儿可用变形探头测量手掌、脚、手臂、颊或鼻翼处。成人一般情况下手指是最常用部位，在血管收缩和低血压时可选额部、耳垂作为测量部位（图8–1–6）。

3）每2～3小时检查一次贴附部位，确保皮肤状况正常，光学校准准确。

4）注射染料如亚甲蓝，或血管内异常血红蛋白（如正铁血红蛋白和碳氧血红蛋白）均会导致测量结果不准。

5）注意不要将高报警限制值设为100%，这样等同于关闭报警。

6）患者严重缺氧、贫血、低血压和低体温致末梢低灌注，SpO_2信号将消失或精确度降低。

7）传感器不稳定、传感器位置不正确、高频电刀或外界光的干扰也会对SpO_2测量的精确度产生影响。

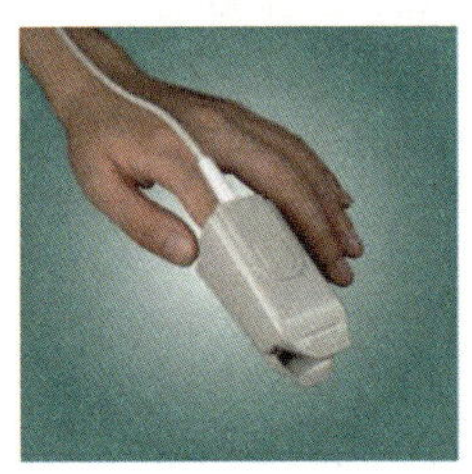
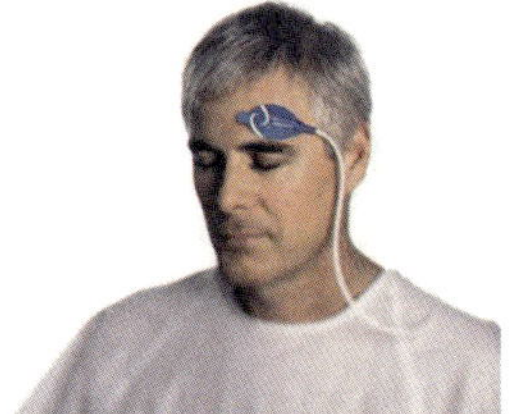
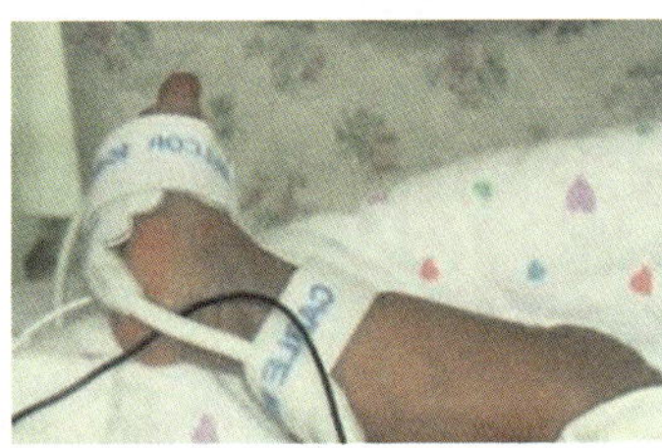

图8-1-6　不同部位SpO_2测量

【无创血压监测】

血压（BP）指血管内的血液对于单位面积血管壁的侧压力，也即压强。目前临床上常用自动间断测压法，又称为自动无创性测压法（ANIBP或NIBP）测量血压。

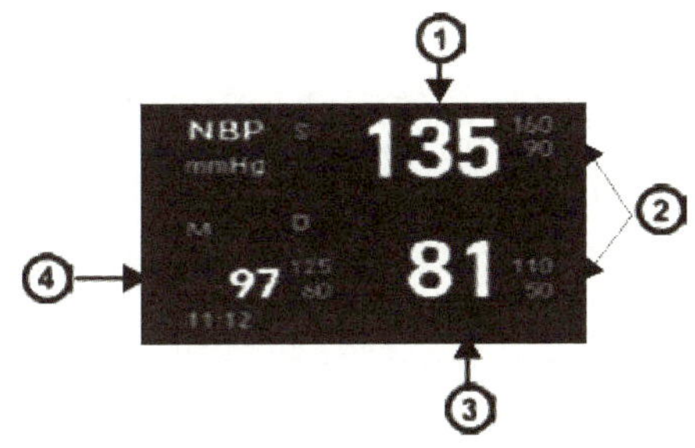

1.收缩压；2.报警限值（如果关闭报警，将显示带斜线的铃图标）；3.舒张压；4.平均压

图8-1-7　参数框中显示数值

【NBP测量注意事项】

1.袖带是压力传感部件，袖带太小或太大，能改变压闭动脉血流的气压值，造成血压偏高或偏低的现象。应选择大小合适的袖带，且气囊无褶皱或扭曲。袖带的宽度应为肢体围度的37%～47%，袖带的充气部分应足够长，至少能够环绕肢体的80%。

2.袖带置于肢体与心脏等高的位置，袖带上的标志必须对好动脉。

3.袖带不可绑的过紧，定期检查捆绑部位，保证皮肤完好，并检查袖带所在肢体的颜色、温度和感觉是否正常。袖带在充气过程中，外力压迫气囊或患者肢体活动，会造成血压偏高或偏低的现象。

4. 袖带切勿置于有静脉输液或动脉插管的同一肢体。

5. 患有镰状细胞病，或出现的皮肤损伤时，切勿测量无创血压。

6. 勿在乳房切除侧使用袖带，压力可能加重淋巴水肿。对于双侧乳房切除患者，请临床权衡利弊再决定是否测量血压。

【管理与维护保养】

1. 设备定期清洁（清洁剂可用温肥皂水），使用后清洁消毒。

清洁步骤：

（1）关闭电源并断开电源线；

（2）使用柔软的棉球吸附适量的清洁剂擦拭显示屏；

（3）使用柔软的棉布吸附适量的清洁剂擦拭设备表面；

（4）必要时使用干布擦去多余的清洁剂；

（5）若被患者分泌物污染，先用含氯消毒液擦拭再用清水擦拭晾干；

（6）将设备放置在通风阴凉的环境下风干。

2. 导线上有胶布等残留物，使用胶带去污剂擦拭，并将导线妥善放置好。血压袖带应卸下用含氯消毒液浸泡15～20 min，再用清水冲洗晾干备用。

3. 监护仪导线勿折叠，受压。过长的导线应无角度盘好，避免打死结，并妥善放置。

4. 切勿对监护仪及附件进行高温、高压及浸泡消毒，避免接触酸碱等腐蚀性气体和液体。

5. 处于备用状态的监护仪应放在通风干燥处，避免潮湿，并应定期充电，一般每周一次，由专人负责保管。

6. 避免频繁开关仪器，暂停使用仪器时按待机即可，不必关机。

7. 工作人员操作前洗手、修剪指甲，以免损坏触摸按键或荧光屏。

8. 专人管理，定期检查、消毒、维护和保养。

第二节　脑电双频谱指数（BIS）测量仪（模块）

目前，临床上能够直接监测脑功能状态变化的仍是神经电生理监测，如脑电双频谱指数（BIS）。BIS是唯一进行过预防术中知晓大样本研究并证明有效的麻醉深度监测指标，是目前以脑电来判断镇静水平较为准确的一种方法。

BIS监测是指通过特定的脑电图电极片，记录部分脑电图，经过特定的信号处理，把复杂的脑电图信号进行标准化和数字化处理，最后转换成一种简单的量化指标。

【数值范围及含义】

BIS是整合了脑电的能量和位相信息，经特殊的演算方法得到的从0（抑制：无脑电活动）到100（全清醒）的线性指数，反映了患者的意识状态与镇静水平。

【注意事项】

1. BIS受很多因素的影响，包括体位，低温，以及麻黄素、肾上腺素、异丙肾上腺素、肌肉松弛药等药物。

2. BIS值的得出需要一定时间对原始脑电图进行数学处理，故有滞后性。

3. 确保BIS设备不会与患者皮肤长时间接触，因为会产生热量造成不适。

4. 除颤过程中，只要传感器不位于除颤器电极垫之间，BIS设备就可保持与患者的连接。

【使用方法】

1. 连接BIS设备与BIS模块（图8-2-1）。

2. 使用BIS设备背面的夹子将设备固定在一个适宜的位置，不要高于患者头部。

3. 将BIS传感器置于患者前额（图8-2-2），以捕获脑电图（EEG）信号，从此信号可导出若干数值，含代表患者意识水平的BIS值。

4. 连接患者接口电缆到BIS设备上。

5. 连接BIS传感器至患者接口电缆。

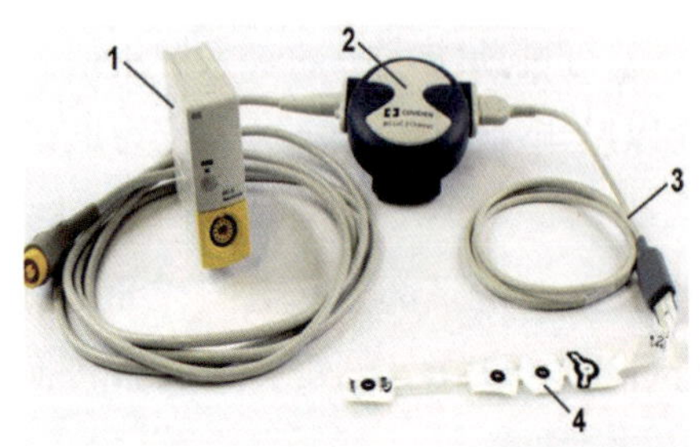

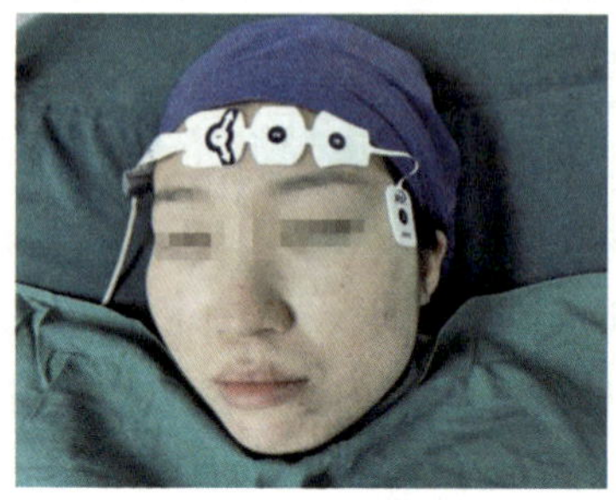

1. BIS模块；2. BIS设备；3. 患者接口电缆；4. BIS传感器

1号贴片贴于额部正中鼻根向上5 cm；2号贴片贴于1号与4号之间；3号贴片贴于同侧太阳穴；4号贴片贴于眉骨上方

图8-2-1　BIS监护装置　　图8-2-2　BIS传感器位置固定

【管理与维护保养】

1. 专人管理，定期检查、消毒、维修和保养。

2. 使用完毕后，先将传感器从患者头部取下，再移动患者，避免拖拽导联线导致仪器损坏。

3. 监护仪导联线勿折叠、受压，使用完毕后盘绕整齐。

4. 设备定期清洁消毒，使用后用肥皂溶液润湿的纱布擦拭，再用无绒布彻底擦干。

5. 切勿对仪器及附件进行高温、高压及浸泡消毒，避免接触酸碱等腐蚀性液体和物品。

6. 设备处于备用状态时应放在通风干燥处，避免潮湿。

7. 模块最好相对固定在监护仪或麻醉机上，避免反复拔插模块或插件造成损坏。

第三节　神经肌肉传递（NMT）监测仪（模块）

神经肌肉传递（NMT）监测仪是连续监测肌肉松弛程度改变，客观反映肌肉松弛药作用的起效、维持和消退过程，正确指导应用肌松药物和进行肌松药效学研究的专用医学设备（图8-3-1）。

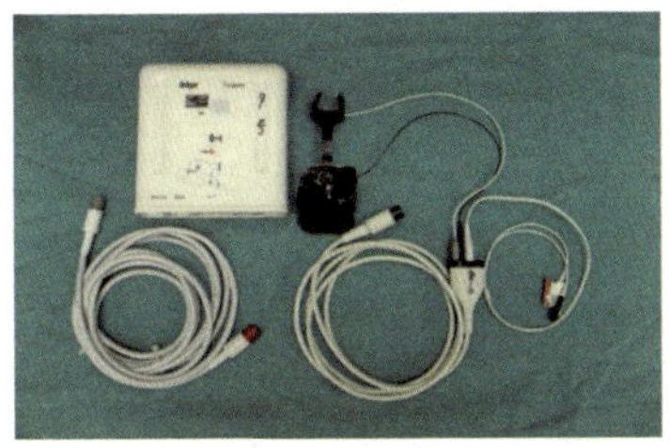

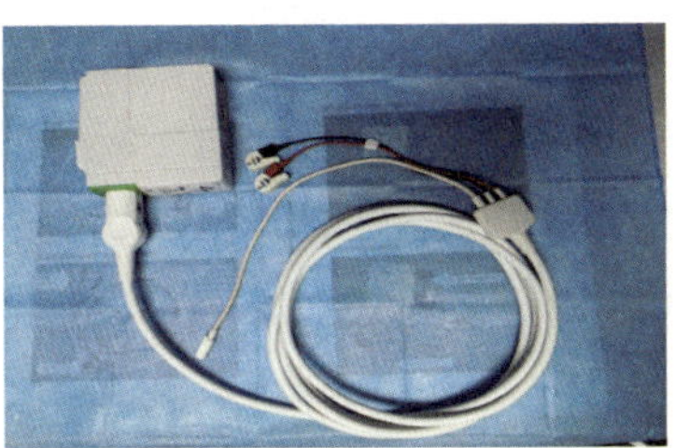

图8-3-1　神经肌肉传递监测仪（模块）

【工作原理】

NMT监测仪电极放在患者尺侧神经表面皮肤上，电源刺激人体表面的两个电极，由加速传感器测量肌肉反应。

【测量NMT准备】

1. 选择完好无破损的皮肤部位，如必要，刮净相应部位的体毛。

2. 用肥皂水清洁，勿留肥皂残余（不要使用乙醚或纯酒精，会使皮肤干燥而增加电阻）。

3. 彻底擦干皮肤。

4. 放置NMT传感器前，确定拇指可以自由活动。

5. 将远端电极靠近腕部，将近端电极放在距远端电极2～3 cm的位置。

6. 将黑色电缆夹连接在远端电极上，红色电缆夹连接在近端电极上（图8-3-2）。

7. 两条电缆固定在手臂上，确保夹子未施力。

8. 放置并粘贴传感器，将大的平坦的一侧粘贴在手腕掌侧，固定电缆，确保其不会拉拽传感器，并且拇指活动不受阻，传感器在拇指上的位置越远，加速信号就越强。

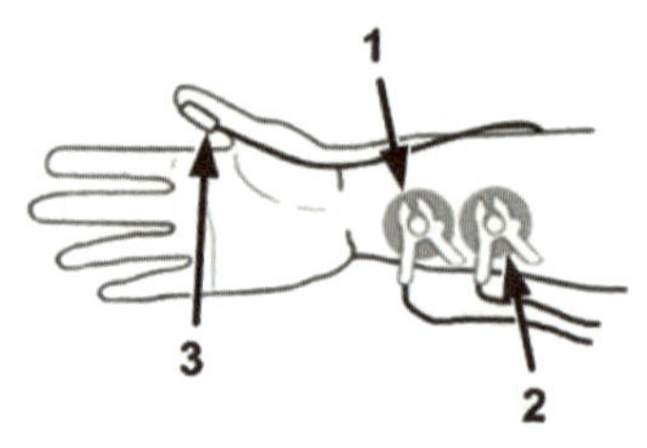

图8-3-2　肌张力传感器及NMT传感器及电极片位置

【管理与维护保养】

1. 专人管理，定期检查、清洁、维修和保养。

2. 监护仪导联线勿折叠、受压，使用完毕后盘绕整齐放置。

3. 设备定期清洁，使用过程中保持整洁，使用完毕后用纱布蘸取适量肥皂水擦拭，用无绒布彻底擦干。

4. 每次使用结束后，及时清洁电极金属触点，防止药液腐蚀电极，导致输出不稳。

5. 每次使用结束后，仔细清点部件，保持仪器完整性。

第四节　呼气末二氧化碳分压监测仪（插件）

呼吸末二氧化碳是指呼气末期呼出的混合肺泡气中所含二氧化碳分压（$P_{ET}CO_2$）或二氧化碳浓度（$C_{ET}CO_2$）。呼末二氧化碳分压（$P_{ET}CO_2$）监测是无创连续监测，可反映整个呼吸周期的连续变化，监测呼吸的节律和频率，提示每个呼吸异常的具体环节，并监测同期环路的完整性，正常值为35～45 mmHg。

【监测原理】

$P_{ET}CO_2$监测仪（图8-4-1）是基于CO_2气体仅对波长为4.26 μm的红外线有强烈吸收的原理，当传感器发射的红外线被CO_2气体吸收掉一部分红外线能量，经微电脑处理后，显示$P_{ET}CO_2$波形及数值。依据传感器在气流中的位置不同，常用取样方法有两种：主流与侧孔取样。

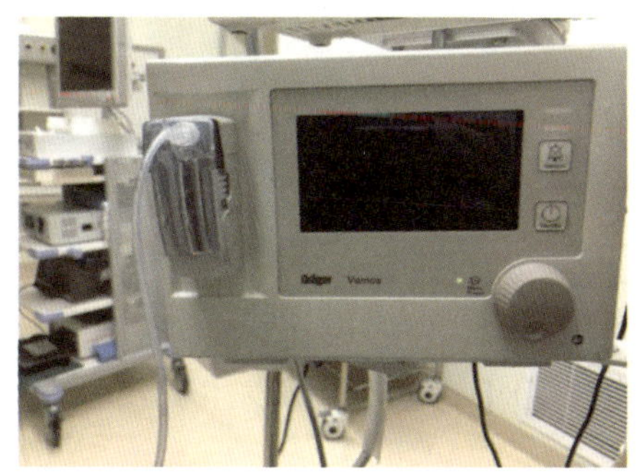

图8-4-1　呼气末二氧化碳监测仪

【$P_{ET}CO_2$的数值与波形】

1. 正常$P_{ET}CO_2$波形分四段（图8-4-2、图8-4-3）。

（1）Ⅰ相吸气基线，即AB段，应处于零位。

（2）Ⅱ相呼气上升支，即BC段，较陡直，为肺泡和无效腔的混合气体。

（3）Ⅲ相呼气平台，即CD段，呈水平形，是混合肺泡气。

（4）Ⅳ相呼气下降支，即DE段，迅速而陡直下降至基线，新鲜气体进入气道。

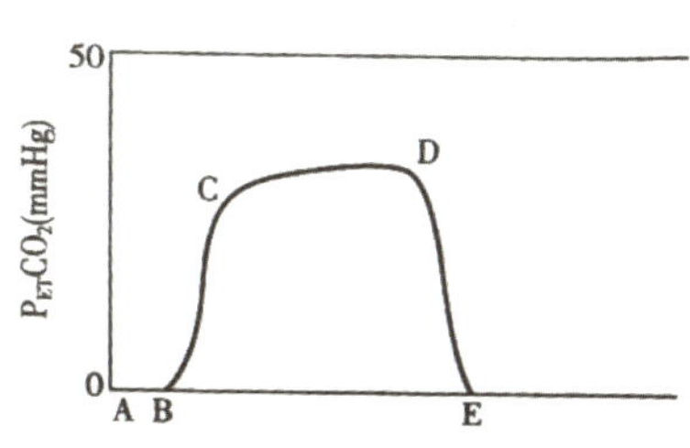

图8-4-2　正常$P_{ET}CO_2$浓度波形

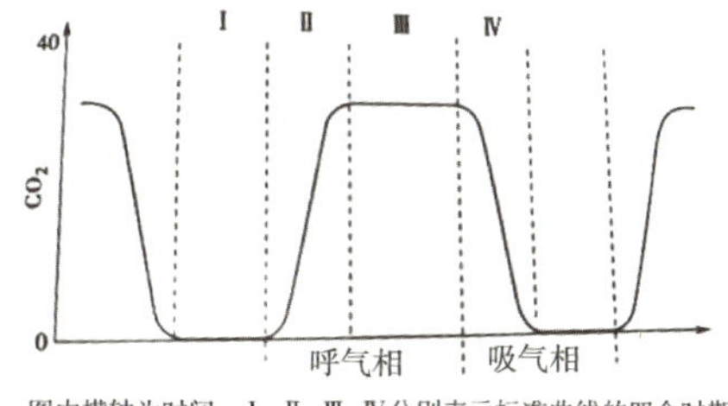

图8-4-3　呼出气二氧化碳-时间曲线图

2. 分析$P_{ET}CO_2$波形图应从以下几方面进行。

（1）波形高度　代表肺泡气CO_2浓度，即$P_{ET}CO_2$。

（2）基线　代表吸入气CO_2浓度，应为零；形态：只有出现正常图形，特别是肺泡气平台出现时，$P_{ET}CO_2$才能代表$PaCO_2$。

（3）频率　为自主呼吸或机械通气频率。

（4）节律　反应患者呼吸中枢或呼吸机的工作状态

【监测意义】

$P_{ET}CO_2$评价肺泡通气、整个气道及呼吸回路的通畅情况、通气功能、循环功能、肺血流及CO_2重复吸入情况。

1. 通气功能监测

无明显心肺疾病的患者通气/血流比值正常，一定程度上的$P_{ET}CO_2$可以反映$PaCO_2$，通气功能改变时，$P_{ET}CO_2$即发生变化。

2. 维持正常通气

全麻或呼吸功能不全使用呼吸机时，可根据$P_{ET}CO_2$来调节潮气量，避免发生通气不足或过度，造成高或低碳酸血症。

3. 确定气管导管位置

目前公认监测$P_{ET}CO_2$图形是确定气管导管在气道内的最灵敏、最特异的指标。

4. 及时发现呼吸机机械故障

如接头脱落、回路漏气、导管扭曲、气道阻塞、活瓣失灵以及其它机械故障。

5. 监测体内CO_2产量的变化

体温升高，静脉注入大量$NaHCO_3$，突然松止血带或恶性高热，均使CO_2产量增多，$P_{ET}CO_2$增加。

6. 监测循环功能

休克、心搏骤停及肺梗死，血流量减少或停止时，CO_2迅速为零，CO_2波形消失。有助于判断胸外心脏按压是否有效，复苏是否成功。当$P_{ET}CO_2$ $>10\sim15$ mmHg，表示肺已有好的血流，但应排除过度通气引起的$P_{ET}CO_2$降低。

【$P_{ET}CO_2$监测仪集水器的维护】

1. 认识$P_{ET}CO_2$监测仪组件（图8–4–4）

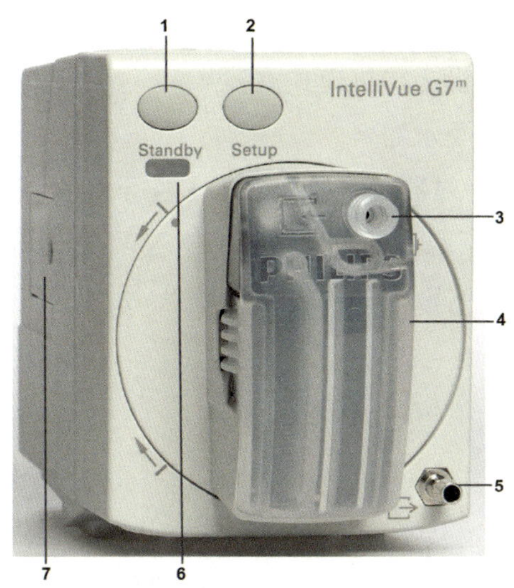

1. 待机键；2. 设定键；3. 进气口；4. 集水器；5. 出气口；6. 待机 LED；7. 维修用端口

图8–4–4　$P_{ET}CO_2$监测仪组件

2. 安装集水器（图8–4–5）

（1）从包装中取出新的集水器。

（2）在新的集水器正面写上当前日期。

（3）从侧面拿好集水器，插入支架内，直至卡入到位。

（4）连接气样管和集水器的入气接口。

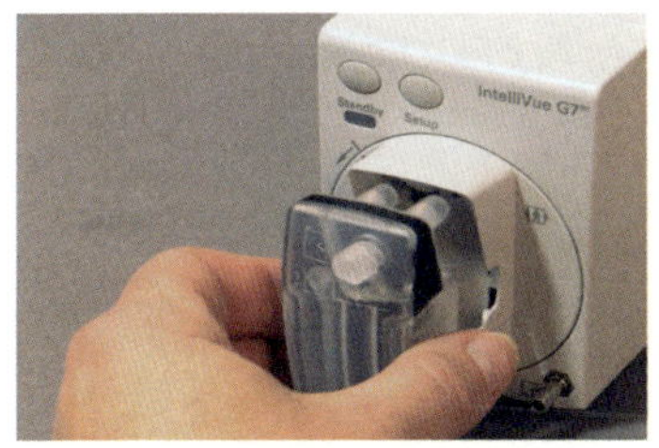

图8–4–5　安装集水器

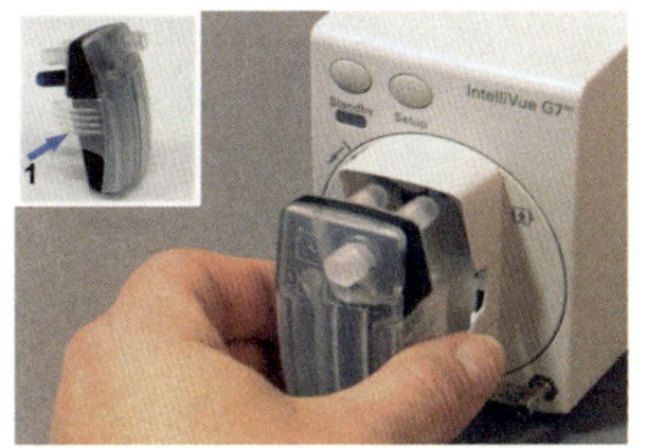

图8–4–6　拆下集水器

3. 拆下集水器（图8–4–6）

（1）集水器置于垂直位。

（2）断开集水器与气样管路的连接。

（3）同时按压2个侧夹点，小心地拉出集水器。

4. 清空集水器（图8–4–7）

（1）将气体分析仪设为待机模式。

（2）从模块中拆下集水器。

（3）将一个空的注射器（最小20 mL）连至集水器后部的黑色接头上（图8–4–6），小心地从集水器抽出液体。

（4）小心地取下充有液体的注射器。

（5）清洁集水器。

（6）重新安装气体分析仪内的集水器。

（7）退出待机模式。

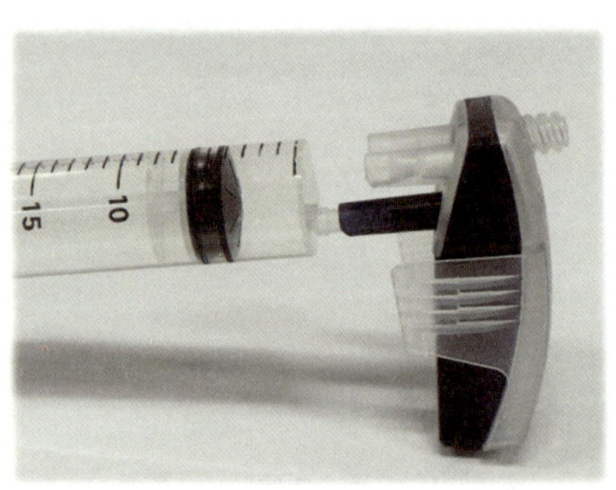

图8–4–7　清空集水器

【维护与保养】

1. 呼末二氧化碳监测仪一定要准确连接呼吸回路，避免气体采样管打折、扭曲。

2. 避免呼末二氧化碳监测仪被水蒸气或分泌物堵塞，定期检查、清理。

3. 集水器可供多个患者使用，必须每四周更换一次集水器，在此期间可按需清空、重复使用。

4. 使用专用清洁剂或消毒湿巾对设备进行清洁与消毒。

第五节　脑氧饱和度监测仪

脑氧饱和度（regional cerebral oxygen saturation，rSO_2）监测是一种新型的氧饱和度监测法，它利用红外光谱学分析法直接测定脑部氧饱和度值，从而直接反应脑血氧代谢，灵敏度高。rSO_2监测为我们提供了一种监测脑区氧合状态的方法，可以直观的了解脑区的氧供需平衡和脑血流变化。通过连续的rSO_2监测，可以发现围术期的中枢神经功能状况，为减少围术期的神经功能损害提供帮助，改善患者的预后。

【监测原理】

血红蛋白具有特殊的近红外线吸收光谱且随着氧合度的变化而漂移，近红外线能穿透头皮组织和颅骨进入脑氧组织几厘米深处，通过测定入射光和反射光强度，经一定的公式计算即可测得rSO_2。

【监测方法】

开机后，分别将rSO_2探头（A探头、B探头）置于两侧前额眉弓与发际之间并用医用胶贴固定，从探头相连的液晶显示屏上读取数值，连续对患者rSO_2进行监测。

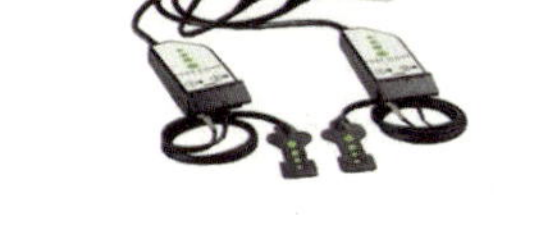

图8–5–1　脑氧饱和度监测仪

【管理与维护保养】

1. 专人管理，定期检查、清洁、维修和保养。

2. 监护仪导联线勿折叠、受压，使用完毕后盘绕整齐便于下次使用。

3. 每次使用完毕清洁仪器。

清洁步骤如下。

（1）关闭电源，断开电源线。

（2）使用柔软的棉球，吸附适量的酒精，擦拭rSO_2探头。

（3）使用专用清洁剂或消毒湿巾擦拭设备表面。

（4）用无绒布擦去多余清洁剂。

（5）将设备放在通风阴凉的环境下风干。

4. 切勿对仪器及附件进行高温、高压及浸泡消毒，避免接触酸碱等腐蚀性液体和物品。

5. 设备处于备用状态时应放在通风干燥处，避免潮湿。

第六节　腔内体温探头监测

正常的体温是机体新陈代谢和正常生命活动的必要条件。围术期尤其是麻醉期间，患者的行为性体温调节功能丧失，其生理特点、疾病、药物、外界环境温度及各类操作等因素均可影响体温调节中枢，使体温有不同程度的波动，对机体代谢具有明显影响，从而影响机体正常生理活动。因此，在围术期使用腔内体温探头对患者进行连续有效的体温监测，不仅能够及时了解病情变化，而且有助于术中、术后患者反应的判断及并发症发生与否的确定，并可根据情况及时采取措施，对提高患者的安全性具有重要意义。

【原理】

探头内含有一个高精度的热敏电阻，其阻抗随外界温度的变化而变化，仪器将热敏电阻的阻抗变化转化为电信号，通过计算得到体温数值（图8-6-1）。

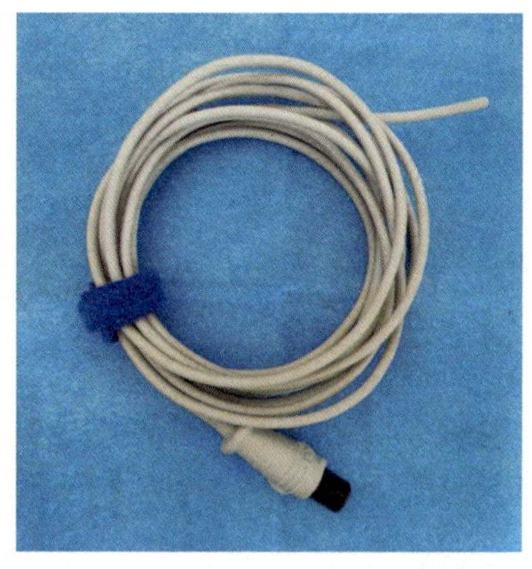

图8-6-1　腔内体温监测探头

【测量体温的部位及方法】

1. 食管温度：自口或鼻将测温头送至食管下1/3处，相当于在心脏后面进行监测，对观察人工降温和复温是否恰当有实际意义。如果食管温度探头误置在口咽部位，测量温度值不是机体的中心温度，而是气道温度。

2. 直肠温度：将测温探头经肛门送入直肠，深度超过10 cm。

3. 鼻咽温度：测温探头放于鼻咽深部，所测温度接近脑温。人工降温时，可迅速反应体温变化。

【注意事项】

1. 食管有损害或食管静脉曲张的患者，应禁做食管测温。

2. 测温部位应妥善固定，以利于观察体温变化。

3. 腹泻、直肠或肛门术后、心肌梗死患者不宜测试肛温。

4. 维持手术室温度在23 ~ 25℃，相对湿度为60% ~ 70%。

【消毒与维护】

1. 每次使用完毕，用软布蘸取适量3%过氧化氢或75%酒精溶液擦拭温度探头。

2. 专人保管，定期消毒。

3. 每次使用完毕后，检查接头是否完好，线体是否破损裸漏，若有破损裸漏，及时维修或更换。

第七节　麻醉机

【麻醉机结构和工作原理】

麻醉机是一种可以对多种气体和挥发性麻醉药进行输送，控制和辅助患者呼吸，同时在手术过程中，对患者意识、痛觉水平进行调节的高级医疗设备。麻醉机由气源或供气系统、挥发罐、呼吸机和回路系统四部分组成，并配备监测分析仪、安全报警装置和废气清除装置（图8–7–1）。

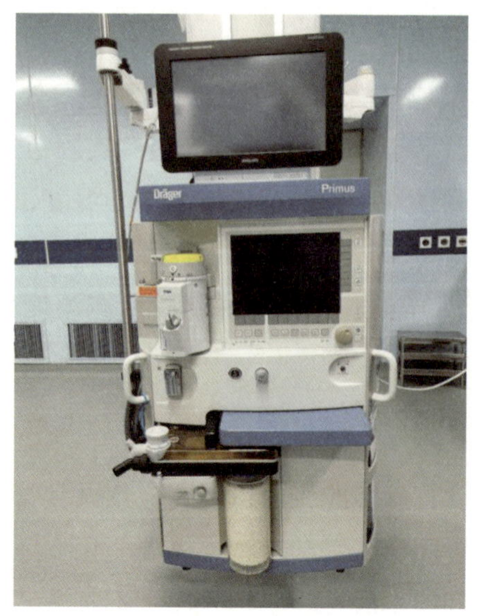

图8-7-1　麻醉机

【麻醉机使用前准备与检查】

将麻醉机放置于手术床头右侧适当位置，选择合适的螺纹管、呼吸囊和面罩，插上电源插头，交流电指示灯亮，正确连接氧气源，检查氧气供气软管是否有破损和漏气，开启麻醉机总开关，麻醉机面板上的压力表应显示在0.3～0.5Mpa之间，说明供气压力正常。

1. 检查气体流量

观察氧流量计，慢慢逆时针旋开流量计针栓钮，见浮标向上活动自如，达到允许的最大范围内，关闭针栓钮。

2. 检查CO_2吸收剂钠石灰的效能

钠石灰的颜色改变、颗粒变硬，说明钠石灰已失去功效，必须更换。

3. 正确连接螺纹管、呼吸囊

观察管路是否有破损。

4. 快速充氧开关性能检查

关闭APL阀门，手堵回路Y形接头，按压快速充氧钮，给呼吸回路快速充氧，见呼吸囊迅速膨胀，当回路气道压力表指针达30 cmH_2O时，手立即松开快速充氧钮，气压表的指针应原地不动，如指针仍上升，说明快速充氧钮关闭不严，该机暂不能使用，应检修后再使用。

5. 麻醉机密闭性能检查

操作与快速充氧开关性能检查相同，当快速充氧，压力表指针达30 cmH_2O时，手立即松开快速冲氧钮保持10 s，气压表的指针应原地不动，如指针缓慢下降，说明呼吸回路系统漏气，此时进一步检查，如螺纹管呼吸囊有无小孔；钠石灰罐橡胶垫是否完好无损，连接是否紧闭可靠，是否有钠石灰颗粒被卡；确定呼气活瓣和吸气活瓣严密盖紧后，再按操作步骤检查麻醉机密闭性确保回路系统无漏气。

6. APL阀检查

检查麻醉机密闭性能好，压力表指针达30 cmH_2O时持续10 s不动，说明密闭性能好，慢慢旋开APL阀，气道压力值应逐渐下降至“0”，以确保APL阀排气功能正常。

7. 手动通气和呼吸机自动通气检查

（1）手动通气检查　将另一个呼吸囊安装在Y形接头上，作为模拟肺用，开关旋至手动模式，用快速充氧使两个呼吸囊膨胀，充满适量的气体，挤压手控呼吸囊行手动通气，观察模拟肺的膨缩情况，并观察吸气和呼气两个活瓣的活动情况，开闭应灵活自如，以保证手动通气工作正常。

（2）呼吸机自动通气检查　根据患者体重设置好呼吸参数，正确设置报警界限，将转换开关转至自动挡，氧流量调至1～2 L/min，开启呼吸机，观察模拟肺的活动情况，再观察呼吸机显示屏监测参数是否在预设范围内，气道压是否正常，确定自动通气功能正常后才能用于患者。

经过上述步骤检查，确定麻醉机各项功能正常后再做装置总检查，如麻醉机总开关已在正常范围，麻醉挥发器内已备有麻醉剂并处于关闭状态，APL阀已调至30 cmH_2O位置，呼吸机转换开关选择在手动模式，一切检查完成后，才可实施全麻诱导插管。

【维护及保养】

1. 每次使用之前检查呼吸回路连接是否正确，完好无损且呼吸系统有足够的CO_2吸收剂。

2. 一次性呼吸回路使用完按《医疗废物管理条例》进行处理，可重复使用呼吸回路送至消毒供应中心集中处理。

3. 每日使用专用清洁剂清洁麻醉机外部表面，每周给系统通气，打开流量计，使浮标灵活运动。

4. 麻醉机维修时间间隔为5年，并对零部件、蒸发器和吸收回路进行测试和部件更换。要定期进行安全检查。

第八节　麻醉挥发罐

挥发罐（图8–8–1）是麻醉机的重要组成部分，将吸入性麻醉药转换成麻醉蒸气并按一定量输入呼吸回路，提供含麻醉蒸气的混合气体。

【工作原理】

利用罐内压力和温度的变化，把液体的麻醉药变成气体。

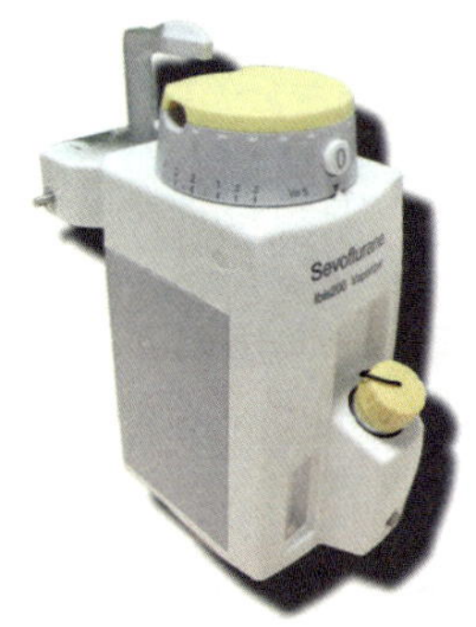

图8–8–1　挥发罐

【挥发罐的使用】

1. 按下0键（A），将控制刻度盘（B）啮合在位置0。为实现压力平衡，请等待至少15 s（图8–8–2）。

2. 按下0键（A），逆时针旋转控制刻度盘（B），将其设置为所需的麻醉气体浓度（图8–8–2）。

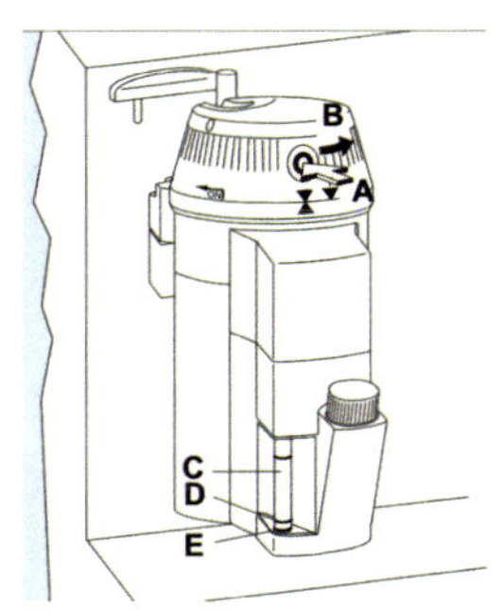

A. 0键；B. 刻度盘；C. 视窗；D. 重新加药标记；E. 最小刻度

图8-8-2　挥发罐

【清洁与维护】

1. 定期检查视窗中的灌注液位，达到重新加药标记时，可加注250 mL麻醉剂（通常为一整瓶）。

2. 不同麻醉剂不可混合加入。

3. 根据不同型号的挥发罐，选择不同型号的加药器。

4. 如果在手术过程中给挥发罐加药，必须将控制转盘设置在0后，等待至少5 s。

5. 使用专用清洁剂或消毒湿巾对挥发罐外部进行清洁消毒。

6. 如挥发罐长期不用或需要更换不同药品时，应排空内部原有药物并进行吹扫。

排空及吹扫步骤如下（图8-8-3）:

（1）取未损坏的正确麻醉剂瓶。

（2）将麻醉剂瓶置于加药装置底部排出口下。

（3）在控制转盘到T的同时，打开加药装置的螺帽（D）。

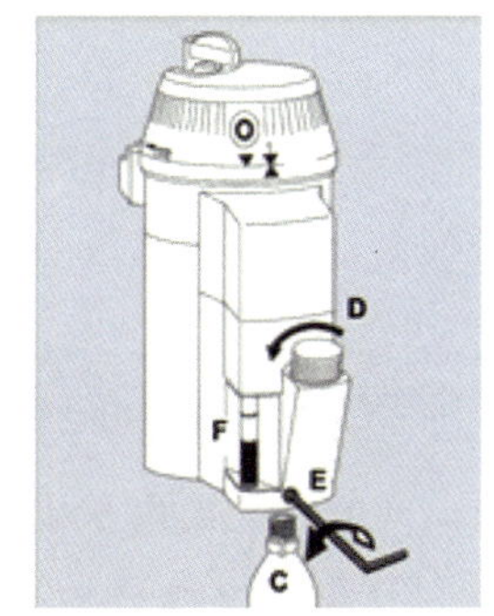

图8-8-3　排空挥发罐

（4）用2.5 mm的内角扳手逆时针旋拧排放阀（E）1～2次。

（5）排放直到视窗（F）中没有麻醉剂，且没有麻醉剂流入瓶中。

（6）顺时针旋转排放阀以关闭，将密封螺帽拧紧。

（7）将控制转盘设置为5 Vol%，用5 L/min空气大约冲洗5 h或15 L/min

空气冲洗1 h。

第九节　喉　镜

由于喉部位置深，生理结构复杂，不能直接窥及，在进行麻醉插管操作过程中需要借助一些特殊的工具，如直接喉镜、可视喉镜等。

【直接喉镜】

直接喉镜是直接窥喉时协助气管插管的重要工具，通常由喉镜柄及不同类型的喉镜片组成。

1. 喉镜的组成：喉镜由喉镜片和喉镜柄组成。镜片按年龄分成人、幼儿和婴儿三种，按型号分有00、0、1、2、3、4和5号。新生儿喉镜一般为直喉镜（图8-9-1）。

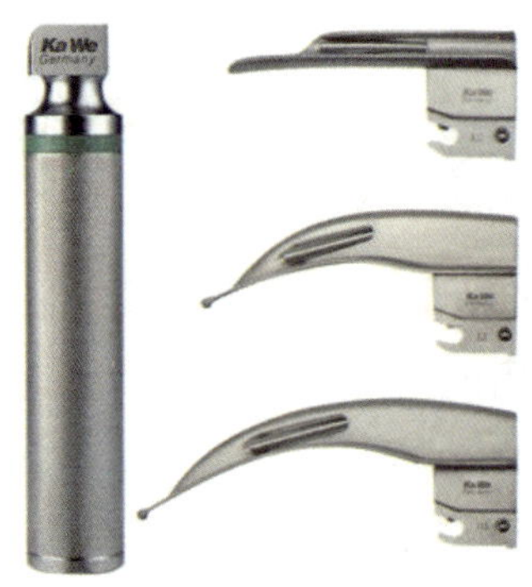

图8-9-1　直接喉镜镜柄及镜片

2. 喉镜的安装与使用

（1）喉镜的安装

1）将喉镜片安装到匹配的手柄上，确保喉镜片固定在手柄上，并处于准确位置。

2）开启：向上扳起喉镜片，喉镜亮起（图8-9-2）。

3）关闭：向下扳下喉镜片，喉镜熄灭（图8-9-3）。

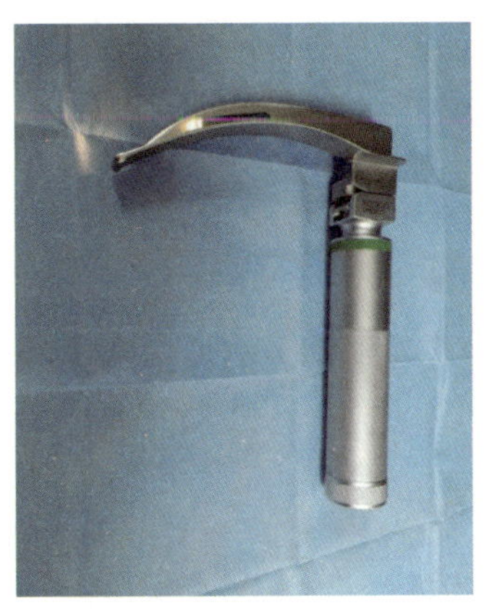

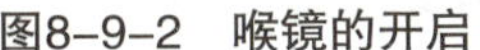

图8-9-2　喉镜的开启

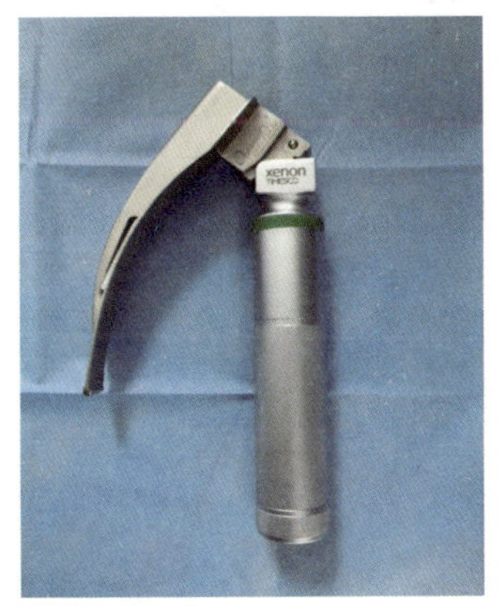

图8-9-3　喉镜的关闭

（2）喉镜的使用：操作者左手持喉镜，从右口角进入口腔，将喉镜向左靠，使舌偏左，进入会看见悬雍垂，然后顺舌面继续深入，使喉镜片前端置入会厌与舌根交界处（会厌谷），上提喉镜即可看到声门（图8-9-4）。

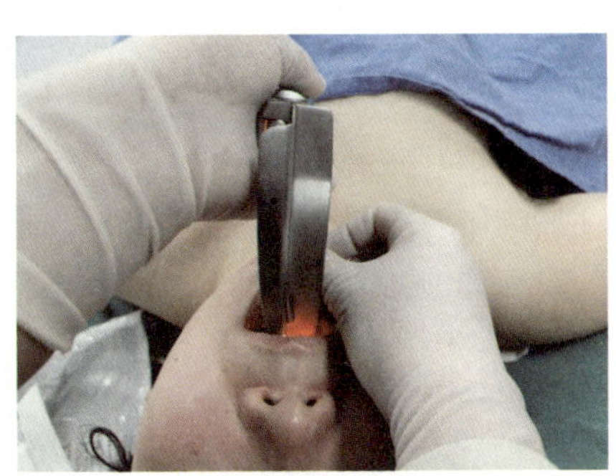

图8-9-4　喉镜的使用

3. 术前喉镜准备

（1）根据手术患者的年龄准备合适型号的喉镜片。成人选择中号镜片，小儿选择小号镜片，体型肥胖者或体型高大者选择大号镜片，1岁以内选择新生儿镜片。

（2）检查镜柄和镜片是否有机械损伤。

（3）喉镜片与手柄连接，检查是否匹配。

（4）开启喉镜片，检查光强度，光强度不足时，注意更换电池。

4. 喉镜的清洁、消毒与管理

（1）喉镜的清洁、消毒

1）喉镜使用完毕，立即分离喉镜柄与喉镜片。

2）用流动清水洗掉喉镜片上的污渍。

3）喉镜片置于专用消毒盒内，送消毒供应中心集中处理，并登记好数目。

4）使用后的喉镜柄用沾有75%酒精的软布清洁、消毒，保持喉镜柄干燥。

（2）喉镜的管理

1）每日专人清点喉镜数目并检查功能。

2）每次使用后专人负责清洗消毒并做好登记。

3）长期不用时应取出电池，以免电池液渗漏。

4）禁止浸泡消毒，以免损坏光纤或电路。

【可视喉镜】

可视喉镜是近年来新发展的一种可视插管系统。可视喉镜的操作与传统喉镜相同，将喉镜进入咽喉，然后通过显示屏可以直观清晰的显示咽喉部结构，声门显露清晰，准确率较高一些。所以，目前可视喉镜完成气管插管操作已被各大医院普遍应用。

1. 可视喉镜的组成：由一次性喉镜片、镜柄和液晶可视窗组成（图8-9-5）。

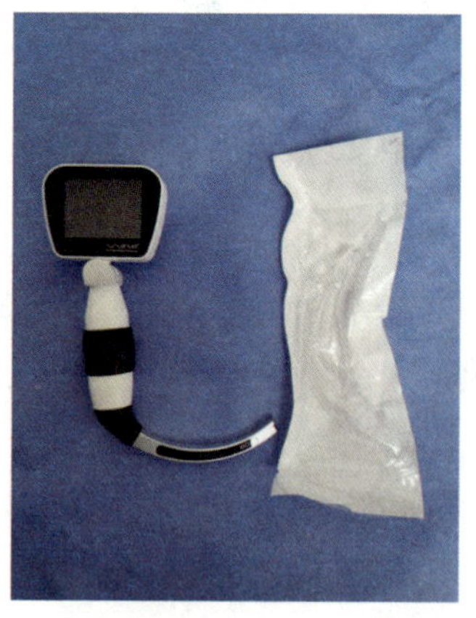

图8-9-5　可视喉镜与一次性喉镜片

2. 可视喉镜的优点

可视喉镜与传统喉镜相比，具有操作简便、可控性强，活动度大、可视性好和准确、快速、便利和安全等多重优点，是处理疑难插管的必要装备。同时，可视喉镜的设计中没有外露的照明装置电路接点，从而可降低接触不良故障。喉镜片采用特殊塑料制成，全封闭保护摄像头和光缆，所以清洁、消毒和灭菌处理更为容易。可视喉镜的插管应用，极大地提高了全麻插管的成功率，减少了气管插管的并发症，是麻醉医生的得力助手。

3. 操作前准备工作

（1）将一次性喉镜片插入主机的视频杵上，直至一次性镜片上的卡扣卡到位。

（2）选择合适型号的管芯，前端涂抹润滑剂，并将其插入合适型号的气管导管内，其前端与气管导管前端的斜面齐平，固定管芯末端，放置在操作台上备用。

4. 清洁、消毒和管理

（1）完成气管插管后，关闭主机电源。

（2）操作者一首握住可视喉镜手柄不动，另一手将一次性镜片上的卡扣松开，并将一次性镜片从视频杵上拔出，将一次性喉镜片丢弃。

（3）使用完毕后用专用消毒剂或消毒湿巾擦拭可视喉镜，再用干软布擦干。

（4）每班清点数目并检查功能。

（5）每班检查电池电量，电池耗尽时及时充电。

（6）如有损坏，及时报修。

第十节　气管插管内窥镜

气管插管内窥镜是一种麻醉插管辅助设备，包括内窥镜身、无线发射器和显示屏。内窥镜身前端设有光源和摄像头，无线发射器内部设有视频信号传输系统，摄像头将拍摄的视频图像传输至视频信号传输系统，再通过无线信号发射器发射出去，投放至显示屏上便于医生观察（图8–10–1）。

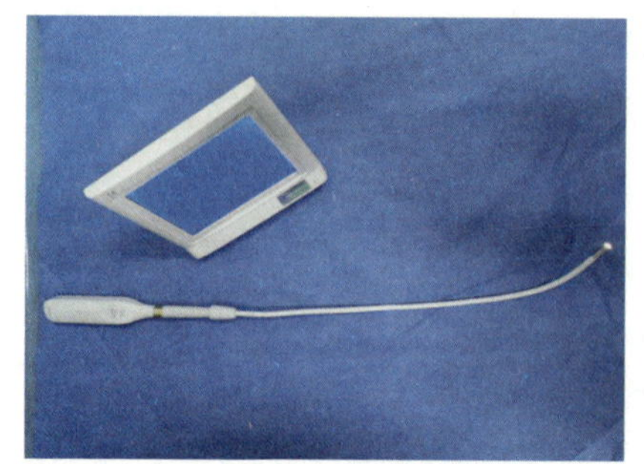

图8-10-1　内窥镜身、无线发射器与显示屏

【气管插管内窥镜的使用】

1. 连接气管插管内窥镜与无线发射器，确认发射器显示频道“3”，检查光源。打开显示器后部开关，检查显示器与发射器频道是否一致。确认无误后将发射器与管身分离（图8-10-2）。

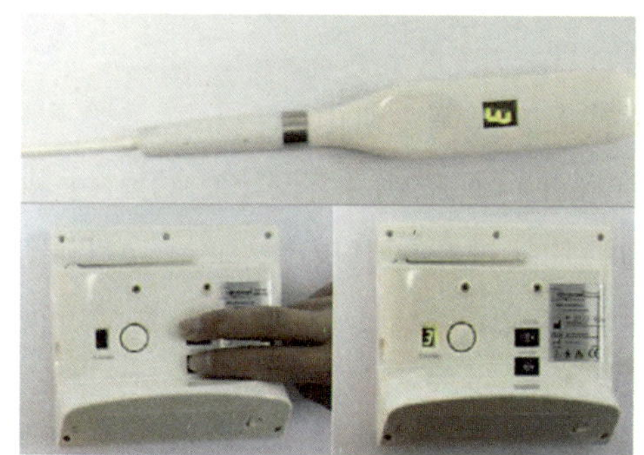

图8-10-2　显示器与发射器频道显示

2. 将内窥镜身置入气管导管内（图8-10-3）。

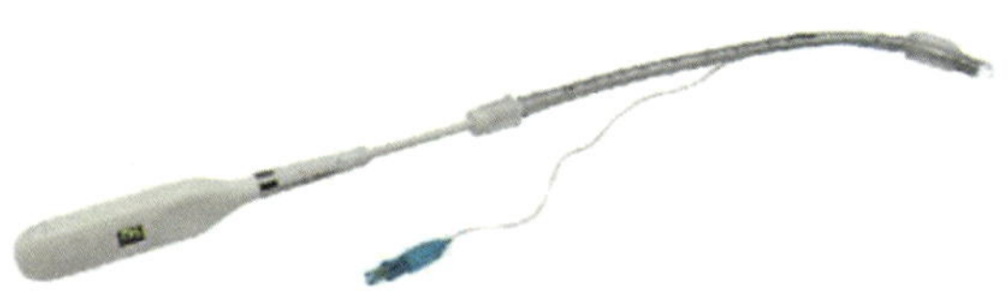

图8-10-3　气管导管置入内窥镜

3.将内窥镜管身头部适当塑性，同时准备好吸引装置（图8–10–4）。

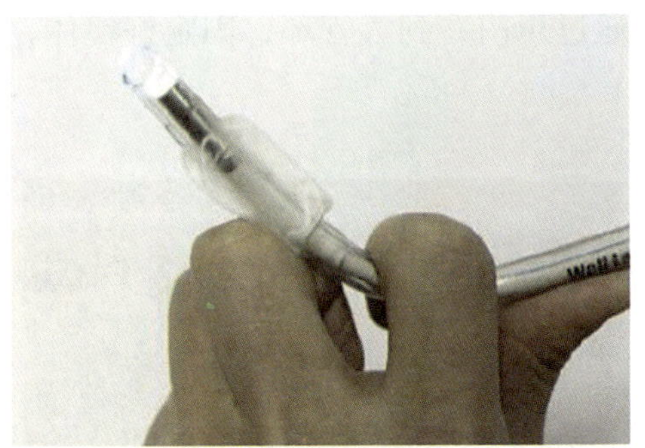

图8–10–4　内窥镜塑形

4.操作者位于患者头侧，左手拇指抓扣患者下切牙并向上提，扩大口咽间隙，右手持无线发射器，保持镜体和口裂平行，经右口角进入口腔（图8–10–5）。

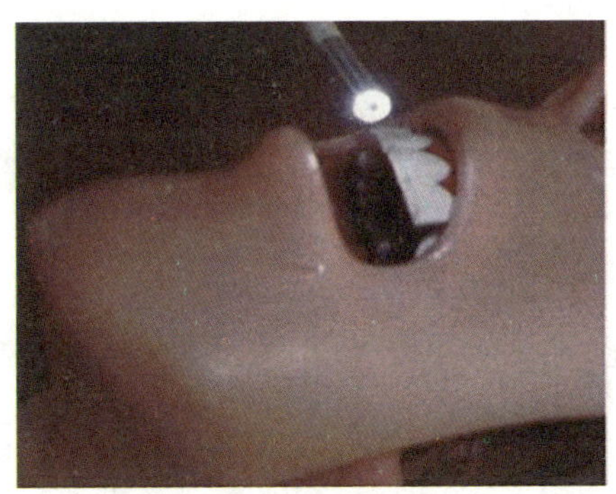

图8–10–5　内窥镜的使用

5.移动镜体使之与患者纵轴平行，顺口咽曲线向下，向右插入（图8–10–6）。

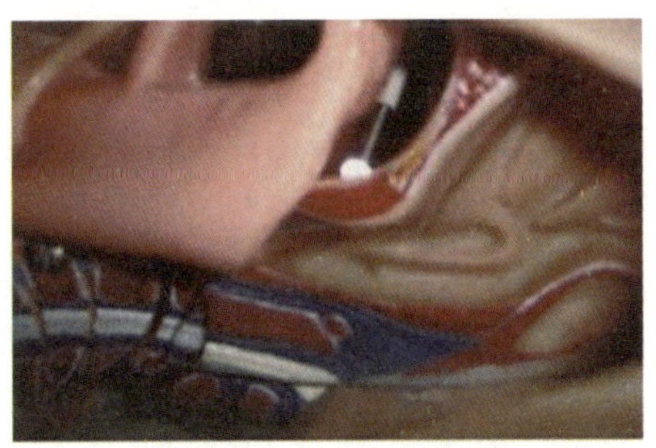

图8–10–6　插入内窥镜

6. 右手持镜柄固定不动，通过显示器观察确认声门位置，继续在直视下进入镜体，使尖端通过声门看到气管环，固定好镜体，明视下向下推送气管导管（图8-10-7）。

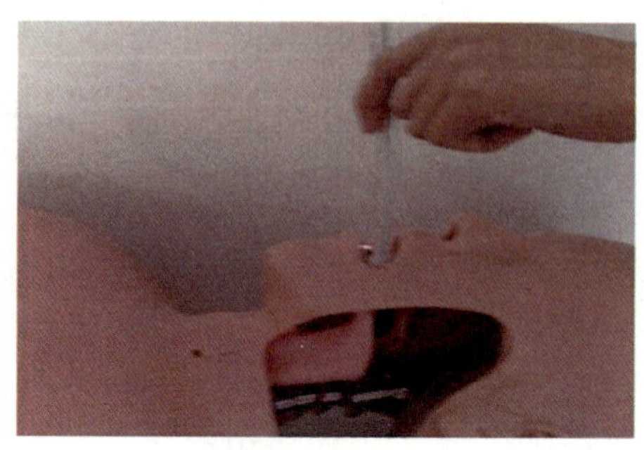

图8-10-7　内窥镜的使用

7. 显示器屏幕上看到气管导管进入气管一小段后，继续推送导管并将内窥镜顺口拔出（图8-10-8）。

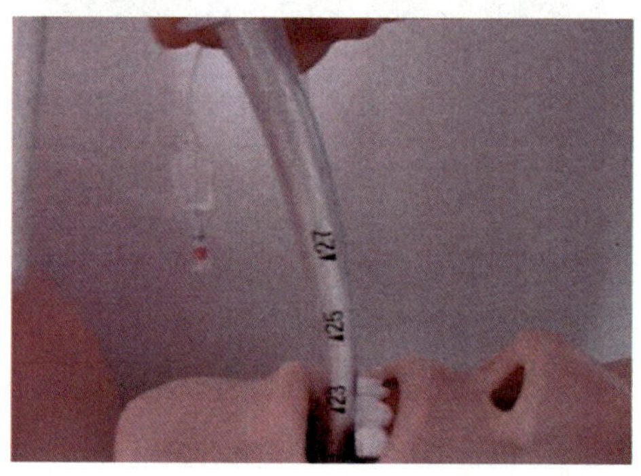

图8-10-8　拔出内窥镜

【管理与维护保养】

1. 完成插管后，及时关闭显示屏电源。

2. 使用完毕后，分离光棒与光棒柄，如光棒还有剩余使用次数，送供应室消毒灭菌并做好记录；若无剩余使用次数，将光棒丢弃。

3. 用棉球蘸取专用消毒剂或使用消毒湿巾擦拭光棒柄和显示屏。

4. 每班清点数目并检查功能；如有损坏，及时报修。

5. 每班检查电池电量，耗尽时及时充电。

第十一节　电子支气管镜

电子支气管镜是一种经口或鼻置入患者呼吸道，用于做肺叶及亚段支气管病变的观察、活检采样、细菌学和细胞学检查，配合TV系统可进行摄影、示教和动态记录的医疗器械（图8–11–1、图8–11–2）。

近年来，电子支气管镜在麻醉学科中的应用得到了快速发展，它具有管径细、可弯曲、易深入、可摄影以及操作相对容易等诸多优点，尤其在困难气道处理与双腔定位时具有很大优势。

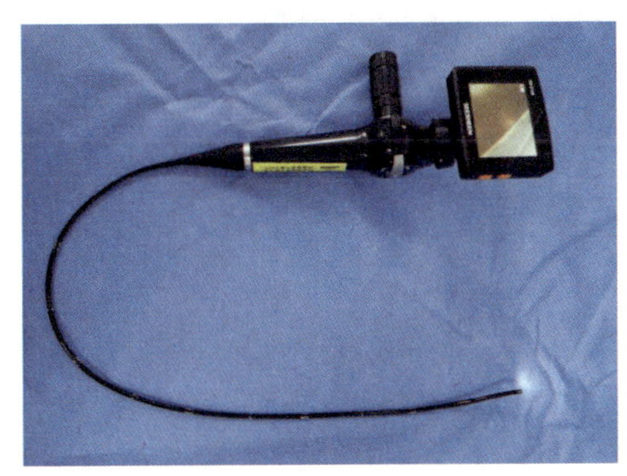

图8–11–1　电子支气管镜

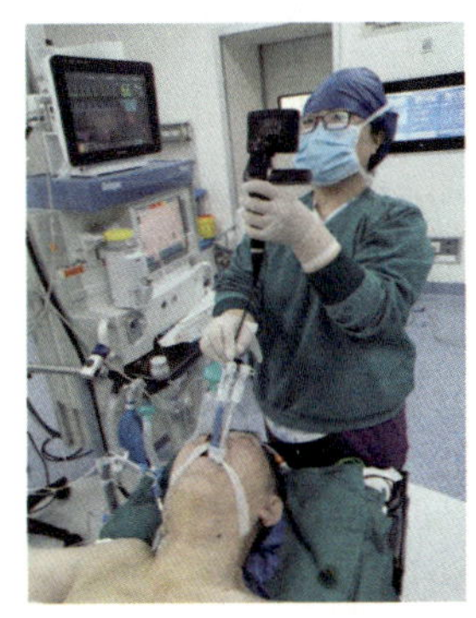

图8–11–2　电子支气管镜的应用

【操作中注意事项】

1. 操作部弯曲钮使用时勿用力过大，以减少仪器磨损。

2. 检查显示部和操作部是否有划痕、变形、部件松脱或其他异常现象。检查弯曲部和先端部的整个表面是否有划痕、膨大、空洞、松弛、变形、弯折和部件脱落等异常情况。

3. 防止患者咬损及抓扯插入管。

4. 如有必要，在插入处使用医用的水溶性润滑剂。

【清洁消毒与管理】

1. 每次使用后应立即对仪器进行清洗

（1）关闭仪器，电子支气管镜需卸下显示器。

（2）小心持握插入部，在流动水下彻底冲洗，用纱布反复擦洗插入部的碎屑，同时将操作部清洗干净。

（3）用蘸有专用洗涤液的洁净无绒布轻擦显示屏。

（4）打开吸引泵，连接负压瓶。

（5）将密封塞安装到注射口，盖住注射口/钳子管道口。

（6）将插入管前端浸入洗涤液中，按下吸引按钮，向吸引管道中吸引洗涤液（pH值中性洗涤剂或加酶洗涤剂）30 s。

（7）按下吸引按钮，吸引空气10 s。

预清洗完毕后，送至消毒供应室消毒灭菌。

2. 保养与管理

（1）专人管理，仪器在外出检查时应装在镜箱中搬运。

（2）保管场所必须清洁、干燥、通风好及温度适宜，避开阳光直射、高温及潮湿的地方。

（3）每次存放前要确认内镜完全没有水滴。

（4）始终保持电池带电状态。

第十二节　SedLine 镇静监护仪

SedLine是一种与患者连接的4通道处理脑电图（EEG）监测仪，它可以显示电极状态、脑电波形、密度谱阵列（DSA）以及SedLine PSI趋势图。系统包含3个主要组件：监测仪、患者模块和患者导联线。

【工作原理】

患者状态指数（PSI）公式基于经发现对麻醉水平变化敏感，但对产生此类变化的特异性物质不敏感的定量脑电图（QEEG）变量的多元组合构建。PSI是一项复杂计算的结果，这项计算结合了反映大脑电活动众多方面的定量加权值，如各种脑电图频带中的功率变化、重要脑区之间的对称性和同步的变化以及额叶皮质区域的抑制作用。

PSI是通过连续监测手术过程中QEEG的变化计算出来的，使用统计分析来估计患者已处于麻醉状态的可能性。SedLine可在自动删除受到生理和环境信号产生的伪迹污染的数据之后，根据连续记录的脑电图自动执行上述计算。计算出的PSI会定期更新、以数字形式显示并呈现在彩色编码的趋势图上，用于监测某些麻醉剂对大脑状态的影响。

【操作准备】

1. 将模块接头与患者导联线接头对接（图8-12-1）。

2. 将模块另一接头端牢固地插入监护仪（图8-12-2）。

3. 将传感器连接到患者。

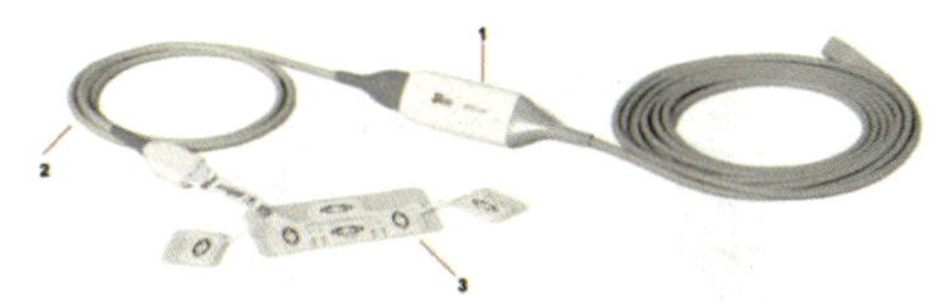

1. 模块；2. 患者导联线；3. 传感器

图8-12-1 SedLine 系统组件

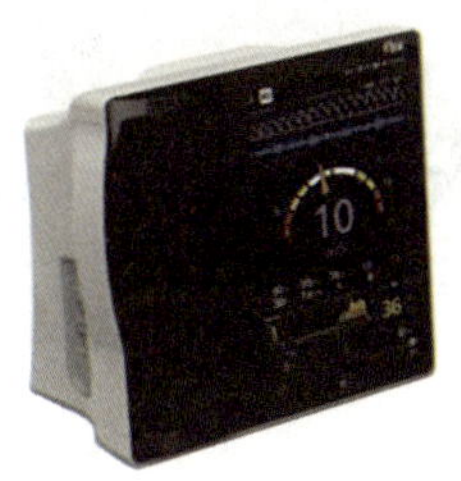

图8-12-2 SedLine监护仪

【保养与维护】

1. 专人管理，定期检查、消毒、维修和保养。

2. 使用完毕后，先将传感器从患者头部取下，再移动患者，避免拖拽导联线导致仪器损坏。

3. 监护仪导联线勿折叠、受压，使用完毕后盘绕整齐便于下次使用。

4. 设备定期清洁消毒，使用后用沾有中性清洁剂和温水的湿软布擦拭，再用无绒布彻底擦干。

5. 切勿对仪器及附件进行高温、高压及浸泡消毒，避免接触酸碱等腐蚀性液体和物体。

6. 设备处于备用状态下时应放在通风干燥处，避免潮湿。

第十三节　血气分析仪

血气分析仪是指利用电极在较短时间内对动脉中的酸碱度（pH）、二氧化碳分压（PCO_2）和氧分压（PO_2）等相关指标进行测定的仪器（图8–13–1）。

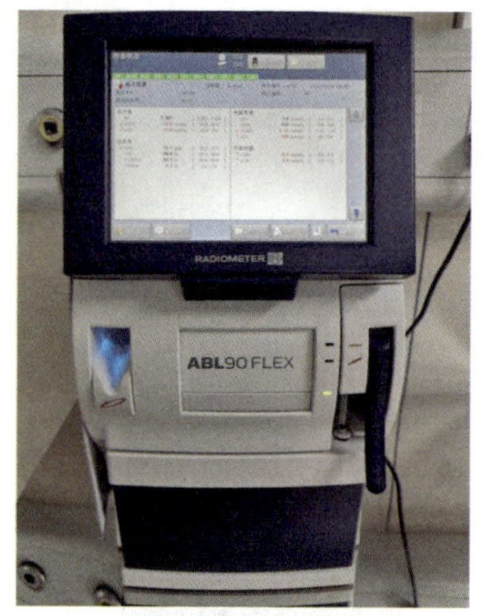

图8–13–1　血气分析仪

【注意事项】

1. 采血后要不断用手指搓捻采血器，使血液与采血针内的肝素钠充分接触，以免血液凝集。

2. 吸样完毕后，应用干净棉签或纱布将吸样针的血迹擦拭干净，避免吸样针的血迹流入排液孔，造成使用后的测试液排出不畅，使机器及周边污染。

3. 采血后须尽快进行检测，以免时间过长，导致结果的偏差。

4. 怀疑测试结果存在误差应重新定标，重新测试，必要时请专业人士校准。

【管理与维护保养】

1. 专人管理，每个月定期对仪器校准定标，发现问题及时处理，做好登记。

2. 仪器装机后24 h开机，配置不间断电源保持仪器的稳定，尽量减少因突然断电、关开机造成电极活化，避免对电极的损伤。

3. 仪器的运行需要在清洁干燥、没有震动及没有剧烈温度变化的环境中，温度恒定在15～30℃，湿度在0%～80%较好。温度有较大变化时，会使测试卡电极温度不稳定，导致无法正常测量标本，此时需要手动两点定标，以恢复正常测量。

4. 清洁仪器时，需要关闭分析仪并关闭电源。分析仪外壳需用1∶9的次氯酸和无离子水或专业清洁液沾湿抹布擦拭，触摸屏可用玻璃清洁剂沾湿抹布擦拭。对仪器进行消毒时可用含酒精的清洁剂擦拭，擦拭后用干纱布再次擦拭，避免多余液体渗入仪器。

5. 测试卡与试剂包在装机后有效期是1个月，需标清使用期限，避免造成浪费。

第十四节　血糖仪

血糖仪是一种测量血糖水平的电子仪器，它通过酶与葡萄糖反应产生的电流计数设施，读取电子的数量，再转化成葡萄糖浓度读数（图8–14–1）。

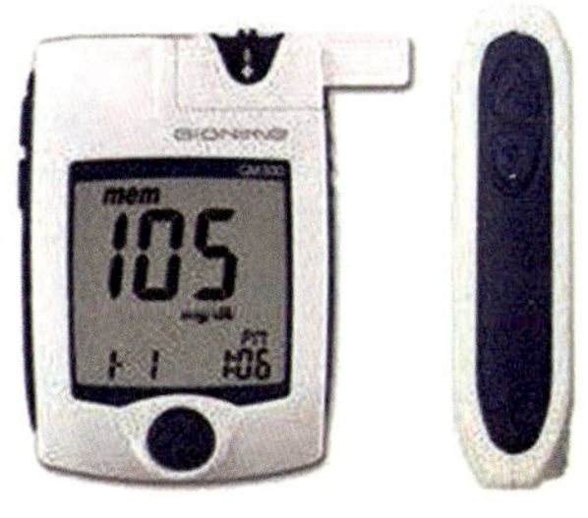

图8–14–1　血糖仪

【清洁与管理】

1. 专人管理，定期质控，每台血糖仪均应有质控记录。

2. 每更换一瓶血糖试纸，也更换包装内新的检测条座。

3. 保持血糖仪不接触到灰尘、水，或其他任何液体，如果血糖仪掉落或有损坏的情况，用品管测试片或品管液做质控。

4. 血糖仪的清洁：用半干的布擦拭血糖仪外部，避免检测条插入口及检测条底座受潮。当血糖仪受血液污染时，可用棉签蘸取少量酒精轻轻擦拭。检测条座受血液等其他物体污染时，马上用干纸巾或棉棒清洁，不可使用任何湿物品清洁。

5. 血糖仪错误提醒（图8–14–2）。

GM300血糖仪错误操作提醒

太早加入血样的错误信息
血糖仪未准备好之前加入血样，必须用新检测条重新作测试。请在「●」出现后再加入血样。

Error

血糖检测条的错误信息–Er1：
插入的检测条可能已经被用过或遭损坏，请以新检测条重新做测试。

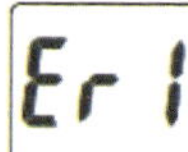

血糖仪的错误信息–Er2：
血糖仪故障，请做品质控制测试或者重新装置电池来检查血糖仪是否功能正常。
如果屏幕上仍然出现错误信息，请联络华广公司授权经销商或华广公司客服人员。

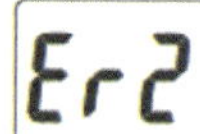

血糖仪的错误信息–Er3：
因不正常操作血糖仪产生不稳定信号，请重新使用新的检测条做测试。

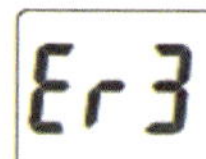

图8–14–2　血糖仪错误提醒

第十五节　超声仪

超声仪是利用超声声束扫描人体，通过对反射信号的接收、处理，以获得体内及体表器官图像的仪器。超声作为一种实时、动态和多切面扫描的技术，能够使各种有创操作实现可视化（图8–15–1）。

在麻醉实践中应用超声技术是一个快速发展的领域。传统的外周神经阻滞技术在没有视觉引导进行，并高度依赖体表解剖标志定位神经结构，失败率较高。而超声技术可以精准的显示神经位置，并且在进针时提供实时影像引导，使操作更为精准。

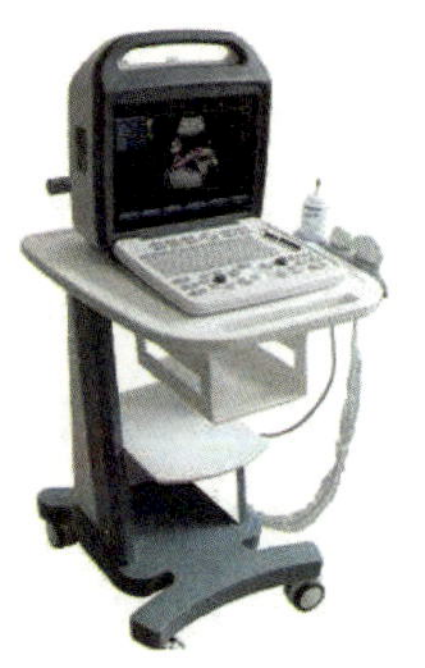

图8–15–1　超声仪

【使用前准备】

1. 准备型号合适的神经刺激针。
2. 把超声探头放入一个无菌保护套。
3. 确认探头和保护套之间有足够的耦合剂。
4. 抚平探头表面上的保护套，以免有褶皱或者残留的空气妨碍传导。
5. 在探头上缠绕一条皮筋，避免探头在超声扫查时在保护套中移动（图8–15–2）。

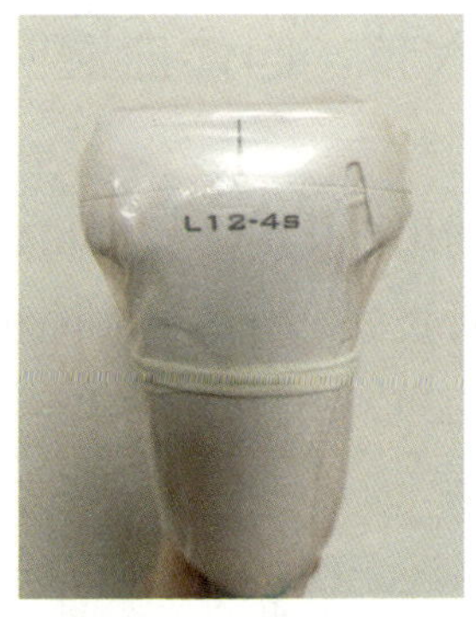

图8–15–2　超声探头

【管理与维护保养】

1. 使用人员必须熟悉仪器的性能、状况，严格执行有关仪器的操作规定。

2. 关机时应先关仪器开关，待停机后再切断电源。

3. 检查时必须做到轻拿轻放探头，避免碰撞；不使用探头时，要放置牢固，以防坠地。

4. 探头的清洁与消毒如下：

（1）清洁：从主机上拔掉探头，用纱布擦去探头上的耦合剂，并用清水或肥皂水冲洗探头，再用无菌纱布擦去探头上的水分。

（2）消毒：清洁完毕后，使用专用喷雾/湿巾消毒剂对探头进行消毒，并用无菌水沾湿的纱布擦掉探头上残留的消毒剂，最后用无菌纱布擦干水。

5. 显示屏与外壳的清洁：关机情况下，触摸屏表面可直接使用干软布擦拭，若仍有污渍，可用干软布沾少许中性清洁剂或酒精进行擦拭，然后风干。机器外壳（裸露在外的部分）的灰尘可用干软布擦拭。若仍有污渍，可用干软布蘸少量温和肥皂水擦拭去除后自然风干。

6. 显示屏与外壳的消毒：显示屏与外壳可用蘸取75%酒精的纱布或专用消毒湿巾进行擦拭，再用清水浸湿的软布擦掉主机上的残留消毒剂，最后用无菌布或纱布擦去主机上的水分。

7. 仪器专人管理：每次使用后，检查仪器及探头是否完好，并做好记录，如有仪器故障等问题，及时报告。

第十六节　自体血液回收机

自体血液回收机，是利用现代医学成果和高科技手段，把患者术中和术后收集起来的血液，进行过滤、分离、清洗和净化后再回输给患者。目前，自体血液回收机已经广泛应用于ICU、麻醉科（图8-16-1）。

【原理】

自体血液回收机是通过负压吸收装置，将创伤出血或术中出血的血液收集到储血器中，在吸引过程中与适量抗凝剂混合，经多层过滤后再利用高速离心的血液回收罐把细胞分离出来，把废液、破碎细胞及有害成分分流到废液袋中，用生理盐水对血细胞进行清洗、净化和浓缩，最后再把纯净、浓缩的血细胞保存在血液袋中，回输给患者。

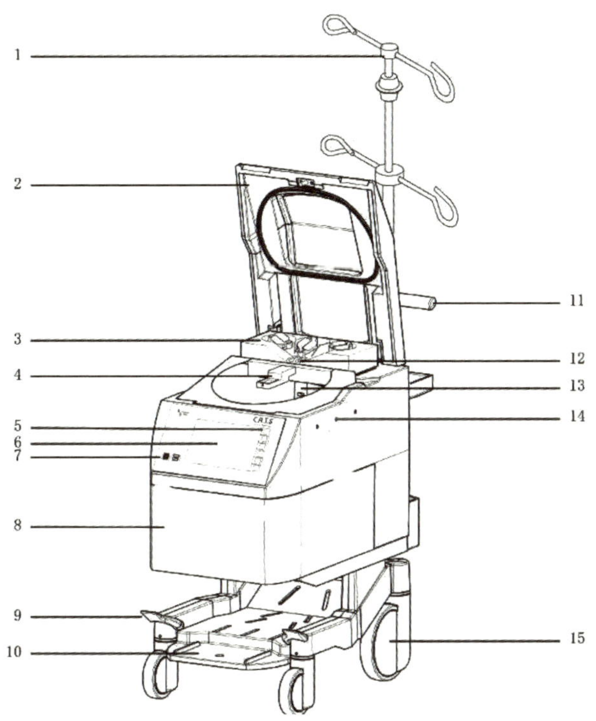

1. 静脉输液架；2. 离心盖；3. 泵；4. 离心机适配器固定器；5. 控制泵（软件）；6. 显示屏；7. O（关）和 I（开）键；8. 检查盖；9. 前制动滚子；10. 沉积架；11. 夹爪；12. 血液和盐水传感器；13. 泄漏检测器；14. 废物袋钩；15. 换药车

图8-16-1　费森尤斯自体血回收机

【用物准备】

自体血回收机、输血器、配置好的12500 IU肝素＋500 mL生理盐水、吸引器管及血液回收耗材一套（储血罐、双腔吸管和AT1套件）。

【管理与维护保养】

1. 仪器不用时，切断电源。

2. 一次性配件须定期检查，确保完好无损，随时可用。

3. 每次使用后，用软布蘸取适量温和清洁剂对设备经行清洁，再用干布擦干。

4. 溅撒血液或者生理盐水必须立即擦去，用软布蘸取75%酒精对设备进行消毒，再用干布擦干。

5. 专人管理，做好使用维护记录。如果设备超过6个月以上不运行，必须将设备连接电源24 h，对电池充电。

第九章　PACU 出入室标准及工作流程

第一节　PACU入室标准

1. 全麻术后未苏醒、苏醒欠佳或气管导管未拔除患者。

2. 手术后患者清醒，但呼吸循环不稳定，需要继续观察治疗的患者。

3. 椎管内麻醉及神经阻滞等生命体征不平稳的患者，或发生并发症的患者（如中毒、气胸等）。

4. 非全身麻醉，用辅助药物镇静尚未清醒的患者；

5. 高龄患者、特殊手术需要（双膝置换术、髋关节置换术等）术后行神经阻滞镇痛的患者。

6. Steward苏醒评分（表1–1–1）在4分以下或Aldrete评分（表9–1–1）在9分以下者。

表9–1–1　Aldrete评分标准

项　目	评　分	标　准
活动度	0	不可活动
	1	两肢可活动
	2	四肢可活动
呼　吸	0	窒息，气道梗阻
	1	呼吸浅表，但通气足够
	2	可深呼吸，可咳嗽，饱和度满意
循　环	0	血压变化在50%以上，ECG明显变化
	1	血压变化在术前20%～50%内，ECG轻微变化
	2	血压变化在术前20%内，无ECG变化
意　识	0	无反应
	1	能唤醒
	2	完全清醒

续表

项　目	评　分	标　准
血氧饱和度	0	吸氧仍$SpO_2 < 92\%$
	1	需吸氧以维持$SpO_2 > 92\%$
	2	室内空气下$SpO_2 > 92\%$

第二节　PACU出室标准

1. 患者神志清醒，肢体对简单指令有正确反应，定向力恢复，能辨认时间和地点，有适当的肌张力，平卧抬头大于5 s。

2. 患者自主呼吸恢复并能保持呼吸道通畅，氧合良好，咳嗽、吞咽等保护性反射完全恢复，有清除口腔异物的能力，不需要辅助呼吸。

3. 患者循环系统血流动力学稳定，没有明显血容量不足和异常心律。

4. 疼痛、恶心和呕吐控制良好，体温正常，没有躁动及嗜睡。

5. 无急需处理的麻醉后及手术后并发症。

6. 局部麻醉或椎管内麻醉者，循环、呼吸稳定。

7. 苏醒程度评价可参考Steward苏醒评分，评分在4分以上方能离开恢复室；或用Aldrete评分标准，最高分为10分时，说明患者术后恢复良好，一般达9分可以转入普通病房。

第三节　PACU工作流程

恢复室护士每日提前到岗，保持环境安全整洁，配合医生工作，保证患者麻醉恢复期的安全与舒适。

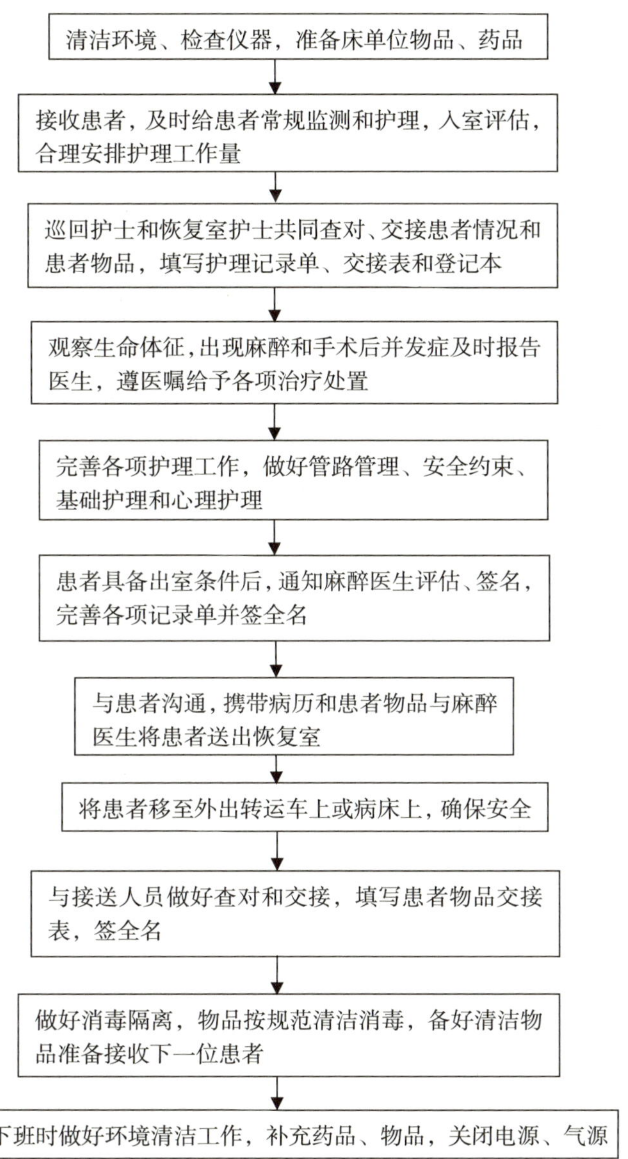

第四节　PACU入室流程

手术结束的患者，由麻醉医生和巡回护士共同送入麻醉恢复室进行监护、治疗和护理，早期诊断和预防并发症。

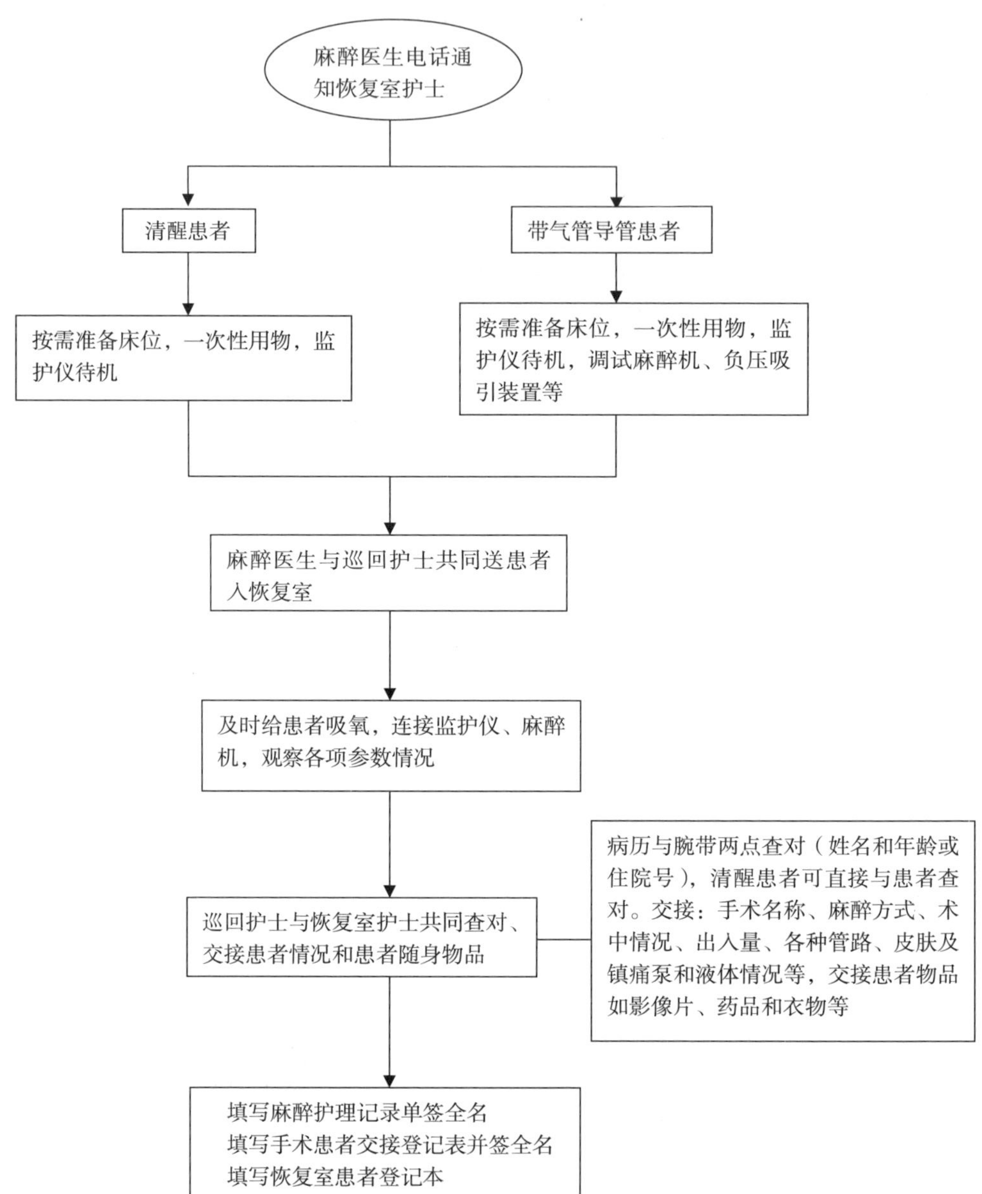
麻醉医生电话通知恢复室护士
清醒患者
带气管导管患者
按需准备床位，一次性用物，监护仪待机
按需准备床位，一次性用物，监护仪待机，调试麻醉机、负压吸引装置等
麻醉医生与巡回护士共同送患者入恢复室
及时给患者吸氧，连接监护仪、麻醉机，观察各项参数情况
巡回护士与恢复室护士共同查对、交接患者情况和患者随身物品
病历与腕带两点查对（姓名和年龄或住院号），清醒患者可直接与患者查对。交接：手术名称、麻醉方式、术中情况、出入量、各种管路、皮肤及镇痛泵和液体情况等，交接患者物品如影像片、药品和衣物等
填写麻醉护理记录单签全名
填写手术患者交接登记表并签全名
填写恢复室患者登记本

第五节　PACU出室及转运流程

麻醉恢复室护士充分评估患者情况，确认其生命体征平稳后，经麻醉医生评估方能安排患者出室。

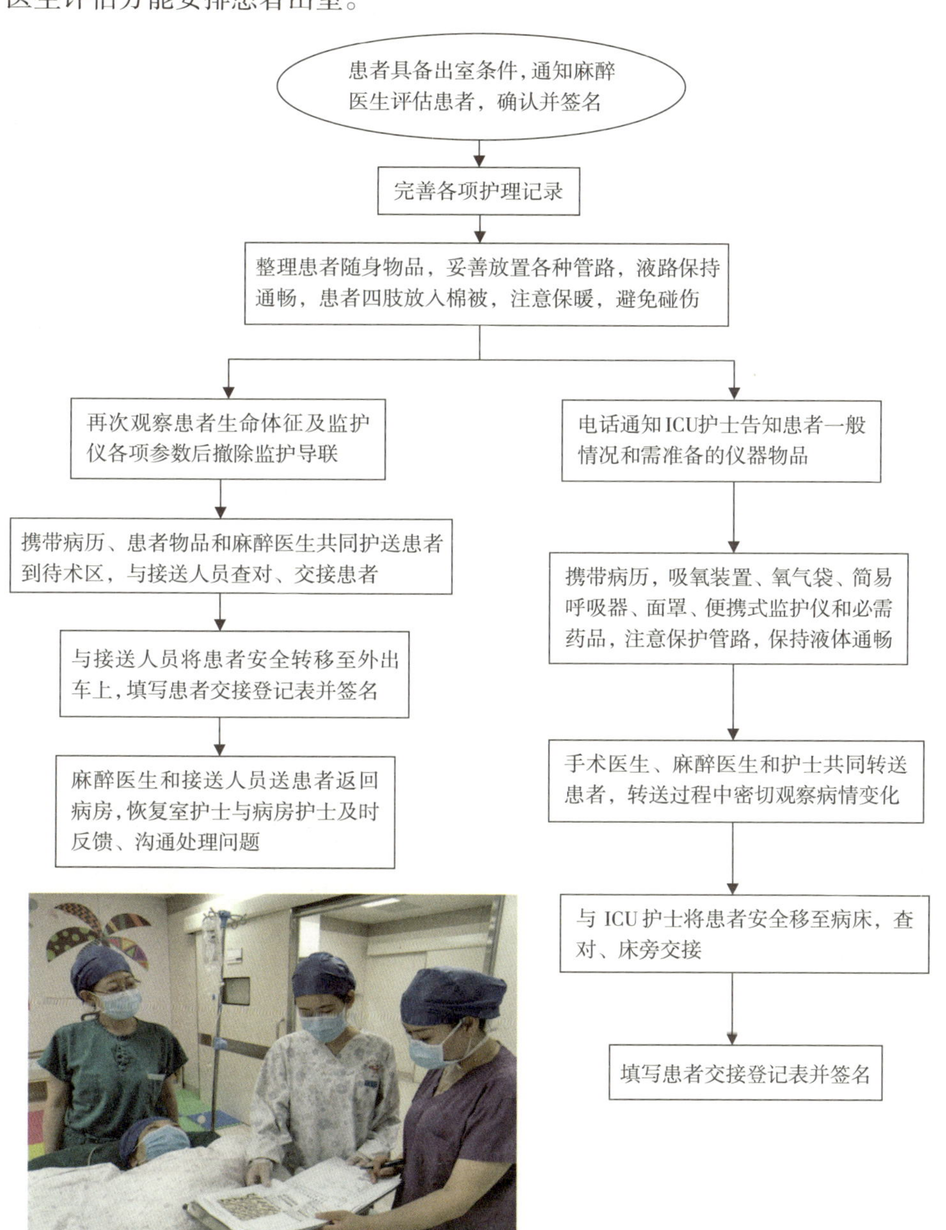

第六节 镇痛泵随访流程

对术后使用镇痛泵的患者，麻醉科护士次日到病房进行随访，可以更好地反馈镇痛泵治疗效果，帮助患者快速康复。

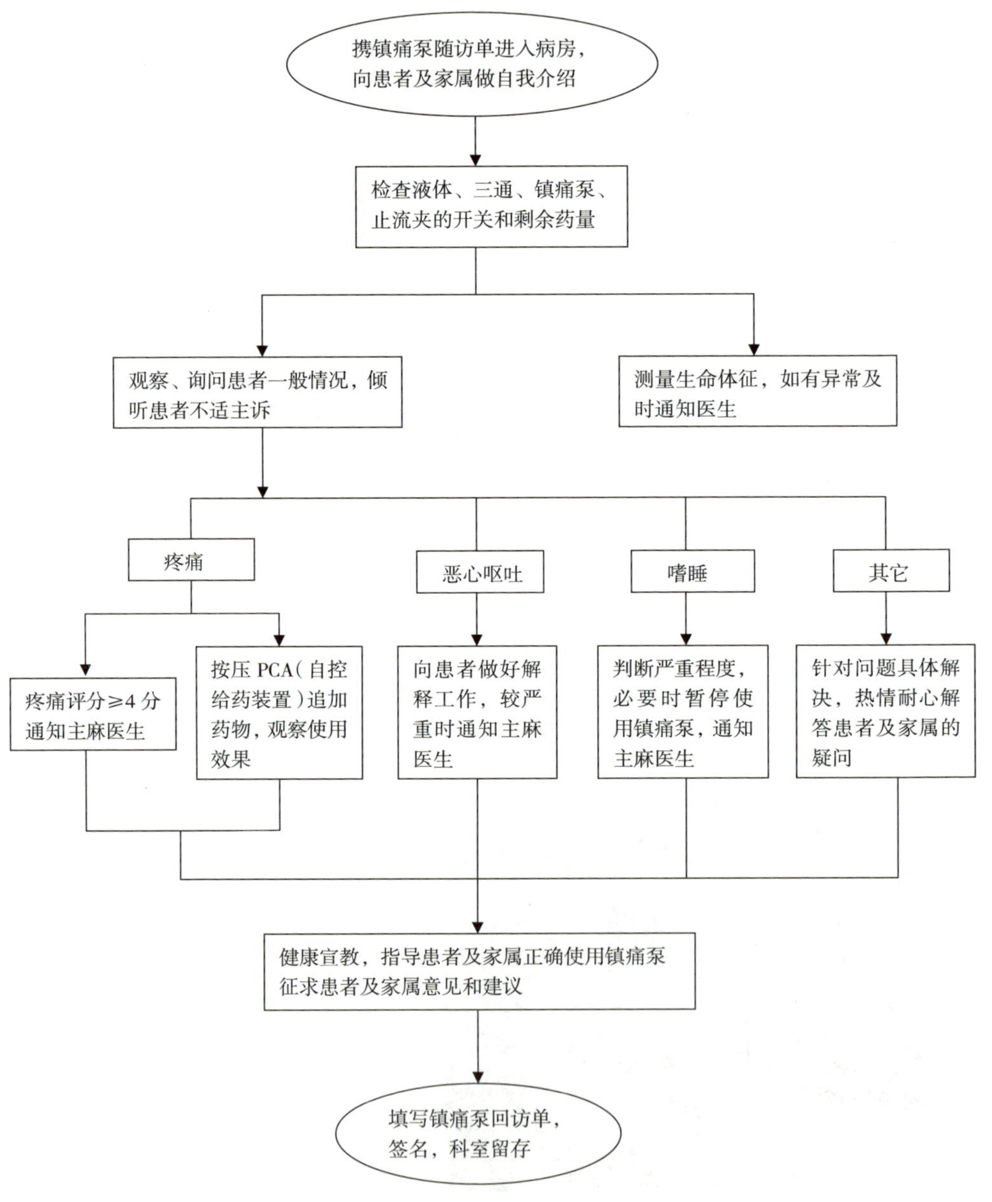

第十章　麻醉科药品管理

麻醉科药品大致分为五类：麻醉、精神药品，易制毒药品，急救药品，高警示药品和普通药品。

第一节　麻醉、精神药品管理

麻醉药品是指连续使用后易产生生理依赖性、能成瘾的药品。麻醉药品是受国家法律严格监控的特殊药品。这类药品具有明显的两重性，一方面有很强的镇痛等作用，是医疗上必不可少的治疗药品；另一方面不规范地连续使用又易产生依赖性，若流入非法渠道则成为毒品，造成严重社会危害。麻醉药品应由获得执业护士执照的护士管理或由医院药剂科安排专门药剂师配合麻醉科管理。

（一）麻醉药品的分类

麻醉药品和精神药品，是指列入麻醉药品品种目录（附表5）、精神药品品种目录（附表6）的药品和其他物质。精神药品分为第一类精神药品和第二类精神药品。我科常用麻醉、精神药品分类见表10–1–1，常用麻醉、精神类药品使用方法和副作用见表10–1–2。

表10–1–1　常用麻醉、精神药品分类

分　类	药品名称
麻醉药品	枸橼酸芬太尼注射液、枸橼酸舒芬太尼注射液、注射用盐酸瑞芬太尼、盐酸吗啡注射液等
第一类精神药品	盐酸氯胺酮注射液等
第二类精神药品	咪达唑仑注射液、酒石酸布托啡诺注射液、盐酸曲马多注射液等

表10-1-2　麻醉科常用麻醉、精神类药品

药品名称	规　格	途　径	作　用	不良反应
枸橼酸芬太尼注射液	2 mL：0.1 mg	1. 静脉注射； 2. 肌内注射； 3. 硬膜外给药	强效镇痛药，适用于麻醉前、中、后的镇静与镇痛	1. 恶心、呕吐； 2. 严重副反应：呼吸抑制； 3. 有成瘾性
枸橼酸舒芬太尼注射液	1 mL：50 μg	静脉注射	用于气管内插管，使用人工呼吸的全身麻醉；作为全身麻醉大手术的麻醉诱导和维持用药；作为复合麻醉的镇痛用药	1. 呼吸抑制； 2. 过敏反应和心搏停止； 3. 偶尔可出现术后恢复期的呼吸再抑制
注射用盐酸瑞芬太尼	1 mg	静脉注射	用于全麻诱导和全麻中维持镇痛	呼吸抑制、骨骼肌强直、恶心、呕吐等
盐酸吗啡注射液	1 mL：10 mg	1. 皮下注射； 2. 静脉注射； 3. 手术后镇痛注入硬膜外间隙	为强效镇痛药，适用于其他镇痛药无效的急性锐痛	1. 恶心、呕吐，呼吸抑制； 2. 连用3～5 d产生耐药性，1周以上可成瘾，需慎用； 3. 本品急性中毒的主要症状为昏迷
盐酸氯胺酮注射液	2 mL：0.1 g	1. 静脉注射； 2. 肌内注射	全身麻醉药	1. 出现幻觉、躁动不安等； 2. 偶有呼吸抑制或气管痉挛等
咪达唑仑注射液	2 mL：2 mg	1. 静脉注射 2. 肌内注射	1. 术前镇静，抗焦虑； 2. 用于其他麻醉剂给药之前的全麻诱导	1. 肌内注射可出现头痛，注射部位局部疼痛； 2. 静脉注射可出现恶心、呕吐等
酒石酸布托啡诺注射液	2 mL：4 mg	1. 静脉注射； 2. 肌内注射	治疗各种癌性疼痛，手术后疼痛	嗜睡、眩晕、恶心、呕吐等
盐酸曲马多注射液	2 mL：100 mg	1. 静脉注射； 2. 肌内注射； 3. 皮下注射	中度至重度疼痛	1. 恶心和眩晕； 2. 罕见精神、心血管、眼部和神经系统异常

（二）麻醉、精神药品的管理

1.备药管理

（1）基数申请：由专管护士填写麻醉、精神药品基数申请表（见附表7），并向药学部门提出备药申请。备药科室主任、护士长签字后，报药学部门和医务部门会商，确定备药品种和基数。申请表一式三份，各部门负责人签字确认，并留档备查。

（2）基数调整：科室需进行基数调整时，流程同上。

2.安全管理

（1）储存管理：所有麻醉、精神药品均应使用专用保险柜存放，除麻醉、精神药品及专用账册、票据、处方外，专用保险柜不得存放其他物品，专用保险柜实行双人双锁管理。

（2）批号管理：麻醉、精神药品的购入、储存、发放、调配和使用实行批号管理，必要时可及时追溯或追回。

（3）空安瓿管理：使用麻醉、精神药品后，应将空安瓿交回药学部，批号和数量与领用药品一致。

3.使用管理

（1）领取

1）护士领取：专管护士每日去药学部领取麻醉、精神药品，领取时应携带处方和使用后的空安瓿，处方开具的数量与空安瓿数量一致。与药学部发药人员当面清点核对，检查药品外观、质量、有效期及外包装是否完好，按有效期先后顺序入柜，填写麻醉药品、精神类药品出入库登记表（见附表8），杜绝出现失效药品。

2）医师领用：麻醉医生每日领取相应数量的麻醉、精神药品，与专管护士当面核对数量、药品名称，护士对出库的麻醉、精神药品进行记录，医师护士双签字（附表9）。待手术完毕后，医师将处方、剩余药品及空安瓿交回准备间，与护士当面清点核对无误后签字。

3）镇痛泵药品的领用：每日准备间护士按基数发放麻醉、精神药品，预麻间护士当面清点无误双签名。镇痛泵严格按医嘱单配制，并督促麻醉医生开具相应的处方。预麻间护士下班前与苏醒间晚班护士交接，当天工作结束由苏醒间晚班护士与准备间护士交接无误后双签字。

（2）使用登记：麻精药品使用时，护士应依据医师处方和医嘱核对患者信息，按照近效期优先原则使用药品，并在专用登记册进行登记。

（3）废弃液处理：废弃液包括未使用完的注射液和镇痛泵中剩余药液。废弃液应倒入黄色医疗垃圾袋，并由医、护双方填写“麻精药品使用与弃药记录表”并双签字（见附表10）。

（4）交接班管理：专管护士每日清点麻醉、精神药品数量，需与账目数量一致。交接班时，护士应填写麻醉、精神药品使用交接记录表（见附表11）。

4. 处方管理

（1）专门处方资格：取得购用印鉴卡的医疗机构中只有经考核合格、取得专门处方资格的执业医师才能开具麻醉药品和第一类精神药品处方。取得专门处方资格的执业医师名单及变更情况由医务部门统一每年报卫生行政部门备案。签名留样应在医务部门及药房备案。

（2）专用处方：开具麻醉药品、精神药品需使用专用处方。麻醉药品、精神药品处方由医疗机构按照卫生部门规定的样式统一印制，麻醉药品和第一类精神药品处方的印刷用纸为淡红色，处方右上角分别标注“麻”“精一”（图10-1-1，图10-1-2）；第二类精神药品处方的印刷用纸为白色，处方右上角标注“精二”。

（3）处方注射剂用量不足整支剂量时，医师应在处方用法中注明弃药剂量。

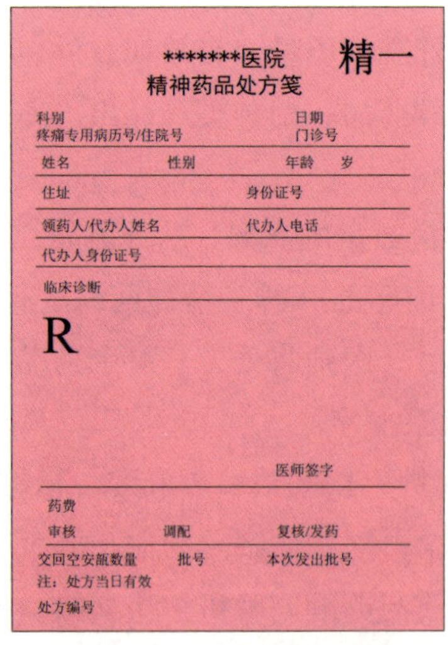

*******医院 精一
精神药品处方笺
科别 日期
疼痛专用病历号/住院号 门诊号
姓名 性别 年龄 岁
住址 身份证号
领药人/代办人姓名 代办人电话
代办人身份证号
临床诊断
R
医师签字
药费
审核 调配 复核/发药
交回空安瓿数量 批号 本次发出批号
注：处方当日有效
处方编号

图10-1-1 麻醉药品处方

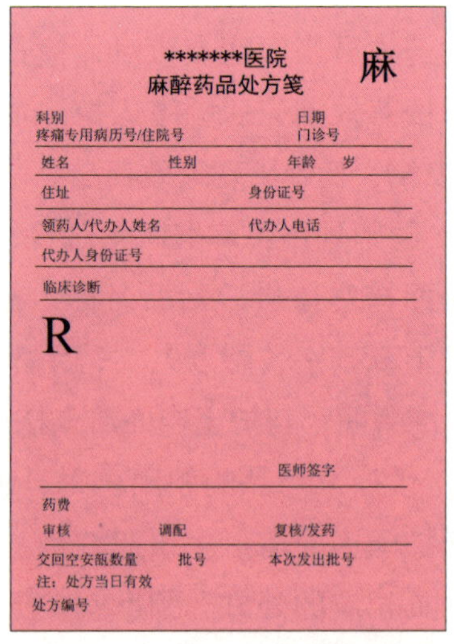

*******医院 麻
麻醉药品处方笺
科别 日期
疼痛专用病历号/住院号 门诊号
姓名 性别 年龄 岁
住址 身份证号
领药人/代办人姓名 代办人电话
代办人身份证号
临床诊断
R
医师签字
药费
审核 调配 复核/发药
交回空安瓿数量 批号 本次发出批号
注：处方当日有效
处方编号

图10-1-2 第一类精神药品处方

5.处方及账册保存

（1）医疗机构麻醉、精神药品处方由药学部门负责保管。麻醉、精神药品处方保存3年，处方保存期满，经分管院长批准，登记备案后销毁。

（2）麻醉、精神药品专用账册保存期限为药品有效期满后不少于5年，专用登记册补充期限为3年。

第二节　易制毒药品管理

药品类易制毒化学品（包括麦角酸、麦角胺、麦角新碱、麻黄素、伪麻黄素、消旋麻黄素、去甲麻黄素、甲基麻黄素及其盐类，或者麻黄浸膏、麻黄浸膏粉等麻黄素类物质的药品单方制剂）的保管、领用，按照麻醉、精神药品的保管、领用管理办法进行管理，药品有储存条件要求的，按照所需条件储存；开具药品类易制毒化学品使用普通白色处方，每张处方只能开具一日用量；科室进行使用登记；处方单独装订，保存2年。我科常用的易制毒药品名称、使用及副作用见表10-2-1。

表10-2-1　麻醉科易制毒药品

药品名称	规　格	给药途径	作　用	不良反应
盐酸麻黄碱注射液	1 mL：30 mg	1.皮下注射； 2.肌内注射	蛛网膜下腔麻醉或硬膜外麻醉引起的低血压症及慢性低血压症	1.对前列腺肥大者可引起排尿困难等； 2.大剂量或长期使用可引起精神兴奋震颤、焦虑、失眠、心痛、心悸及心动过速等

第三节　急救药品管理

1.急救备用药品是按科室临床实际需要，储存在科室供临床急救和周转的必备药品，急救药品目录的品种及数量（附表12）由科室确定。

2.急救备用药品品种及数量经药房负责人审批后，原则上不再变动。因临床需要，确需增加品种数量的，须书面写明原因，列出变动药品明细，上报医院药学部主任审批后，经药房负责人审领。

3. 急救备用药品确认基数后应有目录。抢救患者使用后，应有药品使用的详细记录，并做好使用药品的基数补充。药品应统一存放在急救车（箱）内，分类摆放，整齐有序，处于完好备用状态。

4. 急救药品按药品说明书要求存放，严防药品破损、霉变、失效。

5. 科室指定专管护士负责急救药品的领用、保管工作，专管护士在急救药品专用卡上做好效期记录。每周一和周五检查药品的有效期，并按效期远近调整使用，效期在六个月内的药品，应列出明细表进行关注，在三个月内的用红笔做三角标识重点关注。

6. 若急救备用药品效期太近无法更换或药品存放过程中标签不清、破损、变色、混浊，专管员把上述药品送回药房并重新领取该药品，药学部对上述药品统一报损、销毁。

第四节　高警示药品管理

1. 目的

高警示药品一旦使用不当或发生用药错误，会对患者造成严重伤害，甚至会危及生命。为保证患者用药安全，结合我院工作实际制定高警示药品管理制度及我院统一的高警示药品目录（附表13）。

2. 定义

高警示药品，是指药理作用显著、迅速，如果使用不当可能对患者造成严重伤害或死亡的药品。

3. 制定依据

根据《中华人民共和国药品管理法》《中国高警示药品临床使用与管理专家共识（2017）》、中国高警示药品推荐目录（2019版）制定。

4. 条款

（1）高警示药品实行分级分区管理，有统一标识。我院高警示药品警示标志，具体如图10–4–1、图10–4–2所示。

（2）高警示药品分为A、B、C三级，具体见我院《高警示药品目录》。

图10-4-1　高警示药品标识

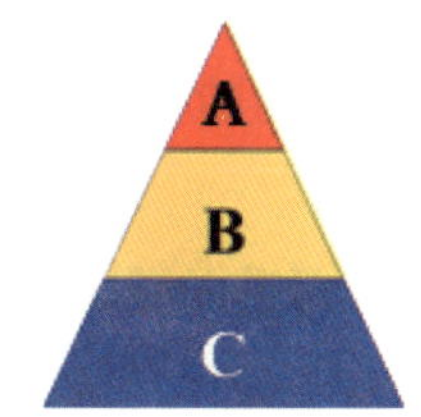

图10-4-2　高警示药品分级标识

（3）设置专门的存放药架或者药柜，不得与其他药品混合存放，每个存放单元外侧张贴相应的高警示药品目录。每个药品前张贴高警示药品通用名和警示牌。

（4）临床医师在开具高警示药品时，尽量严格按照药品说明书使用，超出标准剂量的医嘱，需说明理由并签字或盖章。

（5）手术间高警示药品有基数，并贴有高警示药品标识，用后及时补充。

（6）领回的高警示药品清点数量，检查有效期，按有效期先后顺序存放使用。

（7）按药物说明书要求存放药品，需避光保存的特殊药品如硝普钠应避光保存，肌松剂等药品需冷藏保存，并每日两次记录冰箱温度。

第五节　普通药品管理

1. 各手术间麻醉车型号统一，常用药品放置位置、药品种类、数量一致，摆放整齐。药品做好相应标识，并定期检查标识情况，每日由准备间护士负责核对、补充麻醉车内的药品。

2. 每日领回的药品清点数量，检查有效期，按有效期先后顺序放入药柜内。

3. 严格要求麻醉医师做好使用记录及药品的开具。

4. 管理人员相对固定，更换管理人员时做好交接。

5. 每月定期进行护理质控，检查药品质量及效期等，做好近半年药品的更换。

第十一章　各种评估表

附表1　恢复室护理记录单

山西医科大学第二医院

麻醉日期：　　　　麻醉恢复室护理记录单　　　　病区：

姓名______ 性别_____ 年龄_____ 体重_____kg 身高_____cm 体位______ 住院号______ 床号______ 血型______

已施手术________________________ 术中：输液______ 失血量______ 尿量______

麻醉方法________________________

入室情况：肌松恢复：好　差　咳嗽吞咽反射：　好　差　无；　气管导管/喉罩：有　无　　镇痛方式：PCEA　PCIA　无

意识：清醒　嗜睡　谵妄　浅昏迷　中昏迷　深昏迷　　麻醉平面：上：___下：___　　静脉通畅：是　否

特殊问题：________________________

时间	17:05	17:35	18:05	18:35	19:05	19:35	20:05	20:35	21:05	总量
用药输液输血										
出量										

图例	刻度		温度
心率	220		40℃
Temp	200		38
自主呼吸	180		36
机械通气	160		34
CVP	140		32
脉搏	120		30
收缩压	100		28
舒张压	80		26
ETCO2	60		24
	40		22
	20		20

标　记

监测		血气
ECG(次/分)		PH: ____
SPO2(%)		PaCO2: ____
ETCO2(mmHg)		PaO2: ____
		SaCO2: ____
		BE: ____
		Na: ____
		K: ____

备注		入室	出室	
	意识			
	呼吸			
	活动			
	VAS疼痛评分			ICU
	恶心评分			
	呕吐评分			病房
	镇静评分			
	体温			

第 1 页/共 1 页　　麻醉医生　　恢复室护士　　病房护士

附表2 Richmond 躁动–镇静评分表（RASS 评分）

得 分	术 语	描 述
+4	攻击行为	明显的好战暴力行为，对工作人员构成直接危险
+3	非常躁动不安	抓或拔除各种引流管或导管，具有攻击性
+2	躁动不安	频繁的无目的动作，与呼吸机抵抗
+1	烦躁不安	焦虑不安，但动作不是猛烈的攻击
0	清醒且平静	清醒自然状态
–1	昏昏欲睡	不能完全清醒但声音刺激能够叫醒并维持觉醒状态（睁眼，眼睛接触≥10 s）
–2	轻度镇静状态	声音能够叫醒并有短暂的眼睛接触≤10 s
–3	中度镇静状态	声音刺激后有反应或睁眼（无眼睛接触）
–4	重度镇静状态	对声音刺激无反应，但对身体有反应或睁眼
–5	不可唤醒状态	对身体刺激无反应

附表3 护理谵妄筛查量表（NU-DESC）

护理谵妄筛查量表（NU–DESC）			
症 状	评 分		
1. 定向障碍 对周围环境（时间、地点、人物）和自身状况（本人姓名、年龄、职业）判断或认识错误	0	1	2
2. 不恰当行为 拉扯管路或敷料，试图下床等非允许的活动	0	1	2
3. 不恰当沟通 对人或物的沟通困难，比如不连贯的、非交流的、无法理解、无意义的话语	0	1	2
4. 错觉和幻觉 看到或听到不存在的事物，扭曲的视觉对象	0	1	2
5. 精神运动障碍 反应迟钝、很少或没有自发的语言或运动，例如患者被刺激时反应延迟或无反应	0	1	2

注：1. 对定向力障碍的判定，可询问患者能否说出本人姓名、年龄、职业、手术当日日期及所处地点等5个问题，答错一个可评为1分，答错2个以上问题可评为2分；2. 具有量表所列不恰当行为评分为1分，不服从劝阻评分为2分；3. 具有量表所列不恰当沟通表现评为1分，经过提示仍无法正确有效沟通者评为2分；4. 患者存在错觉或幻觉均评为2分；5. 患者清醒但很少或没有自发语言及运动评1分，对外界刺激（包括语言沟通及接触提醒）反应延迟或无反应评为2分。

附表4 改良Brice调查表

①你入睡前能记得的最后一件事是什么？
②你醒来后能记得的第一件事是什么？
③你能记得从入睡到醒来之间的什么事吗？
④你在手术过程中做梦了吗？
⑤你在手术期间感觉最坏的是什么？

附表5　麻醉药品品种目录（2013年版）

序　号	中文名	英文名	CAS 号	备　注
1	醋托啡	Acetorphine	25333-77-1	
2	乙酰阿法甲基芬太尼	Acetyl-alpha-methylfentanyl	101860-00-8	
3	醋美沙多	Acetylmethadol	509-74-0	
4	阿芬太尼	Alfentanil	71195-58-9	
5	烯丙罗定	Allylprodine	25384-17-2	
6	阿醋美沙多	Alphacetylmethadol	17199-58-5	
7	阿法美罗定	Alphameprodine	468-51-9	
8	阿法美沙多	Alphamethadol	17199-54-1	
9	阿法甲基芬太尼	Alpha-methylfentanyl	79704-88-4	
10	阿法甲基硫代芬太尼	Alpha-methylthiofentanyl	103963-66-2	
11	阿法罗定	Alphaprodine	77-20-3	
12	阿尼利定	Anileridine	144-14-9	
13	苄替啶	Benzethidine	3691-78-9	
14	苄吗啡	Benzylmorphine	36418-34-5	
15	倍醋美沙多	Betacetylmethadol	17199-59-6	
16	倍他羟基芬太尼	Beta-hydroxyfentanyl	78995-10-5	
17	倍他羟基-3-甲基芬太尼	Beta-hydroxy-3-methylfentanyl	78995-14-9	
18	倍他美罗定	Betameprodine	468-50-8	
19	倍他美沙多	Betamethadol	17199-55-2	
20	倍他罗定	Betaprodine	468-59-7	
21	贝齐米特	Bezitramide	15301-48-1	
22	大麻和大麻树脂与大麻浸膏和酊	Cannabis and Cannabis Resin and Extracts and Tinctures of Cannabis	8063-14-7 6465-30-1	
23	氯尼他秦	Clonitazene	3861-76-5	

续表

序　号	中文名	英文名	CAS 号	备　注
24	古柯叶	Coca Leaf		
25	可卡因*	Cocaine	50–36–2	
26	可多克辛	Codoxime	7125–76–0	
27	罂粟浓缩物*	Concentrate of Poppy Straw		包括罂粟果提取物*，罂粟果提取物粉*
28	地索吗啡	Desomorphine	427–00–9	
29	右吗拉胺	Dextromoramide	357–56–2	
30	地恩丙胺	Diampromide	552–25–0	
31	二乙噻丁	Diethylthiambutene	86–14–6	
32	地芬诺辛	Difenoxin	28782–42–5	
33	二氢埃托啡*	Dihydroetorphine	14357–76–7	
34	双氢吗啡	Dihydromorphine	509–60–4	
35	地美沙多	Dimenoxadol	509–78–4	
36	地美庚醇	Dimepheptanol	545–90–4	
37	二甲噻丁	Dimethylthiambutene	524–84–5	
38	吗苯丁酯	Dioxaphetyl Butyrate	467–86–7	
39	地芬诺酯*	Diphenoxylate	915–30–0	
40	地匹哌酮	Dipipanone	467–83–4	
41	羟蒂巴酚	Drotebanol	3176–03–2	
42	芽子碱	Ecgonine	481–37–8	
43	乙甲噻丁	Ethylmethylthiambutene	441–61–2	
44	依托尼秦	Etonitazene	911–65–9	
45	埃托啡	Etorphine	14521–96–1	
46	依托利定	Etoxeridine	469–82–9	
47	芬太尼*	Fentanyl	437–38–7	
48	呋替啶	Furethidine	2385–81–1	
49	海洛因	Heroin	561–27–3	
50	氢可酮*	Hydrocodone	125–29–1	
51	氢吗啡醇	Hydromorphinol	2183–56–4	
52	氢吗啡酮*	Hydromorphone	466–99–9	

续表

序　号	中文名	英文名	CAS 号	备　注
53	羟哌替啶	Hydroxypethidine	468–56–4	
54	异美沙酮	Isomethadone	466–40–0	
55	凯托米酮	Ketobemidone	469–79–4	
56	左美沙芬	Levomethorphan	125–70–2	
57	左吗拉胺	Levomoramide	5666–11–5	
58	左芬啡烷	Levophenacylmorphan	10061–32–2	
59	左啡诺	Levorphanol	77–07–6	
60	美他佐辛	Metazocine	3734–52–9	
61	美沙酮*	Methadone	76–99–3	
62	美沙酮中间体	Methadone Intermediate	125–79–1	4–氰基–2–二甲氨基–4，4–二苯基丁烷
63	甲地索啡	Methyldesorphine	16008–36–9	
64	甲二氢吗啡	Methyldihydromorphine	509–56–8	
65	3–甲基芬太尼	3-Methylfentanyl	42045–86–3	
66	3–甲基硫代芬太尼	3-Methylthiofentanyl	86052–04–2	
67	美托酮	Metopon	143–52–2	
68	吗拉胺中间体	Moramide Intermediate	3626–55–9	2–甲基–3–吗啉基–1，1–二苯基丁酸
69	吗哌利定	Morpheridine	469–81–8	
70	吗啡*	Morphine	57–27–2	包括吗啡阿托品注射液*
71	吗啡甲溴化物	Morphine Methobromide	125–23–5	包括其他五价氮吗啡衍生物，特别包括吗啡–N–氧化物，其中一种是可待因–N–氧化物
72	吗啡–N–氧化物	Morphine-N-oxide	639–46–3	
73	1–甲基–4–苯基–4–哌啶丙酸酯	1-Methyl-4-phenyl-4-piperidinol propionate (ester)	13147–09–6	MPPP

续表

序 号	中文名	英文名	CAS 号	备 注
74	麦罗啡	Myrophine	467–18–5	
75	尼可吗啡	Nicomorphine	639–48–5	
76	诺美沙多	Noracymethadol	1477–39–0	
77	去甲左啡诺	Norlevorphanol	1531–12–0	
78	去甲美沙酮	Normethadone	467–85–6	
79	去甲吗啡	Normorphine	466–97–7	
80	诺匹哌酮	Norpipanone	561–48–8	
81	阿片*	Opium	8008–60–4	包括复方樟脑酊*、阿桔片*
82	奥列巴文	Oripavine	467–04–9	
83	羟考酮*	Oxycodone	76–42–5	
84	羟吗啡酮	Oxymorphone	76–41–5	
85	对氟芬太尼	Para-fluorofentanyl	90736–23–5	
86	哌替啶*	Pethidine	57–42–1	
87	哌替啶中间体 A	Pethidine Intermediate A	3627–62–1	4–氰基–1–甲基–4–苯基哌啶
88	哌替啶中间体 B	Pethidine Intermediate B	77–17–8	4–苯基哌啶–4–羧酸乙酯
89	哌替啶中间体 C	Pethidine Intermediate C	3627–48–3	1–甲基–4–苯基哌啶–4–羧酸
90	苯吗庚酮	Phenadoxone	467–84–5	
91	非那丙胺	Phenampromide	129–83–9	
92	非那佐辛	Phenazocine	127–35–5	
93	1–苯乙基–4–苯基–4–哌啶乙酸酯	1-Phenethyl-4-phenyl-4-piperidinol acetate（ester）	64–52–8	PEPAP
94	非诺啡烷	Phenomorphan	468–07–5	
95	苯哌利定	Phenoperidine	562–26–5	
96	匹米诺定	Piminodine	13495–09–5	
97	哌腈米特	Piritramide	302–41–0	
98	普罗庚嗪	Proheptazine	77–14–5	
99	丙哌利定	Properidine	561–76–2	
100	消旋甲啡烷	Racemethorphan	510–53–2	

续表

序　号	中文名	英文名	CAS 号	备　注
101	消旋吗拉胺	Racemoramide	545-59-5	
102	消旋啡烷	Racemorphan	297-90-5	
103	瑞芬太尼*	Remifentanil	132875-61-7	
104	舒芬太尼*	Sufentanil	56030-54-7	
105	醋氢可酮	Thebacon	466-90-0	
106	蒂巴因*	Thebaine	115-37-7	
107	硫代芬太尼	Thiofentanyl	1165-22-6	
108	替利定	Tilidine	20380-58-9	
109	三甲利定	Trimeperidine	64-39-1	
110	醋氢可待因	Acetyldihydrocodeine	3861-72-1	
111	可待因*	Codeine	76-57-3	
112	右丙氧芬*	Dextropropoxyphene	469-62-5	
113	双氢可待因*	Dihydrocodeine	125-28-0	
114	乙基吗啡*	Ethylmorphine	76-58-4	
115	尼可待因	Nicocodine	3688-66-2	
116	烟氢可待因	Nicodicodine	808-24-2	
117	去甲可待因	Norcodeine	467-15-2	
118	福尔可定*	Pholcodine	509-67-1	
119	丙吡兰	Propiram	15686-91-6	
120	布桂嗪*	Bucinnazine		
121	罂粟壳*	Poppy Shell		

注：1. 上述品种包括其可能存在的盐和单方制剂（除非另有规定）；

2. 上述品种包括其可能存在的异构体、酯及醚（除非另有规定）；

3. 品种目录有*的麻醉药品为我国生产及使用的品种。

附表6 精神药品品种目录（2013年版）

第一类

序 号	中文名	英文名	CAS 号	备 注
1	布苯丙胺	Brolamfetamine	64638-07-9	DOB
2	卡西酮	Cathinone	71031-15-7	
3	二乙基色胺	3-[2-(Diethylamino)ethyl] indole	7558-72-7	DET
4	二甲氧基安非他明	(±)-2，5-Dimethoxy-alpha-methylphenethylamine	2801-68-5	DMA
5	(1，2–二甲基庚基）羟基四氢甲基二苯吡喃	3-(1，2-dimethylheptyl)- 7，8，9，10-tetrahydro-6，6，9-trimethyl- 6Hdibenzo[b，d] pyran-1-ol	32904-22-6	DMHP
6	二甲基色胺	3-[2-(Dimethylamino)ethyl] indol e	61-50-7	DMT
7	二甲氧基乙基安非他明	(±)-4-ethyl-2，5-dimethoxy-α-methylphenethylamine	22139-65-7	DOET
8	乙环利定	Eticyclidine	2201-15-2	PCE
9	乙色胺	Etryptamine	2235-90-7	
10	羟芬胺	(±)-N-[alpha-methyl-3，4-(methylenedioxy)phenethy l] hydroxylamine	74698-47-8	N-hydroxy MDA
11	麦角二乙胺	(+)- Lysergide	50-37-3	LSD
12	乙芬胺	(±)-N-ethyl-alpha-methyl-3，4-(methylenedioxy)phenethy lamine	82801-81-8	N-ethyl MDA
13	二亚甲基双氧安非他明	(±)-N，alpha-dimethyl-3，4-(methylene-dioxy) phenethylamine	42542-10-9	MDMA

续表

序 号	中文名	英文名	CAS 号	备 注
14	麦司卡林	Mescaline	54-04--6	
15	甲卡西酮	Methcathinone	5650-44-2 (右旋体)，49656-78-2（右旋体盐酸盐），112117-24-5（左旋体），66514-93-0（左旋体盐酸盐）	
16	甲米雷司	4-Methylaminorex	3568-94-3	
17	甲羟芬胺	5-methoxy-α-methyl-3，4-（methylenedioxy）phenethylamine	13674-05-0	MMDA
18	4-甲基硫基安非他明	4-Methylthioamfetamine	14116-06-4	
19	六氢大麻酚	Parahexyl	117-51-1	
20	副甲氧基安非他明	P-methoxy-alpha-methylphenethylamine	64-13-1	PMA
21	赛洛新	Psilocine	520-53-6	
22	赛洛西宾	Psilocybine	520-52-5	
23	咯环利定	Rolicyclidine	2201-39-0	PHP
24	二甲氧基甲苯异丙胺	2，5-Dimethoxy-alpha，4-dimethylphenethylamine	15588-95-1	STP
25	替苯丙胺	Tenamfetamine	4764-17-4	MDA
26	替诺环定	Tenocyclidine	21500-98-1	TCP
27	四氢大麻酚	Tetrahydrocannabinol		包括同分异构体及其立体化学变体
28	三甲氧基安非他明	（±）-3，4，5-Trimethoxy-alpha- methylphenethylamine	1082-88-8	TMA
29	苯丙胺	Amfetamine	300-62-9	
30	氨奈普汀	Amineptine	57574-09-1	
31	2，5-二甲氧基-4-溴苯乙胺	4-Bromo-2，5-dimethoxyphenethylamine	66142-81-2	2-CB

续表

序 号	中文名	英文名	CAS 号	备 注
32	右苯丙胺	Dexamfetamine	51–64–9	
33	屈大麻酚	Dronabinol	1972–08–3	δ–9–四氢大麻酚及其立体化学异构体
34	芬乙茶碱	Fenetylline	3736–08–1	
35	左苯丙胺	Levamfetamine	156–34–3	
36	左甲苯丙胺	Levomethamfetamine	33817–09–3	
37	甲氯喹酮	Mecloqualone	340–57–8	
38	去氧麻黄碱	Metamfetamine	537–46–2	
39	去氧麻黄碱外消旋体	Metamfetamine Racemate	7632–10–2	
40	甲喹酮	Methaqualone	72–44–6	
41	哌醋甲酯*	Methylphenidate	113–45–1	
42	苯环利定	Phencyclidine	77–10–1	PCP
43	芬美曲秦	Phenmetrazine	134–49–6	
44	司可巴比妥*	Secobarbital	76–73–3	
45	齐培丙醇	Zipeprol	34758–83–3	
46	安非拉酮	Amfepramone	90–84–6	
47	苄基哌嗪	Benzylpiperazine	2759–28–6	BZP
48	丁丙诺啡*	Buprenorphine	52485–79–7	
49	1–丁基–3–（1–萘甲酰基）吲哚	1-Butyl-3-（1-naphthoyl）indole	208987–48–8	JWH–073
50	恰特草	Catha edulis Forssk		Khat
51	2，5 二甲氧基–4–碘苯乙胺	2，5-Dimethoxy-4-iodophenethylamine	69587–11–7	2C–I
52	2，5–二甲氧基苯乙胺	2，5-Dimethoxyphenethylamine	3600–86–0	2C–H
53	二甲基安非他明	Dimethylamfetamine	4075–96–1	

续表

序 号	中文名	英文名	CAS 号	备 注
54	依他喹酮	Etaqualone	7432–25–9	
55	[1–（5–氟戊基）–1H–吲哚–3– 基]（2–碘苯基）甲酮	（1-（5-Fluoropentyl）-3-（2-iodobenzoyl）indole）	335161–03–0	AM–694
56	1–（5–氟戊基）–3–（1–萘甲酰基）–1H–吲哚	1-（5-Fluoropentyl）-3-（1-naphthoyl）indole	335161–24–5	AM–2201
57	γ–羟丁酸*	Gamma-hydroxybutyrate	591–81–1	GHB
58	氯胺酮*	Ketamine	6740–88–1	
59	马吲哚*	Mazindol	22232–71–9	
60	2–（2–甲氧基苯基）–1–（1–戊基–1H–吲哚–3–基）乙酮	2-（2-Methoxyphenyl）-1-（1-pentyl-1H-indol-3- yl）ethanone	864445–43–2	JWH–250
61	亚甲基二氧吡咯戊酮	Methylenedioxypyrovalerone	687603–66–3	MDPV
62	4–甲基乙卡西酮	4-Methylethcathinone	1225617–18–4	4–MEC
63	4–甲基甲卡西酮	4-Methylmethcathinone	5650–44–2	4–MMC
64	3，4–亚甲二氧基甲卡西酮	3，4-Methylenedioxy-N-methylcathinone	186028–79–5	Methylone
65	莫达非尼	Modafinil	68693–11–8	
66	1–戊基–3–（1–萘甲酰基）吲哚	1-Pentyl-3-（1-naphthoyl）indole	209414–07–3	JWH–018
67	他喷他多	Tapentadol	175591–23–8	
68	三唑仑*	Triazolam	28911–01–5	

第二类

序 号	中文名	英文名	CAS 号	备 注
1	异戊巴比妥*	Amobarbital	57-43-2	
2	布他比妥	Butalbital	77-26-9	
3	去甲伪麻黄碱	Cathine	492-39-7	
4	环己巴比妥	Cyclobarbital	52-31-3	
5	氟硝西泮	Flunitrazepam	1622-62-4	
6	格鲁米特*	Glutethimide	77-21-4	
7	喷他佐辛*	Pentazocine	55643-30-6	
8	戊巴比妥*	Pentobarbital	76-74-4	
9	阿普唑仑*	Alprazolam	28981-97-7	
10	阿米雷司	Aminorex	2207-50-3	
11	巴比妥*	Barbital	57-44-3	
12	苄非他明	Benzfetamine	156-08-1	
13	溴西泮	Bromazepam	1812-30-2	
14	溴替唑仑	Brotizolam	57801-81-7	
15	丁巴比妥	Butobarbital	77-28-1	
16	卡马西泮	Camazepam	36104-80-0	
17	氯氮䓬	Chlordiazepoxide	58-25-3	
18	氯巴占	Clobazam	22316-47-8	
19	氯硝西泮*	Clonazepam	1622-61-3	
20	氯拉䓬酸	Clorazepate	23887-31-2	
21	氯噻西泮	Clotiazepam	33671-46-4	
22	氯噁唑仑	Cloxazolam	24166-13-0	
23	地洛西泮	Delorazepam	2894-67-9	
24	地西泮*	Diazepam	439-14-5	
25	艾司唑仑*	Estazolam	29975-16-4	
26	乙氯维诺	Ethchlorvynol	113-18-8	
27	炔己蚁胺	Ethinamate	126-52-3	
28	氯氟䓬乙酯	Ethyl Loflazepate	29177-84-2	
29	乙非他明	Etilamfetamine	457-87-4	

续表

序号	中文名	英文名	CAS 号	备注
30	芬坎法明	Fencamfamin	1209-98-9	
31	芬普雷司	Fenproporex	16397-28-7	
32	氟地西泮	Fludiazepam	3900-31-0	
33	氟西泮*	Flurazepam	17617-23-1	
34	哈拉西泮	Halazepam	23092-17-3	
35	卤沙唑仑	Haloxazolam	59128-97-1	
36	凯他唑仑	Ketazolam	27223-35-4	
37	利非他明	Lefetamine	7262-75-1	SPA
38	氯普唑仑	Loprazolam	61197-73-7	
39	劳拉西泮*	Lorazepam	846-49-1	
40	氯甲西泮	Lormetazepam	848-75-9	
41	美达西泮	Medazepam	2898-12-6	
42	美芬雷司	Mefenorex	17243-57-1	
43	甲丙氨酯*	Meprobamate	57-53-4	
44	美索卡	Mesocarb	34262-84-5	
45	甲苯巴比妥	Methylphenobarbital	115-38-8	
46	甲乙哌酮	Methyprylon	125-64-4	
47	咪达唑仑*	Midazolam	59467-70-8	
48	尼美西泮	Nimetazepam	2011-67-8	
49	硝西泮*	Nitrazepam	146-22-5	
50	去甲西泮	Nordazepam	1088-11-5	
51	奥沙西泮*	Oxazepam	604-75-1	
52	奥沙唑仑	Oxazolam	24143-17-7	
53	匹莫林*	Pemoline	2152-34-3	
54	苯甲曲秦	Phendimetrazine	634-03-7	
55	苯巴比妥*	Phenobarbital	50-06-6	
56	芬特明	Phentermine	122-09-8	
57	匹那西泮	Pinazepam	52463-83-9	
58	哌苯甲醇	Pipradrol	467-60-7	
59	普拉西泮	Prazepam	2955-38-6	

续表

序 号	中文名	英文名	CAS 号	备 注
60	吡咯戊酮	Pyrovalerone	3563-49-3	
61	仲丁比妥	Secbutabarbital	125-40-6	
62	替马西泮	Temazepam	846-50-4	
63	四氢西泮	Tetrazepam	10379-14-3	
64	乙烯比妥	Vinylbital	2430-49-1	
65	唑吡坦*	Zolpidem	82626-48-0	
66	阿洛巴比妥	Allobarbital	58-15-1	
67	丁丙诺啡透皮贴剂*	Buprenorphine Transdermal patch		
68	布托啡诺及其注射剂*	Butorphanol and its injection	42408-82-2	
69	咖啡因*	Caffeine	58-08-2	
70	安钠咖*	Caffeine Sodium Benzoate		CNB
71	右旋芬氟拉明	Dexfenfluramine	3239-44-9	
72	地佐辛及其注射剂*	Dezocine and Its Injection	53648-55-8	
73	麦角胺咖啡因片*	Ergotamine and Caffeine Tablet	379-79-3	
74	芬氟拉明	Fenfluramine	458-24-2	
75	呋芬雷司	Furfennorex	3776-93-0	
76	纳布啡及其注射剂	Nalbuphine and its injection	20594-83-6	
77	氨酚氢可酮片*	Paracetamol and Hydrocodone Bitartrate Tablet		
78	丙己君	Propylhexedrine	101-40-6	
79	曲马多*	Tramadol	27203-92-5	
80	扎来普隆*	Zaleplon	151319-34-5	
81	佐匹克隆	Zopiclone	43200-80-2	

注：1. 上述品种包括其可能存在的盐和单方制剂（除非另有规定）；

2. 上述品种包括其可能存在的异构体（除非另有规定）；

3. 品种目录有*的精神药品为我国生产及使用的品种

附表7　山西医科大学第二医院麻醉药品、精神药品调剂/临床科室基数申请表

<table>
<tr><td>申请部门</td><td colspan="4"></td><td rowspan="3">药学部门负责人：

年　　月　　日</td></tr>
<tr><td>药品名称</td><td>剂　型</td><td>规　格</td><td>单　位</td><td>数量（支/片/贴）</td></tr>
<tr><td></td><td></td><td></td><td></td><td></td></tr>
<tr><td></td><td></td><td></td><td></td><td></td><td rowspan="3">医务部门负责人：

年　　月　　日</td></tr>
<tr><td></td><td></td><td></td><td></td><td></td></tr>
<tr><td></td><td></td><td></td><td></td><td></td></tr>
<tr><td colspan="5" rowspan="2">申请原因：

经办人：</td><td>麻精药品管理小组：

组长：　　年　　月　　日</td></tr>
<tr><td>医院意见：
（盖章）
年　　月　　日</td></tr>
<tr><td>科主任</td><td colspan="2"></td><td>护士长</td><td></td><td></td></tr>
</table>

填写说明：该表一式三份，备药科室、药学部门、医务部门各留存一份。

附表8　麻醉药品、精神类药品出入库登记表

日　期	药　名	出　库	入　库	基　数	复核人	备　注

附表9 麻醉药品、精神药品领取、使用、退还登记表

时间	麻醉医生																经手人
		领取	使用	退还	领取	使用	退还	领取	使用	退还	领取	使用	退还	领取	使用	退还	

附表10　麻醉药品、精神类药品使用和弃药记录表

日　期	病历号	患者姓名	药品名称	规　格	使用量	丢弃量	执行人和监督人签字	

附表11　麻醉药品、第一类精神药品交接记录表

日　期	交班时间	药品名称	单位	规格	备药基数	处方数	空安瓿/废贴数	本班结存数量	药品数量		交班人	接班人	近效期药品数（6个月）
									相符	不符			

附表12　麻醉科急救药品目录

药品名称	规　格	数量（支）
硫酸特布他林雾化液	5 mg	2
吸入用异丙托溴铵溶液	500 μg	2
吸入用布地奈德混悬液	1 mg	2
盐酸尼卡地平注射液	10 mg	5
去乙酰毛花苷注射液	0.4 mg	5
盐酸利多卡因注射液	0.2 g	20
氢化可的松注射液	25 mg	5
地塞米松磷酸钠注射液	5 mg	10
注射用盐酸纳洛酮注射液	1 mg	2
氨茶碱注射液	0.25 g	10
重酒石去甲肾上腺素注射液	2 mg	20
盐酸肾上腺素注射液	1 mg	20
盐酸异丙肾上腺素注射液	1 mg	10
盐酸多巴胺注射液	20 mg	20
盐酸艾司洛尔注射液	0.1 g	5
硝酸甘油注射液	5 mg	10
盐酸胺碘酮注射液	0.15 g	6
米力农注射液	5 mg	5
盐酸普罗帕酮注射液	70 mg	5
硫酸阿托品注射液	0.5 mg	10
碳酸氢钠注射液	0.5 g	10

附表13　药学部高警示药品动态目录

类　别	序　号	药品名称	规　格	单位	剂型	级别
100 mL或更大体积的灭菌注射用水（供注射、吸入或冲洗用）	1	灭菌注射用水	500 mL	瓶	针剂	A
茶碱类药物，静脉途径	2	氨茶碱注射液	2 mL：0.25 g	支	针剂	A
	3	多索茶碱注射液	10 mL：0.1 g	支	针剂	A
肠外营养制剂	4	小儿复方氨基酸注射液（19AA-I）	20 mL：1.2 g	支	针剂	B
	5	复方氨基酸（18AA-2）	250 mL	瓶	针剂	B
	6	复方氨基酸（20AA）	500 mL	瓶	针剂	B
	7	复方氨基酸（3AA）	250 mL	瓶	针剂	B
	8	六合氨基酸注射液	250 mL：21.1 g	瓶	针剂	B
	9	脂肪乳（C14-24）注射液	250 mL（30%）	瓶	针剂	B
	10	脂肪乳氨基酸（17）葡萄糖（11%）注射液	1440 mL	袋	针剂	B
	11	脂肪乳氨基酸（17）葡萄糖（19%）注射液	1026 mL	袋	针剂	B
	12	结构脂肪乳注射液	250 mL：50 g	瓶	针剂	B
	13	长链脂肪乳注射液	250 mL（20%）	瓶	针剂	B
	14	中/长链脂肪乳注射液（C6-24）	250 mL（20%）	瓶	针剂	B
	15	ω-3鱼油脂肪乳注射液	100 mL	瓶	针剂	B
	16	丙氨酰谷氨酰胺注射液	100 mL：20 g	瓶	针剂	B
非肠道和口服化疗药	17	注射用亮丙瑞林微球	3.75 mg	支	针剂	B
	18	注射用曲普瑞林	3.75 mg	支	针剂	B
	19	戈舍瑞林植入剂	3.6 mg	支	针剂	B
	20	注射用雷替曲塞	2 mg	支	针剂	B
	21	注射用盐酸博来霉素	1.5万IU	支	针剂	B

续表

类 别	序 号	药品名称	规 格	单位	剂型	级别
非肠道和口服化疗药	22	注射用表柔比星	10 mg	支	针剂	B
	23	注射用吡柔吡星	10 mg	支	针剂	B
	24	注射用伊达比星	5 mg	支	针剂	B
	25	注射用伊达比星	10 mg	支	针剂	B
	26	注射用阿糖胞苷	100 mg	支	针剂	B
	27	氟尿嘧啶注射液	10 mL：0.25 g	支	针剂	B
	28	注射用环磷酰胺	200 mg	支	针剂	B
	29	注射用长春地辛	1 mg	支	针剂	B
	30	注射用氟达拉滨	50 mg	支	针剂	B
	31	注射用吉西他滨	0.2 g	支	针剂	B
	32	注射用洛铂	10 mg	支	针剂	B
	33	注射用重组改构人肿瘤坏死因子	50万IU	支	针剂	B
	34	注射用培美曲塞二钠	0.1 g	支	针剂	B
	35	注射用培美曲塞二钠	0.2 g	支	针剂	B
	36	多西他赛注射液	20 mg：0.5 mL	支	针剂	B
	37	依托泊苷注射液	5 mL：0.1 g	支	针剂	B
	38	注射用奥沙利铂	50 mg	支	针剂	B
	39	注射用奈达铂	10 mg	支	针剂	B
	40	注射用柔红霉素	20 mg	支	针剂	B
	41	高三尖杉酯碱注射液	1 mL：1 mg	支	针剂	B
	42	甲氨蝶呤注射液	500 mg：20 mL	支	针剂	B
	43	注射用多柔比星	10 mg	支	针剂	B
	44	注射用卡铂	0.1 g	支	针剂	B
	45	注射用顺铂	20 mg	支	针剂	B
	46	注射用伊立替康	40 mg	支	针剂	B
	47	紫杉醇注射液	5 mL：30 mg	支	针剂	D
	48	替莫唑胺胶囊	20 mg × 5 s	盒	片剂	C
	49	替莫唑胺胶囊	100 mg × 5 s	盒	片剂	C
	50	依西美坦片	25 mg	盒	片剂	C
	51	甲磺酸伊马替尼片	100 mg	盒	片剂	C

续表

类　别	序　号	药品名称	规　格	单位	剂型	级别
非肠道和口服化疗药	52	吉非替尼片	250 mg	盒	片剂	C
	53	来曲唑片	2.5 mg × 10 s	盒	片剂	C
	54	托瑞米芬片	40 mg × 14 s	盒	片剂	C
	55	比卡鲁胺胶囊	50 mg × 30 s	盒	片剂	C
	56	比卡鲁胺片	50 mg × 28 s	盒	片剂	C
	57	卡培他滨片	500 mg × 12 s	盒	片剂	C
	58	替吉奥胶囊	25 mg × 36 s	盒	片剂	C
	59	替吉奥胶囊	20 mg × 42 s	盒	片剂	C
高渗葡萄糖注射液（20%或以上）	60	50%葡萄糖注射液	20 mL：10 g	支	针剂	A
抗心律失常药，静脉注射（如胺碘酮、利多卡因）	61	阿托品注射液	1 mL：0.5 mg	支	针剂	A
	62	利多卡因注射液	10 mL：0.2 g	支	针剂	A
	63	普罗帕酮注射液	70 mg	支	针剂	A
	64	胺碘酮注射液	0.15 g	支	针剂	A
抗血栓药（包括溶栓药、抗凝药、糖蛋白IIb / IIIa抑制剂和降纤药）	65	肝素钠注射液	2 mL：12 500 IU	支	针剂	B
	66	依诺肝素钠注射液	0.6 mL：600 A × a IU	支	针剂	B
	67	依诺肝素钠注射液	0.6 mL：60 mg	支	针剂	B
	68	低分子肝素钙注射液	0.4 mL：4100 A × a IU	支	针剂	B
	69	低分子肝素钠注射液	0.5：5000 IU	支	针剂	B
	70	注射用尿激酶	10万IU	支	针剂	B
	71	注射用重组人尿激酶原	5 mg（50万IU）	支	针剂	B
	72	注射用阿替普酶	50 mg	支	针剂	B
	73	重组人组织型纤溶酶原激酶衍生物	18 mg	支	针剂	B
	74	注射用纤溶酶	100 IU	支	针剂	B
	75	阿加曲班注射液	20 mL：10 mg	支	针剂	B
	76	替罗非班氯化钠注射液	100 mL：5 mg	瓶	针剂	B
	77	依替巴肽注射液	10 mL：20 mg	支	针剂	B
	78	注射用比伐芦定	0.25 g	支	针剂	B

续表

类　别	序　号	药品名称	规　格	单位	剂型	级别
抗血栓药（包括溶栓药、抗凝药、糖蛋白IIb / IIIa抑制剂和降纤药）	79	华法林钠片	2.5 mg × 60 s	盒	片剂	B
	80	阿司匹林肠溶片	100 mg × 30 s	盒	片剂	B
	81	氯吡格雷片	75 mg × 7 s	盒	片剂	B
	82	替格瑞洛	90 mg × 14 s	盒	片剂	B
	83	利伐沙班片	10 mg × 5 s	盒	片剂	B
口服降糖药	84	二甲双胍片	500 mg × 20 s	盒	片剂	C
	85	二甲双胍片	250 mg × 48 s	瓶	片剂	C
	86	格列美脲片	2 mg	盒	片剂	C
	87	格列齐特缓释片	30 mg	盒	片剂	C
	88	米格列醇片	50 mg	盒	片剂	C
	89	伏格列波糖片	0.2 mg × 30 s	盒	片剂	C
	90	瑞格列奈片	1 mg*30 s	盒	片剂	C
	91	阿卡波糖片	50 mg	盒	片剂	C
	92	西格列汀片	100 mg × 7 s	盒	片剂	C
氯化钠注射液（高渗，浓度＞0.9%）	93	浓氯化钠注射液	10 mL	支	针剂	A
麻醉药，普通、吸入或静脉用（如丙泊酚）	94	吸入用七氟烷	120 mL	瓶	吸入剂	A
	95	吸入用七氟烷	100 mL	瓶	吸入剂	A
	96	丙泊酚注射液	50 mL：500 mg	支	针剂	A
	97	丙泊酚中/长链脂肪乳注射液	20 mL：200 mg	支	针剂	A
	98	依托咪酯乳状注射液	10 mL：20 mg	支	针剂	A
强心药，静脉注射（如米力农）	99	去乙酰毛花苷注射液	0.4 mg	支	针剂	A
	100	米力农注射液	5 mg	支	针剂	A
神经肌肉阻断剂（如琥珀酰胆碱、罗库溴铵、维库溴铵）	101	罗库溴胺注射液	5 mL：50 mg	支	针剂	C
	102	注射用苯磺顺阿曲库铵	10 mg	支	针剂	C

续表

类　别	序　号	药品名称	规　格	单位	剂型	级别
肾上腺素受体激动药，静脉注射（如肾上腺素）	103	去甲肾上腺素注射液	1 mL：2 mg	支	针剂	A
	104	间羟胺注射液	1 mL：10 mg	支	针剂	A
	105	甲氧明注射液	1 mL：10 mg	支	针剂	A
	106	右美托咪定注射液	1 mL：0.1 mg	支	针剂	A
	107	右美托咪定注射液	2 mL：0.2 mg	支	针剂	A
	108	肾上腺素注射液	1 mL：1 mg	支	针剂	A
	109	阿替卡因肾上腺素注射液	1.7 mL	支	针剂	A
	110	麻黄碱注射液	1 mL：30 mg	支	针剂	A
	111	多巴胺注射液	2 mL：20 mg	支	针剂	A
	112	异丙肾上腺素注射液	2 mL：1 mg	支	针剂	A
	113	多巴酚丁胺注射液	2 mL：20 mg	支	针剂	A
肾上腺素受体拮抗药，静脉注射（如普萘洛尔）	114	酚妥拉明注射液	1 mL：10 mg	支	针剂	A
	115	乌拉地尔注射液	10 mL：50 mg	支	针剂	A
	116	艾司洛尔注射液	10 mL：0.1 g	支	针剂	A
胰岛素，皮下或静脉注射	117	胰岛素注射液	10 mL：400 IU	支	针剂	A
	118	（诺R）生物合成人胰岛素注射液	3 mL：300 IU	支	针剂	A
	119	（诺N）精蛋白生物合成人胰岛素	3 mL：300 IU	支	针剂	A
	120	（诺30R）精蛋白生物合成人胰岛素	3 mL：300 IU	支	针剂	A
	121	（诺50R）精蛋白生物合成人胰岛素	3 mL：300 IU	支	针剂	A
	122	（甘R）重组人胰岛素注射液	3 mL：300 IU	支	针剂	A
	123	（甘N）精蛋白重组人胰岛素	3 mL：300 IU	支	针剂	A
	124	（甘30R）30/70混合重组人胰岛素	3 mL：300 IU	支	针剂	A
	125	（优R）重组人胰岛素注射液	3 mL：300 IU	支	针剂	A
	126	（优N）精蛋白锌重组人胰岛素注射液	3 mL：300 IU	支	针剂	A
	127	（优25R）精蛋白锌重组赖脯胰岛素	3 mL：300 IU	支	针剂	A

续表

类 别	序 号	药品名称	规 格	单位	剂型	级别
胰岛素，皮下或静脉注射	128	（优50R）精蛋白锌重组赖脯胰岛素	3 mL：300 IU	支	针剂	A
	129	门冬胰岛素注射液	3 mL：300 IU	支	针剂	A
	130	门冬胰岛素（特充）注射液	3 mL：300 IU	支	针剂	A
	131	赖脯胰岛素注射液	3 mL：300 IU	支	针剂	A
	132	门冬30胰岛素注射液	3 mL：300 IU	支	针剂	A
	133	门冬胰岛素30（特充）注射液	3 mL：300 IU	支	针剂	A
	134	门冬胰岛素50注射液	3 mL：300 IU	支	针剂	A
	135	重组甘精胰岛素注射液	3 mL：300 IU	支	针剂	A
	136	甘精胰岛素注射液	3 mL：300 IU	支	针剂	A
	137	地特胰岛素注射液	3 mL：300 IU	支	针剂	A
	138	地特胰岛素（特充）注射液	3 mL：300 IU	支	针剂	A
	139	利拉鲁肽注射液	3 mL：18 mg	支	针剂	C
硬膜外或鞘内注射药	140	罗哌卡因注射液	10 mL：100 mg	支	针剂	A
	141	注射用盐酸丁卡因	50 mg	支	针剂	B
	142	布比卡因注射液	5 mL：37.5 mg	支	针剂	B
对育龄人群有生殖毒性的药品，如阿维A胶囊、异维A酸片等	143	沙利度胺片	50 mg × 20 s	盒	片剂	C
	144	利巴韦林注射液	100 mg	支	针剂	C
造影剂，静脉注射	145	碘帕醇注射液	100 mL：37 g	瓶	针剂	B
	146	碘海醇注射液	100 mL：35 g	瓶	针剂	B
	147	碘克沙醇注射液	100 mL：65.2 g	瓶	针剂	B
	148	碘克沙醇注射液	100 mL：32 g	瓶	针剂	B
	149	钆双胺注射液	15 mL	瓶	针剂	B
	150	钆喷酸普胺注射液	15 mL	瓶	针剂	B
	151	300碘普罗胺注射液	100 mL：300 mg	瓶	针剂	B
	152	370碘普罗胺注射液	100 mL：370 mg	瓶	针剂	B
	153	罂粟乙碘油注射液	10 mL	支	针剂	B
	154	碘佛醇注射液	100 mL：74.1 g	瓶	针剂	B
	155	复方泛影葡胺注射液	20 mL：15.2 g	支	针剂	B

续表

类　别	序　号	药品名称	规　格	单位	剂型	级别
镇痛药/阿片类药物，静脉注射，经皮及口服（包括液体浓缩物，速释和缓释制剂）	156	吗啡注射液	1 mL：10 mg	支	针剂	B
	157	枸橼酸芬太尼注射液	0.1 mg	支	针剂	B
	158	舒芬太尼注射液	1 mL：50 μg	支	针剂	B
	159	注射用瑞芬太尼	1 mg	支	针剂	B
	160	哌替啶注射液	50 mg × 5支	支	针剂	B
	161	盐酸布桂嗪注射液	0.1 g	支	针剂	B
	162	盐酸吗啡片	5 mg × 20 s	袋	片剂	C
	163	盐酸吗啡缓释片	30 mg × 10 s	盒	片剂	C
	164	盐酸羟考酮缓释片	10 mg × 10 s	盒	片剂	C
	165	盐酸羟考酮缓释片	40 mg × 10 s	盒	片剂	C
	166	磷酸可待因片	30 mg × 20 s	盒	片剂	C
	167	芬太尼透皮贴剂	4.2 mg	贴	贴剂	C
	168	地佐辛注射液	1 mL：5 mg	支	针剂	B
	169	布托啡诺注射液	2 mL × 4 mg	支	针剂	B
	170	曲马多注射液	100 mg × 5	支	针剂	B
中度镇静药，静脉注射（如咪达唑仑）	171	地西泮注射液	2 mL：10 mg	支	针剂	B
	172	咪达唑仑注射液	2 mL：10 mg	支	针剂	B
	173	咪达唑仑注射液	2 mL：2 mg	支	针剂	B
	174	注射用苯巴比妥钠	0.1 g	支	针剂	B
加压素，静脉注射或骨髓腔内注射	175	注射用特利加压素	1 mg	支	针剂	B
	176	去氨加压素注射液	1 mL：4 μg	支	针剂	B
硫酸镁注射液	177	硫酸镁注射液	5 mL：2.5 g	支	针剂	A
浓氯化钾注射液	178	氯化钾注射液	10 mL：10%	支	针剂	A
凝血酶冻干粉	179	注射用白眉蛇毒血凝酶	2KU	支	针剂	B
	180	注射用矛头蝮蛇血凝酶	2 IU	支	针剂	B
	181	注射用尖吻蝮蛇血凝酶	1 IU	支	针剂	B
缩宫素，静脉注射	182	缩宫素注射液	1 mL：10 IU	支	针剂	B
	183	卡前列素氨丁三醇注射液	1 mL：250 μg	支	针剂	B
硝普钠注射液	184	注射用硝普钠	50 mg × 5支	支	针剂	A
异丙嗪，静脉注射	185	异丙嗪注射液	25 mg × 10支	支	针剂	B
注射用三氧化二砷	186	注射用三氧化二砷	10 mg	支	针剂	A

参考文献

1. 邱璇. 进入麻醉恢复室的患者护理要点[J]. 中国医药指南，2016，14（33）：212.
2. 朱海娟，吕娜，黄丽华，等. 创建麻醉护理一体化管理模式在麻醉后恢复室的应用[J]. 海南医学，2016，27（23）：3950–3952.
3. 罗淑群. 护理风险管理在手术后麻醉恢复室中的应用[J]. 中外女性健康研究，2016，7（17）：238–239.
4. 刘保江，晁储璋. 麻醉护理学[M]. 北京：人民卫生出版社，2013.
5. 邓曼丽，何丽. 麻醉恢复室规范化护理工作手册[M]. 北京：科学出版社，2017.
6. 董晓馥. 浅谈小儿全麻术后苏醒期护理[J]. 中国实用医药，2015，（11）：236–237.
7. 王桂香. 小儿全麻PACU的护理要点[J]. 实用医药杂志，2012，29（7）：589.
8. 罗春红，何文娟. 小儿气管插管全麻术后复苏期观察的要点及护理方法[J]. 母婴世界，2016，（12）：154.
9. 袁秋玲. 小儿全麻苏醒期并发症分析及护理管理[J]. 基层医学论坛，2015，（23）：3286–3287.
10. 马涛洪，王秋菊，杨辉. 麻醉PACU患者发生喉痉挛的原因分析及对策[J]. 护理研究，2014，（36）：4562–4563.
11. 郭曲练，姚尚龙. 临床麻醉学[M]. 第四版. 北京：人民卫生出版社，2016.
12. 王天龙，王东信. 中国麻醉学指南与专家共识[M]. 北京：人民卫生出版社，2017.
13. 罗恒，田华. 高龄患者全身麻醉术后在麻醉恢复室的安全护理[J]. 重庆医学，2016，45（31）：4462–4464.
14. 王秀英. 老年患者全麻手术后入麻醉恢复室的观察与护理[J]. 中国保健营养，2016，26（22）：259.
15. 李俊霞，陈祥青. 老年麻醉手术患者并发症护理管理效果[J]. 泰山医学院学报，2017，38（8）：947–948.
16. 吴丽，浅谈老年患者静脉穿刺护理体会[J]. 健康之友，2019，（22）：204–205.

17. 陈雪敏，王岚. PDCA管理模式在麻醉复苏室防止气管脱管中的应用[J]. 黑龙江医药，2019，32（05）：1256–1258.
18. 成晶，席明霞，周朝阳，等. eCASH策略预防ICU机械通气患者谵妄效果评价[J]. 护理学杂志，2019，34（20）：27–30.
19. 毛海青，周非非，蔡思逸，等. 经皮腰椎内镜手术加速康复外科实施流程专家共识[J]. 中华骨与关节外科杂志，2019，12（09）：641–651.
20. 王树欣，韩文军，张丽君. 基于循证的气管插管全麻导管拔除管理方案的构建与应用[J]. 护理学杂志，2017，32（10）：41–44.
21. 杜志琼. 护理干预对减少自控镇痛泵不良反应的影响[J]. 母婴世界，2019，（15）299.
22. 季洁芳. 骨科患者术后使用镇痛泵的观察和护理[J]. 健康必读，2019，（2）88.
23. 杨秋红. 无线镇痛泵系统在加速康复外科中的应用研究[硕士论文]. 宁波大学临床医学，2017.
24. 毛雅丽，邹清波，崔广玲，等. 麻醉药品的使用分析[J]. 中国现代药物应用，2009，3（14）：124–125.
25. 谢敏，何德礼. 手术室内患者局麻药中毒的防治及护理体会[J]. 西南军医，2008，10（3）：160–161.
26. 田小利. 护理风险管理在麻醉科应用的效果[J]. 中国卫生产业，2015，12（31）：193–194.
27. 陶显红，龙鸿远，陈梅，等. 硬膜外麻醉局麻药中毒的抢救及护理干预研究[J]. 北方药学，2015，11（3）：180–181.
28. 张智丽. 局麻药中毒的护理干预[J]. 蛇志，2009，6（4）：330–331.
29. 李文红，黄毅然，陈睿. 手术室局麻药中毒的风险管理及护理[J]. 国际护理学杂志，2013，3（1）：201–203.
30. 曲辉. 巡回护士麻醉配合的临床体会[J]. 航空航天医学杂志，2012，23（5）：612–613.
31. 王萍. 一例全脊髓麻醉成功抢救的护理配合[J]. 北方药学，2013，5（2）：189—190.
32. 刘万枫，王珊娟. 椎管内麻醉后的神经并发症[J]. 临床麻醉学杂志，2009，25（1）：85–87.
33. 顾卫婷，陈思宇. 小儿麻醉术后拔管后窒息复苏中的护理配合[J]. 实用临床护理学杂志，2017，3（2）：197–198.

34. 黄蓉，护理对全身麻醉苏醒期应用舒芬太尼出现呼吸抑制症状影响分析[J]. 保健文 汇，2018，（11）：138.

35. 夏智群，于泳浩，王国林. 舒芬太尼诱发患者呼吸抑制的药效学与年龄因素的关系[J]. 中华麻醉学杂志，2010，30（6）：667–669.

36. 王立祥，李秀满，郭成成，等. 腹部提压法对全麻呼吸抑制患者肺潮气量影响的观察[J]. 中华危重病急救学，2015，27（3）：221–222.

37. 王一川，陈成宇，张民远. 374例腹腔镜手术患者全麻苏醒期呼吸抑制危险因素的回顾[J]. 中国中西医结合急救杂志，2017，24（3）：290–293.

38. 张国辉. 麻醉患者复苏期的护理[J]. 海南医学，2011，22（15）：152–154.

39. 张婧，刘玉英. 手术室麻醉恢复室的设立与护理[J]. 当代护士学术版，2012，（3）：98–100.

40. 韩艳，魏丽丽，ICU患者非计划性拔管危险因素及防范措施研究进展[J]. 中华护理杂志，2015，50（5）：90–94.

41. 刘云云，气管插管患者非计划性拔管高危因素及预防的研究进展[J]. 中国护理管理，2016，，16（增刊）：28–30.

42. 潜艳，曾铁英，董翠萍. ICU患者非计划性拔管影响因素的研究进展[J]. 解放军护理杂志，2015，32（6）：45–48.

43. 黎丽，谢银均，孙宏慧. ICU成人气管插管患者非计划性拔管的研究进展[J]. 中华现代护理杂志2012，18（7）：864–866.

44. 秦晓峰，张珂. 住院患者跌倒或坠床危险因素分析及预防对策[J]. 中国实用医药，2013，8（9）：270–271.

45. 郭锦丽，王香莉. 专科护理操作流程及考核标准[M]. 北京：科学技术文献出版社，2017. 7.

46. 彭丽贞，邓铭锋，陈静芬. 护理配合对提高超声引导下肌间沟臂丛神经阻滞麻醉的效果分析[J]. 中国当代医药，2016，23（12）：165–168.

47. 王希芝. 超声引导下神经阻滞麻醉配合整体护理效果分析[J]. 白求恩医学杂志，2018，16（06）：597–599.

48. 刁小琳. 护理配合对提高超声引导下神经阻滞麻醉效果的影响[J]. 内蒙古中医药，2017，36（07）：138–139.

49. 褚楚. 我院门诊手术室超声引导下神经阻滞麻醉护理与分析[J]. 当代临床医刊，

2016，29（06）：2638–2645.
50. 常小花，王玲霞. 椎管内阻滞麻醉的护理配合[J]. 中国社区医师（医学专业），2011，13（08）：2.
51. 李东起. 超声联合神经刺激仪引导下周围神经阻滞的安全性及有效性进展体会[J]. 中国医疗器械信息，2019，25（21）：42–76.
52. 黄格，谭冠先. 椎管内麻醉后低血压及预防研究进展[J]. 广西医学，2010，32（06）：718–721.
53. 杨丽华. 手术室护士在椎管内麻醉手术中的配合及护理[J]. 中国社区医师（医学专业），2013，15（02）：300.
54. 叶红，张瑞，赵佳. 蛛网膜下隙阻滞的临床应用[J]. 中国医药指南，2013，11（08）：108–109.
55. 廖敏，蔡丹. 腰麻–硬膜外联合阻滞麻醉的护理配合及体会[J]. 全科护理，2013，11（17）：1596.
56. 蒋宏林. 经锁骨下静脉穿刺中心静脉置管术并发症的预防及护理[J]. 护士进修杂志，2015，30（16）：1526–1527.
57. 冯育玲，蓝冬梅. 锁骨下深静脉穿刺置管术的临床应用及护理进展[J]. 世界最新医学信息文摘，2019，19（94）：28–29.
58. 梁慧锦. 中心静脉置管常见并发症的分析及护理对策[J]. 中国医药指南，2016，14（16）：286–287.
59. 陈海霞，孙秀娟，刘静. ICU患者中心静脉置管的护理探讨[J]. 世界最新医学信息文摘，2016，16（81）：202–204.
60. 李美仙. 不同护理方法在中心静脉置管护理中的应用比较[J]. 中外医学研究，2020，18（01）：119–121.
61. 李秀燕，方桂珍，杨丹华. 桡动脉穿刺置管的新进展[J]. 中国现代医生，2016，54（20）：154–161.
62. 陈杏元. 全麻术后患者持续有创动脉压监测并发症的预防及护理[J]. 护理学杂志，2011，26（18）：50–51.
63. 阮满真，黄海燕，万佳. 现代麻醉恢复室手册[M]. 北京：人民军医出版社，2015.
64. 贾建平，陈生弟. 神经病学[M]. 第7版. 北京：人民卫生出版社，2013.
65. 吕探云，孙玉梅. 健康评估[M]. 第3版. 北京：人民卫生出版社，2012.

66. 宁宁，朱红，刘晓艳. 骨科护理手册[M]. 第2版. 北京：科学出版社，2015.
67. 郭锦丽，程宏，高朝娜. 骨科专科护士实操手册[M]. 长春：吉林大学出版社，2018.
68. 刘进，于布为. 麻醉学[M]. 北京：人民卫生出版社，2014.
69. 宁秀丽. 系统护理干预在预防颅脑术后患者下呼吸道感染中的应用[J]. 泰山医学院学报，2015，36（01）：66–68.
70. 张艾红. 对比分析常规护理和心理护理对减轻耳鼻喉部手术术后疼痛效果的影响[J]. 中国医药指南，2017，15（32）：285–286.
71. 陈巧玲. 妇科腹腔镜手术术前术后的常规护理[J]. 世界最新医学信息文摘，2018，18（35）：226–226.
72. 李美琴. 妇科腹部手术术后镇痛泵的应用及护理[J]. 基层医学论坛，2015，19（23）：3296–3297.
73. 张桂芳. 骨科术后护理中精细化护理模式的运用[J]. 人人健康，2020，（08）：127.
74. 胡晓霞. 康复锻炼在骨科术后护理中应用研究[J]. 世界最新医学信息文摘，2018，18（19）：215.
75. 杨艳琼. 普通外科手术术后疼痛护理干预临床效果评价[J]. 世界最新医学信息文摘，2017，17（62）：239–243.
76. Wilton C. levine. 麻省总医院临床麻醉手册[M]. 北京：科学出版社，2012.
77. 邓小明，姚尚龙，于布为，等. 现代麻醉学[M]. 第4版. 北京：人民卫生出版社，2014.
78. 梁辉珍. 全麻苏醒延迟原因探讨[J]. 实用临床护理学电子杂志，2019，4（9）：93.
79. 陈兵. 呼吸道异物的现场急救技巧[J]. 健康必读，2019，（24）：164.
80. 马冰清. 术后低氧血症的预防及护理探析[J]. 健康之友，2019，（19）：251.
81. 张红芹. 妇科腹腔镜术后恶心呕吐的危险因素分析与护理进展[J]. 当代护士，2019，26（8）：8–11.
82. 黄培培，米元元，吴白女，等. 围手术期非计划性低体温预防策略的研究进展[J]. 护理与康复，2019，18（8）：33–35.
83. 徐彦，陈茜，陆建平，等. 术后苏醒室低体温发生率及危险因素[J]. 复旦学报（医学版），2016，43（3）：302–307.

84. 王旋旋，王燕伟. 术后低体温危害及护理干预效果的观察[J]. 临床护理杂志，2016，15（2）：61–62.
85. 郝纪锟，陈定章，王晶（通讯作者）. 超声引导下坐骨神经联合股神经阻滞术在膝以下急诊手术中的应用效果分析[J]. 影像研究与医学应用，2019，3（19）：207–208.
86. 王彬兰. 护理干预对减轻手外科病人术后疼痛的效果观察[J]. 当代护士，2019，6（24）：73–74.
87. 刘英，褚曰勇，毛小燕. 麻醉恢复室全麻患者不同时点变换头高位的效果对比[J]. 中国处方药，2019，17（10）：170–171.
88. 龚雨霞. 术中综合保暖护理对术中低体温及术后寒战的作用[J]. 基层医学论坛，2019，23（18）：268–263.
89. 刘守萍，王学军，柴兆颖，等. 综合护理措施在预防全麻患者苏醒期寒战中的效果评价[J]. 麻醉安全与质控，2019，3（3）：165–167.
90. 李艳艳，徐佳卿，高莹莹. 主动升温对病人术后恢复的影响[J]. 全科护理，2017，15（26）：3628–3629.
91. 杨飞. 麻醉苏醒护理对腹部全麻术后患者苏醒期躁动的研究[J]. 全科口腔医学电子杂志，2019，6（30）：96–97.
92. 罗小平，牟江涛，李斌飞，等. 麻醉恢复室全麻复苏患者清醒前导尿管拔除方案的制订及应用效果评价[J]. 中华护理杂志，2018，53（12）：1468–1472.
93. 付晓利. 护理对全身麻醉苏醒期应用舒芬太尼出现呼吸抑制症状患者的效果[J]. 医疗装备，2017，30（02）：163–164.
94. 翁上洋，林启雄，曾辉. 产科麻醉中椎管内阿片类药物的应用及呼吸抑制的发生[J]. 中国社区医师，2016，32（06）：84–86.
95. 黄玲，张爱桂，蒙丽英，等. 肿瘤患者全麻术后呼吸抑制发生的原因分析及护理[J]. 当代护士，2015，（07）：89–91.
96. 黄星星，肖建平，郭观华. 不同低浓度罗哌卡因在手部环和小指手术行腋路臂丛神经阻滞的效果对比[J]. 当代医学，2019，25（33）：63–65.
97. 刘晓娜. 胸腔闭式引流治疗胸腔积液护理措施与效果的分析[J]. 中国医药指南，2019，17（25）：269–270.
98. 张丽. 缩唇–腹式呼吸法联合综合性护理干预对自发性气胸患者术后疼痛程度及咳痰能力的影响[J]. 河南医学研究，2018，27（2）：375–376.

99. 赵冰晓，艾艳秋，金峰，等. 择期全麻手术患者术中知晓影响因素分析[J]. 临床麻醉学杂志，2016，32（6）：547–549.

100. 廖先梅，李志勇. 全麻病人术中知晓与术后心理状况分析及护理对策[J]. 护理学报，2014，21（6）：73–76.

101. 徐晓菊. 1例全麻术中知晓并发急性创伤性应激障碍患者的护理[J]. 护理学杂志，2010，25（18）：49–50.

102. 王阶波，张良成. 术中知晓的研究进展[J]. 福建医药杂志，2012，34（2）：136–138.

103. 黄晓玲，单文燕，如际童，等. 6例全身麻醉术中知晓患者的处理体会[J]. 中国现代医学杂志，2015，25（27）：111–112.

104. 项贤美. 舒适护理对骨折患者术后疼痛及满意度的影响[J]. 中国实用护理杂志，2010，26（6）：25–26.

105. 杨群英. 舒适护理对骨折患者术后疼痛及满意度的影响[J]. 中国实用护理杂志，2010，26（35）：32–33.

106. 周晓舟，曾继红，赖志凤. 开展优质护理服务对患者满意度的影响与分析[J]. 华西医学，2012，127（3）：424–425.

107. 周程，胡思安，龚昭，等. 腔镜手术诱发皮下气肿危险因素分析［J]. 中国内镜杂志，2006，12（8）：836–837.

108. 陈灏珠. 实用内科学[M]. 第11版. 北京：人民卫生出版社，2001.

109. 周月辉，宿颖岚，李涵葳，等. 麻醉恢复室患者并发症的分析与护理[J]. 长春中医药大学学报，2014，30（3）：537–539.

110. 胥利，赵庆华，刘丽萍，等. ICU护士对ICU谵妄认知的调查分析[J]. 中华护理杂志，2012，47（7）：645–647.

111. 石潇洋，张文文，徐月清，等. 护士参与预防ICU患者谵妄的研究进展[J]. 中华护理杂志，2016，51（3）：336–339.

112. 王莹. 延迟性全脊髓麻醉1例病情分析[J]. 当代医学，2017，23（06）：121.

113. 郭东华，赵丽萍. 麻醉术后体位护理的国内研究现状[J]. 当代护士，2016,（3月中旬刊）：1–3.

114. 万学红，陈红. 临床诊断学[M]. 第3版. 北京：人民卫生出版社，2015.

115. 陈慧清，高东艳，任伟侠. 超声引导下不同浓度罗哌卡因臂丛神经阻滞心脏毒性的比较[J]. 山西医科大学学报，2017，48（01）：65–68.

116. 张强，许惠春. 手术室局麻药中毒的风险管理及护理措施分析[J]. 中国卫生标准管理，2015，6（10）：141–143.

117. 李乐之. 路潜. 外科护理学[M]. 第6版. 北京：人民卫生出版社，2017.

118. 张蓉晖，应雪珍. 高危药品预发药模式管理的实践与探讨[J]. 医院管论坛，2019，36（9）：57–59.

119. 张波. 山西省医疗机构麻醉药品第一类精神药品管理实施细则[试行][M]. 山西省卫生健康委医政医管局，2019，21.

120. 山西省卫生健康委办公室关于规范医疗机构麻醉药品、第一类精神药品管理工作的通知，晋卫办医发[2019]13号.

121. 徐丛剑，华克勤. 实用妇产科学[M]. 第4版. 北京：人民卫生出版社，2017.